Leben
LERNEN
Klett-Cotta

Zu diesem Buch

Die Arbeit widmet sich umfassend den speziellen kindertherapeutischen Vorgehensweisen bei akuten oder bei frühen und lang anhaltenden Traumatisierungen. Für beide Grundsituationen hat die Autorin aus ihrem langjährigen Erfahrungswissen heraus therapeutische Interventionen entwickelt, die eine erfolgreiche Behandlung ermöglichen: Die »Strukturierte Trauma-Intervention« wird bei klar umrissenen Traumata eingesetzt, die dem Kind bewusst sind. Die Methode setzt an den zwei Grundproblemen traumatischen Erlebens an: Der Zerstörung des subjektiven Sicherheitserlebens und der Fragmentierung der Wahrnehmungen und Erinnerungen.
Für früh und anhaltend traumatisierte Kinder legt die Autorin ein – ebenfalls erprobtes – spieltherapeutisches Konzept vor. Es werden Interventionsformen zum Aufbau von subjektivem Sicherheitserleben, zur Affektstabilisierung und zur Bearbeitung von emotionalen und kognitiven Spaltungen vorgestellt.
Besonderes Gewicht legt das Buch auf Fragen der Diagnostik, die gerade bei Kindern große Probleme bereiten kann. Zahlreiche eindrucksvolle Fallbeispiele geben Einblick in die Verfassung und die unterschiedlichen Verarbeitungsweisen traumatisierter Kinder.

Die Reihe »Leben Lernen« stellt auf wissenschaftlicher Grundlage Ansätze und Erfahrungen moderner Psychotherapien und Beratungsformen vor; sie wendet sich an die Fachleute aus den helfenden Berufen, an psychologisch Interessierte und an alle nach Lösung ihrer Probleme Suchenden.

Alle Bücher aus der Reihe »Leben Lernen« finden sich unter
www.klett-cotta.de/lebenlernen

Dorothea Weinberg

Traumatherapie mit Kindern

Strukturierte Trauma-Intervention und traumabezogene Spieltherapie

Klett-Cotta

Leben Lernen 178

MIX
Papier | Fördert gute Waldnutzung
FSC® C083411

Klett-Cotta
www.klett-cotta.de

Printed in Germany
Umschlag: Jutta Herden, Stuttgart
Unter Verwendung eines Fotos von Fotolia, © fotomauer_11/fotolia
Satz: Eberl & Kœsel Studio GmbH, Altusried-Krugzell
Gedruckt und gebunden von CPI – Clausen & Bosse, Leck
ISBN 978-3-608-89195-9

Neunte Auflage, 2024

Bibliografische Information der Deutschen Nationalbibliothek
Die Deutsche Nationalbibliothek verzeichnet diese Publikation in der Deutschen Nationalbibliografie; detaillierte bibliografische Daten sind im Internet über <http://dnb.d-nb.de> abrufbar.

Inhalt

Vorwort

Warum noch eine Veröffentlichung zum Thema »Traumatherapie«?

Extreme Erlebnisse und ihre Auswirkungen auf die seelische Entwicklung der Beteiligten sind seit gut zehn Jahren Gegenstand einer lebhaften Diskussion zwischen Fachleuten in Deutschland. Vor allem die Kriegsereignisse im ehemaligen Jugoslawien trugen dazu bei, dieses Thema auch einer breiten Öffentlichkeit bewusst zu machen. Interessierte Laien und Fachleute waren gleichermaßen entsetzt über das Ausmaß an Unmenschlichkeit und Gefühlskälte, das in einer der beliebtesten Ferienregionen der Deutschen um sich griff. Und sie fragten sich, wie diese Gesellschaften aus dem Wahn von blindem Hass, Missachtung und Rachebedürfnis wieder herausfinden sollten. In diesem Zusammenhang wurde vereinzelt auch die Rolle der Kinder in den traumatisierenden Ereignissen wie Vertreibung, Verstecken in Wäldern, Opfer oder Zeugen von Gewalttaten zu werden, schmerzlichen Verlusterlebnissen usw. in den Medien thematisiert. So widmete das GEO-Magazin 7/1993 einen langen Artikel der psychologischen Behandlung kriegstraumatisierter Kinder in Kroatien durch UNICEF-Mitarbeiter. Unter der Leitung von Prof. Irina Besic wurde ein »Enttraumatisierungsprogramm« für alle Grundschulen Kroatiens entwickelt und durchgeführt. Damit war ein Meilenstein in der psychologischen Behandlung kriegstraumatisierter Kinder errichtet worden – leider hat dies in der Fachöffentlichkeit Deutschlands keine große Aufmerksamkeit hervorgerufen[1].

Für mich war dieser Geo-Artikel ein »Aha-Erlebnis« erster Güte: Da traute sich diese Irena Besic, Kinder in die Konfrontation mit dem Schrecklichsten hineinzuführen, ihre entsetzlichen, um alles in der Welt gemiedenen Erinnerungen wiederzubeleben! Dies passte nun gar nicht zu unseren Therapietheorien und praktischen Anwendungen! Jahrelang hatte ich in einem großen Kinderheim mit schwer bindungstraumatisierten Kindern gearbeitet, die obendrein oft noch

[1] Nichtsdestotrotz hat das Problem der kriegstraumatisierten Kinder viele deutsche Fachleute beschäftigt. Beispielhaft seien Willi Butollo aus München und Peter Riedesser aus Hamburg genannt.

Misshandlung und Missbrauch erlebt hatten. Auf die Idee, sie offensiv mit ihrem Schicksal zu konfrontieren, wären wir wohl nicht gekommen.

Sicherlich hatte von den USA ausgehend die Diskussion um Traumatherapie zwischenzeitlich auch bei uns angefangen. Aber erstens bezogen sich die darauf folgenden Veröffentlichungen fast ausschließlich auf Erwachsene. Nur die EMDR-Methode bietet inzwischen eine Ableitung für Kinder an.

Und zweitens: Wer von uns hätte damals den Mut gehabt zur Konfrontation?

Die Angst, einen Menschen, insbesondere ein Kind, das einem anvertraut wurde, durch ein solches Vorgehen nachhaltig zu schädigen, war groß – und berechtigt!

Das kroatische Modell wäre auch nicht auf uns übertragbar gewesen, denn es war für die Notwendigkeiten und Möglichkeiten einer kriegstraumatisierten Gesellschaft konzipiert. In unserer Gesellschaft spielen aber kriegsbedingte Traumatisierungen (inzwischen) nur noch eine kleine Rolle. Dennoch erleben bei uns Kinder zuweilen Schreckliches:

Sexueller Missbrauch, schwere Misshandlungen und Vernachlässigung sind schwer wiegende Trauma-Ereignisse. Sie werden überwiegend von den nächsten Bezugspersonen ausgeübt und erstrecken sich meist über Jahre. Sie gehören zu den für die seelische Entwicklung gefährlichsten Lebenserfahrungen von Kindern! Denn hier werden die Identität des Individuums, seine Lebensberechtigung und Liebenswertheit durch seine nächsten Bezugspersonen so massiv in Frage gestellt, dass es regelmäßig zu einer erheblichen Störung in der Bindungs- und Identitätsentwicklung kommt.

Die Erfahrung von schweren Verkehrsunfällen, Naturkatastrophen und Verbrechen ist bei uns zwar schon viel seltener. Kinder können aber auch solche Erlebnisse nur selten gut verkraften.

Ebenso ist das plötzliche und seelisch unvorbereitete und unbegleitete Erleben des Sterbens von Mutter oder Vater oder anderer nahe stehender Menschen zwar nur noch ein seltenes, aber, wenn es eintritt, ein zutiefst verstörendes Ereignis in der Welt eines Kindes.

Wir haben also genug Anlass, kinderspezifische Traumatherapien zu entwickeln. Aber wie sollen sie aussehen?

Die Angst, einem Kind durch Konfrontation Schaden zuzufügen, ist keineswegs ein versteckter Ausdruck für Drückebergerei seitens

der Therapeuten: Konfrontation birgt immer das Risiko einer Retraumatisierung. Und Kinder sind noch leichter zu traumatisieren als Erwachsene – das gilt auch für die Retraumatisierung.
Heute wissen wir, dass die Behandlung akut traumatisierter Menschen grundsätzlich das Angebot zur Konfrontation umfassen sollte[2]. Genauso aber müssen wir als Therapeuten dafür sorgen, dass diese äußerst schonend und dennoch konsequent durchgeführt wird. Davon zu unterscheiden ist die Gruppe der früh und anhaltend traumatisierten Menschen. Bei ihr wird oftmals eine Konfrontation gar nicht möglich oder sinnvoll sein. Aber auch für diese Personengruppe brauchen wir ein Repertoire an traumaspezifischen Interventionen ohne Konfrontation innerhalb eines geschlossenen therapeutischen Konzeptes.
Die Behandlung von ganz jungen traumatisierten Kindern stellt eine methodische Herausforderung dar, auf die wir noch keine schlüssigen Antworten gefunden haben. Auch meine Erfahrungen sind begrenzt, aber:
Infolge des besagten GEO-Artikels gründete sich unter meiner Beteiligung in Nürnberg eine kleine Non-Government-Organization für sozial-psychologische Projekte im ehemaligen Jugoslawien. Seit dem Kriegsende konzentrieren wir uns auf die psychologische Betreuung und fachliche Schulung eines kleinen Säuglings- und Kleinkinderheimes im Nordwesten Bosniens. Am Anfang hatten wir es in »Dom Duga« reihenweise mit hospitalisierten Babys zu tun, die nach der Geburt von ihren Müttern im Kreiskrankenhaus zurückgelassen worden waren und dort Monate verblieben. Die Entdeckung der schwerst hospitalisierten Babys und Kleinkinder im Krankenhaus im Zuge der ersten privat organisierten Hilfslieferungen nach Bihac war es auch, die einige Männer aus Mittelfranken veranlasste, dort, in einem völlig vom Krieg zerstörten und verminten Tal, ein kleines Kinderheim zu bauen. Dieses Heim wurde von Anfang an komplett mit Spendengeldern (ganz überwiegend deutschen, aber auch zunehmend bosnischen) gebaut und betrieben. Es arbeiten dort nur Laien. Aber inzwischen sind alle nach der Methode der ungari-

[2] Die inzwischen allgemein anerkannten Richtlinien zur Traumatherapie der ANMF sind unter der homepage www.uni-duesseldorf.de nachzulesen. Einen sehr guten und knappen Überblick gibt auch der Artikel von R. Bollmann im Deutschen Ärzteblatt 5/2002.

schen Kinderärztin *Emmi Pikler* angeleitet worden und leisten eine phantastische Arbeit. Immer wieder werden dort Babys aufgenommen[3], die im Krankenhaus zurückgelassen wurden oder deren Mutter bei der Geburt starb; oder Kleinkinder, die extrem vernachlässigt und verwahrlost wurden, und auch einige, die schreckliche Bluttaten miterleben mussten: Drei dieser Kinder waren z.B. im Elternhaus anwesend, als der Vater eine Bombe zündete und sich und seine Frau in den Tod riss – treffen wollte er wohl alle. Zwei weitere Kleine erlebten, wie der Vater die Mutter erstach. Ein Vierjähriger musste zusehen, wie seine Mutter nach jahrelangen Misshandlungen durch seinen Vater diesen erstach ...

Über zehn Prozent der in Dom Duga aufgenommenen Kleinkinder haben ausgesprochene Blut- und Gewalttaten unmittelbar miterlebt und leiden zusätzlich unter dem daraus resultierenden Totalverlust aller bisherigen Bindungen. Man kann nicht umhin zu vermuten, dass sich hier auf einer individuellen Ebene noch Jahre nach Kriegsende das seelische Erbe einer traumatisierten Gesellschaft manifestiert.

Neben der Freude, die gute Arbeit in Dom Duga ein Stück begleiten zu dürfen, bietet sich mir dort auch die Chance, die Entwicklung von traumatisierten Kleinkindern beobachten zu können. Die Möglichkeiten zu therapeutischen Interventionen ist über fast 1000 Kilometer hinweg natürlich sehr begrenzt. Aber ich erlebe die heilende Wirkung einer guten pädagogischen Struktur auf bindungstraumatisierte Kinder. Und natürlich auch die Grenzen ihrer Wirkung.

In meiner Praxis setzt sich diese Erfahrung so um, dass ich seit einigen Jahren schon mit dreijährigen traumatisierten Kindern Psychotherapie mache und beobachte, dass dies unter ganz bestimmten Bedingungen auch sehr gut gelingt.

Dennoch ist die Zeit noch nicht reif, mich schon über die psychologische Arbeit mit Säuglingen und Kleinkindern konzeptionell zu äußern.

Das hier vorliegende Buch ist weniger ein theoretisches, sondern mehr ein konzeptionelles und praktisches Buch. Gute Veröffentlichungen zur Traumapsychologie gibt es inzwischen viele – allerdings mangelt es bisher an der Beleuchtung kindspezifischer Aspekte der

---

[3] Das Kinderheim Loczy in Budapest wird von Emmi Piklers Tochter Anna Tardos geführt und bildet in der Pikler-Methode aus. Eine der wichtigsten Veröffentlichungen ist: E. Pikler, Lasst mir Zeit, München 1988.

Traumatisierung und ihrer Behandlung. Diese Lücke soll das vorliegende Buch schließen helfen.

Es wird hier um einzelne Kinder gehen, deren Schicksale und Therapieverläufe beispielhaft für Theorie und Methodik sind. Deswegen werden einige der Fallbeispiele immer wieder unter anderen Gesichtspunkten auftauchen und uns durch das Buch begleiten.

Das erste Kapitel nimmt eine Begriffsklärung und -differenzierung vor, die notwendig ist, um dem gegenwärtigen begrifflichen Wirrwarr um »Trauma« und »Traumatisierung« und deren inflationärem Gebrauch etwas Klarheit entgegenzusetzen.

Das zweite Kapitel stellt typische Fälle von traumatisierten Kindern vor, um eine genauere Vorstellung von Wesensart und Unterscheidungsmöglichkeiten von traumatisierenden Lebensbedingungen und Reaktionsformen in der Kindheit zu vermitteln.

Das dritte Kapitel geht auf die neurophysiologischen Auswirkungen und die Besonderheiten kindlicher Reaktionsformen nach Trauma-Erfahrungen ein.

Das vierte Kapitel ist eine kurze Einführung in diagnostische Verfahren, die nach meiner Erfahrung hilfreich für die Erfassung von psychischen Störungen infolge von Trauma-Erfahrungen sind. Die Kürze dieses Kapitels ist der Tatsache geschuldet, dass es auch in diesem Sektor in Deutschland noch wenig zielführende Verfahren und Standardisierungen gibt.

Das fünfte Kapitel stellt die Methode der »Strukturierten Trauma-Intervention« (STI) vor. Sie wurde von mir speziell für Kinder entwickelt und dient der Behandlung von dem Kind bewussten Trauma-Erfahrungen. Sie richtet sich an eine Altersgruppe ab etwa sieben Jahren, lässt sich aber auch effektiv bei Erwachsenen einsetzen.

Das sechste Kapitel führt in Grundlagen der Spieltherapie ein, die für die Behandlung traumatisierter Kinder von großer Bedeutung sind.

Das siebte Kapitel befasst sich mit den prozessdiagnostischen Möglichkeiten in der spieltherapeutischen Behandlung von früh und anhaltend traumatisierten Kindern.

Das achte Kapitel stellt ein spieltherapeutisches Konzept vor, das von mir speziell für die Belange früh und anhaltend traumatisierter Kinder entwickelt wurde. Die traumabezogene Spieltherapie richtet sich an eine Altersgruppe ab drei Jahren und lässt sich in veränderter Form auch bei vielen Jugendlichen einsetzen, wenn sie erst einmal Vertrauen gefasst haben. Dieses Konzept eignet sich gerade für Kin-

der und Jugendliche, die kaum einen bewussten Zugang zu ihren Trauma-Erfahrungen haben. Darüber hinaus setze ich es zur Vorbereitung und Stabilisierung der Kinder ein, mit denen im Anschluss die STI durchgeführt werden soll.
Das neunte und zehnte Kapitel runden dieses Buch zwar ab, beziehen sich aber auf Themen, die nicht mehr im Zentrum dieser Veröffentlichung stehen, nämlich auf die Arbeit mit den Bezugspersonen und den Umgang der Behandler mit sich selbst.
Zum Entstehen dieser Veröffentlichung haben viele Kolleginnen und Kollegen beigetragen, die mich in den Fortbildungsveranstaltungen der letzten fünf Jahre immer wieder konzeptionell gefordert und herausgefordert haben. In meinem persönlichen Umfeld haben viele mit mir einzelne Aspekte dieses Buches diskutiert. Ihnen allen gebühren meine Anerkennung und mein herzlicher Dank. Ganz besonders aber haben mich mein Ehemann Harald Weinberg und meine Freundin und geschätzte Kollegin Anja Kaiser kontinuierlich und kritisch begleitet und unterstützt, sodass das Beste herausgekommen ist, was ich zu geben in der Lage bin. DANKE!
Zu meinem persönlichen Hintergrund möchte ich erwähnen, dass ich Mutter zweier Töchter bin. Wenn ich zu mir ehrlich bin, muss ich zugeben, dass ich mich als Mutter häufig genug unpädagogisch und manches Mal auch falsch verhalte. Perfektion sollte nicht unser Anspruch sein. Aber wenn schon jemand wie ich, in sozial abgesicherter Position und in stabiler und erfüllender Partnerschaft mit dem Vater meiner Kinder, zu Fehlern neige – wie viel mehr muss ich das bei Eltern in stressgeladenen Lebensumständen akzeptieren. Daher neige ich nicht zur Verurteilung von Müttern und Vätern. Und dennoch verurteile ich manche elterlichen Verhaltensweisen, um die es hier auch gehen wird, auf das Schärfste.
Obwohl meine fachliche und gedankliche Heimat in der personzentrierten Richtung liegt, habe ich schon in meiner ersten Berufsphase wesentliche Modifikationen durchgeführt. Ich habe zehn Jahre in einem Kinderheim gearbeitet und dort sehr schnell gemerkt, wie wichtig in der Behandlung schwer gestörter Kinder zusätzlich zu dem einfühlenden Mitgehen ein strukturierender, leitender Umgang ist. So hat mir die Weiterbildung in Kinderpsychodrama hervorragen-

---

[4] Alfons Aichinger und Walter Holl beschreiben ihre Konzeption und Arbeit in: A. Aichinger, W. Holl (1997).

de konzeptionelle und handwerkliche Mittel an die Hand gegeben. Jeder, der in diese Ausbildung[4] einmal hineingeschnuppert hat, wird ihre Auswirkungen auf meine Arbeit ab dem sechsten Kapitel mit (hoffentlich) viel Vergnügen wiedererkennen können.

In der traumatherapeutischen Konfrontation darf es aber nicht psychodramatisch zugehen. Das Kinderpsychodrama setzt immer eine solch produktive und sprudelnde seelische und zwischenmenschliche Dynamik in Gang, dass ich diese Methode nur zulasse, wenn ich mir sicher bin, dass keine tief greifende Traumatisierung zur Bearbeitung kommen soll. In der Anfangsphase der Entwicklung meiner eigenen Traumatherapie legte mir einmal ein schwer lernbehindertes neunjähriges Mädchen aus eigenem Antrieb die Darstellung ihrer jahrelangen Vergewaltigungen in ihrer Pflegefamilie im Rollenspiel hin: Ich stand fassungslos daneben und konnte sie nicht stoppen, sie wechselte ständig die Rollen der Beteiligten und setzte komplett ohne meine Hilfe das schreckliche Rollenspiel in Szene. Ich konnte eigentlich nur durchsetzen, dass es strikt bei dem »So-tun-als-ob«-Prinzip blieb (also z. B. angezogen bleiben) und sie in den Vergewaltigungsphasen nicht in die Opferrolle, also die Eigenidentifikation, ging. Es war ein grausiges und erschütterndes Geschehen, was sich da vor meinen Augen abspielte – und ich war mir sicher, dass das Kind davon Schaden nehmen würde. Aber als sie von mir Abschied nahm, drehte sie sich noch einmal zu mir zurück, lachte mich zum ersten Mal offen und frei an und rief »Danke!« Gegen meine Erwartungen hat diese Stunde unsere therapeutische Beziehung nachhaltig vertieft und einen starken seelischen Entwicklungsschub bei dem Mädchen freigesetzt. Aber es hätte auch furchtbar schief gehen können! Heute weiß ich zwar, dass meine beiden spontanen Interventionen (So-tun-als-ob-Regel und keine Opferidentifikation zulassen) wichtige Schutzmechanismen darstellen, um Retraumatisierung vorzubeugen. Aber diese beiden reichen nicht aus. Das Kind hätte ohne weiteres in einen Angst- oder Dissoziationszustand geraten können – und das hätte ich dann verantworten müssen.

Was ich aus dieser aufrüttelnden Erfahrung gelernt habe war, dass ich weiter auf dem Weg der Konfrontation gehen wollte, aber Mittel und Wege zu finden versuchte, um Schutzmechanismen und haltgebende Strukturen einzuführen. Um den Schutz des Kindes zu gewährleisten und nicht zuletzt um meiner selbst willen.

I. Der Traumabegriff

Das Wort »Trauma« (Pl.: Traumata) stammt aus dem Altgriechischen und bezeichnet Wunden im umfassenden Sinne. In der Medizin wird es als Fachwort für körperliche Verletzungen benutzt. Parallel hat sich die Anwendung auf seelische Verletzungen durchgesetzt. So wie im medizinischen Sinne eine äußerliche Kraft auf und durch die Körperoberfläche hindurch schädigend gewirkt hat, so ähnlich lässt sich das auch im psychologischen Sinn verstehen:
Das seelische Gleichgewicht eines Menschen wird durch ein äußeres Ereignis erschüttert, die zentrale sensorische Verarbeitung wird durch die Reizüberflutung überfordert, Angst und Erregung steigen ins Unerträgliche; das Grundvertrauen, durch seine nächsten Bezugspersonen beschützt und in seinen eigenen körperlichen und seelischen Abgrenzungen zur Umwelt unantastbar und sicher zu sein, wird beschädigt.
Die Symptombilder einer Akuten Belastungsstörung und einer Posttraumatischen Belastungsstörung (PTBS) werden in der ICD-10 definiert. Sie können hier vorausgesetzt werden. Leider geht man dort – wie so oft – nicht auf die Besonderheiten des Kindes- und Jugendalters ein. Diese werden in diesem Buch im zweiten und dritten Kapitel ausgeführt.

1. Traumapsychologie in der Wissenschaftsgeschichte

Man könnte aufgrund der aktuellen Diskussionen und der regen Entwicklung im Fach der Psychotraumatologie denken, dass es sich erstens um ein junges Fach[5] handelt und es sich zweitens – zumindest

[5] Lange vor der modernen Wissenschaft hat sich die Menschheit schon Konzepte zu Traumatisierung und ihren seelischen Folgen gebildet. Alle Religionen, viele religiöse Rituale wie im Schamanismus, die überwiegende Zahl der Mythen und Märchen lassen sich unter diesem Gesichtspunkt verstehen. Da dies aber wahrlich ein weites Feld ist, wollen wir es hier noch nicht einmal betreten.

hinsichtlich der kulturübergreifend weit verbreiteten sexuellen Traumata in Abgrenzung und Konfrontation zur Psychoanalyse entwickelt.

Es ist aber so, dass am Beginn der Psychopathologie als Wissenschaft die Erforschung der Hysterie stand. Dabei ging es ganz wesentlich um ein aufklärerisches Anliegen[6]: Im Paris des 19. Jahrhunderts gab es starke aufklärerische Kräfte, die der katholischen Kirche das Monopol entreißen wollten, dem »einfachen Volk« die Welt zu erklären. Der »Teufel« wurde noch als reales Wesen hingestellt und erlebt. Mit der Angst vor dem leibhaftig Bösen und der Strafandrohung von ewiger Verdammnis verfügte die katholische Kirche nach wie vor über eine starke Bindungsmacht. Charles Darwin hatte zwar seine Thesen zur Evolution schon veröffentlicht, aber sie wurden nur langsam einer breiteren Öffentlichkeit bekannt. Eine Schöpfungsgeschichte ohne Gott war damals nur für einen kleinen Kreis Intellektueller vorstellbar. Der Wunsch, der katholischen Kirche die Definitionsmacht über Gut und Böse, Recht und Unrecht zu entreißen, bewegte einige Ärzte um den Pariser Psychiater *Charcot*[7] dazu, das Herzstück des Teufelsglaubens zu entzaubern: die Besessenheit.

Vom Bösen besessen galten überwiegend Frauen. Bei einigen war dies auch ganz sinnfällig: Plötzlich fuhr der Teufel in sie hinein. Gerade schien sie noch ganz normal, jetzt zuckt sie in schrecklichen Konvulsionen, wobei oftmals unanständige Gebärden der Hüften und Brüste kaum zu übersehen war. Ganz offensichtlich also Teufelsbuhlinnen. Andere wurden plötzlich von Lähmungen heimgesucht. Manche stießen gar schreckliche Flüche und Lästerungen aus. Andere gerieten in Absencen. Wieder andere schienen sich vor den Augen des Betrachters in eine andere Person zu verwandeln … Klare Zeichen von Besessenheit und somit Beweise für die Existenz des Teufels.

Im Pariser Armenkrankenhaus, der Salpetriere, begann *Charcot* diese Verhaltensweisen als Symptome einer hysterischen Erkrankung exakt zu beobachten, sie gezielt auszulösen[8] und zu kategorisieren.

---

6 Judith Lewis-Herman hat in ihrem Buch »Die Narben der Gewalt« die vergessene Geschichte der Traumapsychologie sehr anschaulich und packend dargestellt.

7 J. M. Charcot, Neue Vorlesungen über die Krankheiten des Nervensystems, Leipzig 1886

8 Judith Lewis-Herman (1993) S. 23, zitiert ein Vorlesungsexzerpt von 1887, ein erschütternder Beleg für die rein technische Betrachtung von in Hypnose gezielt ausgelöster Angst und Leid.

Er schaffte den Durchbruch: Hysterikerinnen wurden in der Folge als neurologisch kranke Menschen angesehen. Bis dahin hatte die Medizin sie als Simulantinnen betrachtet, deren Gebaren mit der weiblichen Sexualität im Zusammenhang stehen müsse. Deswegen auch der Name »Hysterie« (von griech. Hystera, Gebärmutter).
Erst seine Schüler *Janet* und *Freud* begannen, mit diesen Frauen zu reden. Überdies experimentierten sie mit der neu entwickelten Hypnose. Sie konnten nachweisen, dass in der Anamnese dieser Frauen sehr häufig Hinweise auf sexuelle Übergriffe im Kindesalter auftauchten. Weiterhin stellte sich heraus, dass Frauen unter Hypnose gerade diese Erlebnisse mit ihrem ganzen Schrecken wiedererlebten und danach nicht mehr besessen waren. Damit brach ein starker Pfeiler in der katholischen Welterklärung: Die Idee der Besessenheit verlor in den folgenden Jahrzehnten an Glaubwürdigkeit, und die betroffenen Menschen wurden zunehmend als seelisch krank angesehen.
Das Wissen um die Ursachen dieser Erkrankungen aber verschwand sehr schnell wieder aus dem Bewusstsein. Und dabei spielte nun *Freud* tatsächlich eine tragische Rolle. Er hatte bei Charcot in Paris gelernt, und die Theorie der traumabedingten Neurose ist auch immer ein Bestandteil seiner Psychopathologie geblieben. Zur Hysterie schrieb er 1896: »Ich stelle also die Behauptung auf, zugrunde jedes Falles von Hysterie befinden sich … ein oder mehrere Erlebnisse von frühzeitiger sexueller Erfahrung, die der frühesten Jugend angehören.«[9] Diese Erklärung bekam aber bald darauf Konkurrenz durch den von ihm formulierten Ödipuskomplex, der die Ursache für die hysterische Neurose in den verdrängten psychosexuellen Trieben des Kindes sieht. Diese Theorie, die die Ursache für das Leiden in den Patienten – also meistens in die als Kind sexuell missbrauchte Frau – zurückverlegt, fand natürlich großen Anklang: Sowohl im Bürgertum des damaligen Wien – was nicht verwundert, da es in deren Familien auch viele Hysterikerinnen gab – als auch bei *Freuds* Schülern. Die Pädosexualität verschwand, kaum dass sie im Zuge des Krieges der Weltanschauungen öffentlich benannt worden war, wieder aus dem Bewusstsein. Ab da beteiligten sich Psychiatrie und Psychotherapie leider an dem alten Mechanismus, das Opfer zum Täter umzudefinieren und damit die bestehende Gesellschaft und ihr Machtgefüge zu stabilisieren.

---

[9] S. Freud, Zur Ätiologie der Hysterie, Gesammelte Werke, Bd. 1

Diese Umdefinition führte wiederum zu einer moralischen Abwertung des Begriffes der Hysterie. Da nun auch nicht mehr die Metapher der Besessenheit zur Eigenidentifikation taugte, begannen die betroffenen Frauen in der Folge ihre Symptomatik mehr und mehr zu unterdrücken. Die Hysterie in ihrer ursprünglichen, nämlich ausagierenden Form gibt es in der westlichen Welt kaum mehr. Sie ist abgelöst worden durch schwere, unerträgliche innere Spannungsgefühle und Dissoziationen.

Tatsächlich ging und geht es um Unterdrückung von Frauen und Mädchen. Aber eben nicht nur, denn sexueller Missbrauch betrifft nicht nur heute, sondern betraf auch damals kleine Jungen.

Aber nicht nur kleine Jungen, sondern auch ausgewachsene Männer wurden massenhaft demselben Mechanismus der machterhaltenden Umdefinition unterworfen: Aus dem Ersten Weltkrieg haben wir zum ersten Mal wissenschaftliche Beschreibungen der von der Fronterfahrung traumatisierten Soldaten. Mit Filmkameras wurden ihre konvulsiven Anfälle, ihr exzessives Schütteln und Bibbern, ihr unkoordiniertes Zappeln und Grimassieren unbarmherzig festgehalten. Was passierte mit ihnen? Auch sie verschwanden von der Bildfläche: Ihr Leiden wurde zunächst als Kriegsneurose definiert. Der Kriegsneurose entzog man aber sehr schnell die Anerkennung als traumabedingte seelische Folgeerkrankung. Als man nämlich merkte, wie negativ sich diese Anerkennung auf die Wehrtüchtigkeit der jungen Männer und die Wiedereinsetzbarkeit der betroffenen Soldaten auswirkte, unterzog man die Kriegsneurose einer Umdefinition: Hier appellierten einige Schwächlinge an Mitleid und wollten sich nur ihrer vaterländischen Pflicht entziehen.

Während meiner Universitätsausbildung in den 80er-Jahren stand die Kriegsneurose noch genau in diesem Ruch!

Tatsächlich war der Erfolg dieser Umdefinition umwerfend: Das Schütteln, Bibbern, Brüllen ... es verschwand. Der Soldat blieb mannhaft und verschwand in der Folgezeit in der trostlosen Sucht. Diese, erst durch die Vietnamveteranen endlich dokumentierte Tragik der traumatisierten Soldaten wurde bis dahin ignoriert, weil sie in der isolierten Privatheit als individuelles Versagen erschien.

Hysterie und Kriegsneurose nahmen also einen ähnlichen Verlauf in der Wissenschaftsgeschichte. Man muss wohl den Schluss ziehen, dass es sich um ein hoch politisches Feld handelt, mit dem wir uns in diesem Buch beschäftigen wollen.

2. »Trauma« ist kein einheitlicher Begriff

Die Begriffe »Trauma« und »traumatisiert« werden in der gegenwärtigen Diskussion vielschichtig und inflationär benutzt, was immer wieder zu Missverständnissen in der Kommunikation führt[10]. Ich selbst ziehe es vor, begrifflich zwischen
a) Trauma-Ereignis, b) Trauma-Reaktion, c) Trauma-Erfahrung und d) Trauma-Folgen zu unterscheiden.

2.1 Trauma-Ereignis

Einen Überblick über mögliche Trauma-Ereignisse und ihre Gewichtung für psychische Folgewirkungen gibt das folgende Diagramm. Im Unterschied zu anderen traumapsychologischen Veröffentlichungen differenziert dieses Diagramm die Kategorie des »Man-made-Desaster« in zwei Untergruppen, um dem extrem unterschiedlichen traumatisierenden Potenzial gerecht zu werden:

URSACHE		einmalige	anhaltende
Naturkatastrophen		z. B. Erdbeben, Überschwemmung	daraus resultierender Heimatverlust und Verarmung
Man-made Desaster	Identifikationsferne Menschen	z. B. ein Überfall durch fremde Soldaten	z. B. daraus resultierende Vertreibung
	Identifikationsfiguren	Bedrohung bzw. Übergriff durch vertraute Menschen, durch Familienangehörige, durch Mutter oder Vater	Misshandlung, Missbrauch oder seelische Grausamkeit im sozialen Nahfeld, in der Familie, durch Mutter oder Vater

[10] Beispielhaft zitiere ich aus dem Deutschen Ärzteblatt: »Die überwiegende Mehrzahl der Traumaopfer leidet an einer oder an mehreren Persönlichkeitsstörungen.« (DÄ/PP, 8, 2003, S. 362) Die irreführende Bezeichnung »Traumaopfer« meint in diesem Fall Personen mit PTBS.

Dieses Diagramm ist so zu verstehen, dass von oben nach unten und von links nach rechts die die Seele zerstörende Potenz des Trauma-Ereignisses zunimmt. Dabei muss die Stärke der Verletzungen, Todesangst und Verluste als ungefähr gleich vorgestellt werden:
D. h., Opfer einer Überschwemmung mit Überlebensangst, Erleben von Sterben anderer und Verlust von Familienangehörigen (Feld 1) haben trotz der schweren seelischen, sozialen und materiellen Folgen für ihr Leben bessere Chancen, dies auf die Dauer seelisch zu verarbeiten als Opfer einer Familientragödie mit Überlebensangst, Erleben von Sterben und Verlust von Familienangehörigen, die der vorläufige Schlusspunkt einer langen Eskalation von innerfamiliären Gewalt ist (Feld 6).
Es gibt drei Prinzipien, die sich in langen Jahren klinischer Erfahrung herauskristallisiert haben:

1. Je mehr die Ursache des Trauma-Ereignisses in den Identifikationsprozess des Opfers eingreift, desto gravierender sind die Folgen. Darum sind sog. »Man-made-Desaster« schlimmer als Naturkatastrophen, aber wiederum Folter durch Mutter oder Vater seelisch schlimmer als gleichartige Folter durch fremde Personen.
2. Je mehr sich diese Trauma-Ereignisse häufen, je chronifizierter ihre Schädigungen auf das Individuum einwirken, umso gravierender sind die seelischen Folgen. Die Zeitdimension stellt auch einen Faktor bei der z. B. von *Luise Reddemann* oder *Willi Butollo* benutzten Unterscheidung von »einfachen« und »komplexen« Traumatisierungen dar[11]. Das Problem der anhaltenden Trauma-Ereignisse durch Bezugspersonen ist in der Forschung noch keineswegs genügend erfasst, was sich auch in der dafür nicht vorhandenen Kategorie im DSM III ausdrückt. In meiner Begrifflichkeit handelt es sich um »einmalige« und »anhaltende« Traumatisierung, wobei es sich dabei um die beiden Enden eines Kontinuums handelt.
3. Je früher die Traumatisierung einsetzte, umso tief greifender sind die Beschädigungen im Aufbau der Persönlichkeitsstruktur. Besonders bei den früh Traumatisierten werden wir es mit der so genannten Persönlichkeitsveränderung zu tun bekommen.

[11] Die Bezeichnung »einfach« für ein PTBS verwende ich nicht, weil sie missverständlich im Sinne von »unerheblich« ist.

Fachleute wissen, dass es innerhalb der Familie kaum den Fall eines einmaligen Missbrauchs gibt, sicherlich aber den der einmaligen schweren Misshandlung. Entscheidend für die Traumafolgen ist wie immer der Aspekt der individuellen und sozialen Ressourcen. Gelänge es dem Vater z. B., seinen sexuellen Missbrauch an der Tochter gegenüber Mutter und Tochter zu thematisieren, sodass sie gemeinsam nach Möglichkeiten der Wiedergutmachung und des Schutzes für das Kind suchen könnten, wäre ein solcher Fall vorstellbar. Aber gibt es das? Ich habe auf jeden Fall noch nie davon gehört.

Für den Fall der einmaligen schweren Misshandlung sind aber genau diese innerfamiliären Umgangsweisen deutlich vorstellbarer.

Fallbeispiel Judith

Das zwölfjährige Mädchen wird von seinen Eltern bei mir vorgestellt: Seit einem Jahr gehen ihre Leistungen in der Schule rapide zurück, sie habe massive Schlafprobleme und äußere viel Angst. Auslöser sei eine Vergewaltigung durch ihren Patenonkel gewesen, der in der Nähe wohne und bei dem sie bis dahin viel Zeit in den Ferien verbracht habe. Da dieser Patenonkel der Bruder des Vaters sei und die Großeltern väterlicherseits sich mit ihm gegen die Vorwürfe solidarisierten, sei ein tiefer Riss in der Großfamilie entstanden. Im Endeffekt habe das Kind nicht nur den vertrauten Onkel, sondern auch die sehr geliebten Großeltern verloren, worunter es sehr leide.

Judiths Eltern glaubten ihr vorbehaltlos und stellten sich schützend hinter sie. Sie konfrontierten den Bruder des Vaters mit den Vorwürfen und brachen den Kontakt zu ihm ab, als dieser und seine Frau alles abstritten.

Das Mädchen selbst war bei unserem Erstgespräch anwesend, hörte der Darstellung der Eltern zu, bestätigte sie, blieb aber ansonsten passiv. Sie wies die für viele Traumatisierte typische starre Mimik auf.

In der ersten Sitzung berichtete sie von ständigen intrusiven Erinnerungen, nächtlichem Ausreißen und Umherstreifen, um dem Einschlafen entgehen zu können. Es stellte sich heraus, dass sie im Tiefschlaf vergewaltigt worden war. Dennoch brachte sie in ihren Zeichnungen und Gestaltungen im Therapieraum mehrere Sicherheit bietende »Innere Instanzen« (s. Kapitel VI und VII) zum Ausdruck. In der zweiten Sitzung bot ich ihr die Phantasiereise »Reise zum sicheren Ort« (s. Anhang) an, die für sie zu einem intensiven positiven Erlebnis wurde. Darauf führte ich mit ihr in der dritten und vierten Sitzung die »Strukturierte Trauma-Intervention« (STI, s. Kapitel IV) durch. Die fünfte Sitzung diente der Kontrolle ihres Erlebens und der Effekte der STI: Das Kind zeigte eine lebhafte Mimik, einen wachen Blick, hatte keine Schlafprobleme mehr, hatte sich wieder ans Lernen gemacht und konnte seine Trauer um die einst so vertraute und heimelige Großfamilie zum Ausdruck bringen. Ihr war so durchgreifend geholfen, dass Eltern, Kind und ich in der sechsten Sitzung gemeinsam beschlossen, vorerst keinen Therapieantrag zu stellen. Durch spätere katamnestische Telefonate ergab sich, dass der gute Start der Beginn einer erfolgreichen Neuorientierung und Reifung geworden war.

Warum habe ich diesen Fall so ausführlich beschrieben?
Einmal handelt es sich eindeutig um ein durch eine Bezugsperson verursachtes Trauma, das einmalig blieb, weil die Eltern sofort drastische Maßnahmen ergriffen.
Und zum Zweiten glaube ich, dass durch die gesellschaftliche Entwicklung der letzten Jahrzehnte eine menschheitsgeschichtlich neue Chance entstanden ist: Nicht mehr das Schweigen, Isolieren oder gar halbbewusste Opfern eines Kindes zum Wohle des (in früheren Zeiten überlebensnotwendigen) Familienzusammenhaltes muss den Umgang miteinander bestimmen. Erstmals besteht eine reale Chance zum Offenlegen durch das Kind und zu dessen Schutz. Durch die Offenheit und den Schutz ergeben sich Chancen, die Chronifizierung (Feld 6) zu vermeiden, indem das einmalige innerfamiliäre Trauma-Ereignis seelisch integriert wird und die damit verbundenen Verluste betrauert werden können.
Eine weitere Konstellation für Feld 5 ergibt sich aus plötzlichen gewalttätigen Durchbrüchen einer Bezugsperson, z. B. im Zuge einer psychotischen Dekompensation.

Fallbeispiel aus einer Fortbildungsgruppe

Eine vierköpfige junge Familie liegt miteinander im Elternbett, das vierjährige Mädchen wacht mitten in der Nacht auf und erblickt den Vater mit einem Säbel in der erhobenen Hand am Bett stehen. Es schreit auf und weckt die Mutter. Diese wacht auf und versucht den Hieb mit den bloßen Händen abzuwehren. Sofort ist alles voller Blut: Mutter, Kinder, Bett, Teppich. Trotzdem schnappt sich die Mutter Baby und Tochter und kann mit ihnen zu den Nachbarn fliehen, die von dem Gebrüll aufgewacht sind. Im Hinauslaufen sieht das Kind im Augenwinkel, wie der Vater sich den Säbel an den Bauch setzt.
Die Anamnese ergab für das Kind keine Vorschädigung. Direkt nach

dem Trauma-Ereignis wurde der Vater lebend geborgen und ins Krankenhaus, später in die Psychiatrie gebracht.
Das Kind wurde in dieser Zeit wegen schwerer Schlafstörungen und Angstanfälle zur Behandlung der Kollegin gebracht.

Auch hier gilt, dass nicht der Mantel des Schweigens über den Wahnsinn gebreitet werden darf, sondern das blutige Ereignis in das Leben des Kindes und seiner Familie integriert werden muss. Dies gilt unbedingt, wenn bei dem Kind – wie im vorliegenden Fall – Schlafstörungen, Angstanfälle und Erinnerungsbilder auftreten.
In beiden Fällen geht die Integration aber nur auf der Grundlage bestmöglichen Schutzes vor weiteren Übergriffen durch den Verursacher.

2.2 Trauma-Reaktion

Die Trauma-Reaktion ist in meiner Begrifflichkeit die überwiegend biologisch determinierte unmittelbare Reaktion des Individuums auf das Trauma-Ereignis. Dabei scheint die unmittelbare Stressreaktion des Kreislaufschocks nicht so entscheidend für die Pathogenese zu sein. Sie dient der Überlebenssicherung auf niedrigem Niveau. Danach folgt die Gegenschockphase, die der organismischen Aktivierung dient und die Energie für die motorischen Anpassungsreaktionen auf das Trauma-Ereignis zur Verfügung stellt.
Heinerth hat aufgrund seiner verhaltensbiologischen Kenntnisse bei Tieren die direkte Abstammung unserer menschlichen Notfallreaktionen aus der Evolution und damit ihre genetisch-biologische Determiniertheit herausgearbeitet. Aus seiner Arbeit lässt sich viel Hilfreiches für die Diagnostik und Therapie traumatisierter Menschen ableiten. Heinerth ergänzt die allseits bekannten Stressreaktionen

- Kampf und
- Flucht um zwei weitere, ohne die wir beim Verständnis traumatisierter Kinder nicht zurechtkommen würden:
- Täuschen und
- Erstarren (s. a. das Diagramm von Heinerth auf S. 41).

2.2.1 Kampf

Ist die unmittelbare Aktivierung des Organismus in einem Notfall auf Kampf gerichtet, richtet er seine Kraft darauf aus, die Gefahr zu beseitigen, ihr entgegenzutreten, sich im weitesten Sinne mit ihr aktiv auseinander zu setzen. Im Tierreich führt(e) diese Aktivierung zur tätlichen Aggression mit dem Ziel verjagen oder vernichten. In den menschlichen Sozialverbänden gibt es darüber hinaus noch viele andere Möglichkeiten, z. B. einschüchtern, gefangen nehmen, Rettungsdienste aktivieren …

Der wesentliche Grundzug ist, dass sich das bedrohte Individuum kompetent und kraftvoll fühlt.

Hat seine Kompetenz und Kraft tatsächlich den Notfall gelindert oder gar beendet, kann es gut sein, dass ihm die Bilder des Grauens noch längere Zeit nachgehen werden. Aber es hat die vergleichsweise besten Chancen, das traumatisierende Ereignis mit der Zeit in seine Persönlichkeit zu integrieren. Einen Beleg dafür finden wir in Jakob, der im Zusammenhang mit seinem Bruder Boris einige Seiten später vorgestellt werden wird.

Diese Kampfaktivierung finden wir aber auch bei Menschen, die keinerlei Kompetenz haben, der Bedrohung entgegenzutreten. Ich erlebe dies immer wieder bei kleinen Kindern. Einige zeigten in der Notfallsituation tatsächlich mehr oder weniger Kampfverhalten, das vergeblich blieb, andere spürten nur den Impuls (»Ich wollte doch die Mama beschützen!«), waren jedoch aufgrund der instinktiven Chancenabwägung blockiert – aber in beiden Fällen zeigt sich in den Wochen, Monaten und Jahren darauf ein erhebliches Aggressionspotenzial. Eine schier unerschöpfliche Wut- und Hass-Quelle scheint entstanden zu sein, aus der sich der Umwelt völlig unverständliche Verhaltensweisen des Kindes speisen.

Fallbeispiel Thomas

Thomas erlebte mit vier Jahren, wie der mehrjährige Lebenspartner der Mutter, den er »Papa« genannt hatte, unter Alkoholeinfluss die Mutter zunehmend beschimpfte und demütigte. Dieser steigerte sich so in seine Wut, dass er schließlich einen Metallkoffer packte und ihn gegen die Frau schleuderte. Da sie eng mit ihrem Sohn zusammengekauert auf dem Sofa hockte, warf sie sich vor ihn, um ihn zu beschützen. Der Koffer zischte so gerade an beiden vorbei, aber gleich darauf packte der Mann die Frau und schleuderte sie in eine Glastür, an der sie sich schwere Schnittwunden zuzog und das Bewusstsein verlor. Thomas floh aus der Wohnung zu den Nachbarn, die die Notdienste schon alarmiert hatten.

Nach einigen Wochen begann Thomas zunehmend aggressiv zu werden, er schlug im Kindergarten ohne ersichtlichen Grund heftig auf andere Kinder ein und ließ sich von seiner Mutter nichts mehr sagen. Er erzählte ihr zuweilen völlig realitätsfremde Geschichten darüber, wie er den Papa damals fertig gemacht habe; auch wie er andere Jungs oder Männer verprügelt habe. Drei Jahre später begann die Therapie (Symptomatik: Aggressives Sozialverhalten, Unfolgsamkeit, Omnipotenzgehabe bei gleichzeitiger ausgeprägter Ängstlichkeit und Ungeschicklichkeit, weiterhin Schlafstörungen), bei der genau diese Phantasie- und Wunschgeschichten wieder auftauchten, die Thomas zunächst hartnäckig als real bezeichnete. Für ihn war es hochgradig beängstigend, sich selbst gegenüber zugeben zu müssen, damals völlig hilflos gewesen zu sein und seine Mutter nicht beschützt haben zu können. Er berichtete schließlich, dass er damals den Kerl unbedingt umbringen wollte.

Aus dieser Darstellung könnte man den Umkehrschluss ziehen, wenn ein Kind sehr erregt, hyperaktiv und aggressiv ist, es dann immer ein traumatisches Erlebnis mit instinktiver Kampfaktivierung nicht verarbeiten konnte. Dieser Umkehrschluss ist aus mehreren Gründen nicht zulässig. Zum einen könnte es sich bei dieser Symptomatik um eine primär hirnphysiologische Verursachung handeln. Zum anderen kann aber genau dieses Verhalten Ausfluss eines natürlichen kindlichen (und männlichen!) Schutzmechanismus gegen Trauer, Verlust- oder Hilflosigkeitsgefühlen sein. Ein Beispiel dafür wird später in diesem Kapitel mit dem Fall des kleinen Jonas gegeben.

2.2.2 *Flucht*

Auch der Notfallinstinkt, der zur Flucht treibt, ermöglicht eine körperlich hoch aktive Reaktion. Im günstigen Fall wird die gesamte physiologische Aktivierung zur Selbstrettung genutzt und umgesetzt und somit abgebaut. Wenn der Notfall durch Flucht beendet werden konnte, stehen die Chancen einer erfolgreichen psychischen Verarbeitung des Trauma-Ereignisses relativ gut. Aber Vorsicht: Im menschlichen Lebensraum gibt es selten eine wirkliche Beendigung der Krise durch Flucht. Hat man z. B. andere Menschen in der Bedrohung zurücklassen müssen? Oder kann man nicht mehr in seine Heimat zurückkehren? Oder ist man alltäglich dem Täter aufs Neue ausgesetzt? Oder kehrt man zurück und muss sich mit einem schlimmen Verlust auseinander setzen? In solchen und ähnlichen Fällen wird es trotz erfolgreicher Flucht zu einem chronischen Dauerstress kommen.

Zudem besteht die positive Verarbeitungschance vor allem, wenn die Flucht schon bei Eintreten des Notfalls gelang. Je später sie gelang, desto stärker wird die Trauma-Erfahrung ausfallen.
Und schließlich scheint diese Notfallreaktion, auch wenn sie erfolgreich ist, in der Frage der Verarbeitung hinter der erfolgreichen Kampfaktivierung zurückzustehen. Dies dürfte auch daran liegen, dass bei der Fluchtaktivierung das Individuum die Bedrohung im Zuge der instinktiven Chancenabwägung als größer und erschreckender erlebt als bei der Kampfaktivierung.
Ein Beispiel für die erfolglose Fluchtaktivierung, die an sich zu einem traumatischen Erlebnis wurde, bietet der Fall Martha (Kapitel II).
Die beiden bisherigen Instinkthandlungen setzen Kompetenz und Kraft voraus. Und damit ist klar, dass sie im Allgemeinen nur für herangewachsene Lebewesen zur Krisenlösung geeignet sind.
Für schwache und unreife Lebewesen bedeuten sie unweigerlich Niederlage und womöglich physische Zerstörung. Für sie bietet die Natur zwei weitere Chancen, wovon die folgende in der gängigen traumapsychologischen Literatur kaum beachtet wird, aber für unser Thema von fundamentaler Bedeutung ist.

2.2.3 Täuschung

Die Fähigkeit zu täuschen ist im Tierreich entweder eine beständige Eigenschaft, um Bedrohung vorzubeugen. Dies kann man z. B. in der ständig wechselnden Tarnung eines Chamäleons erkennen oder in der Maskerade einer Schwebfliege als Wespe, um Fressfeinde zu täuschen. Oder es ist eine instinktgesteuerte Reaktion im Moment der Bedrohung, wie wir es bei der Eidechse kennen, die im Augenblick, in dem der Schatten eines Raubvogels über sie fällt, die zuckende Spitze ihres Schwanzes abstößt. Dieses zurückbleibende zuckende Etwas zieht die Aufmerksamkeit des Angreifers auf sich, während sich die Eidechse in Sicherheit bringen kann. Ein ganz anders geartetes Beispiel für die Fähigkeit des Täuschens kann man bei jungen Welpen beobachten, die sich, wenn sie sich von einem ausgewachsenen Hund bedroht erleben, reflexhaft auf den Rücken schmeißen, fiepsen und sich dem Angreifer vollkommen ausliefern. Mit diesem, für einen Laien widersinnigen und verspielt wirkenden Verhalten lösen sie eine Beißhemmung aus und sichern sich so – ähnlich wie die Eidechse – mit großer Wahrscheinlichkeit das Überleben.

Man glaubt nicht, wie grundsätzlich unser menschlicher Umgang von der Fähigkeit der Täuschung geprägt ist: Höflichkeit, Charme und Lächeln – wesentliche Ingredienzien eines erfreulichen Miteinanders – speisen sich zu einem erheblichen Teil aus der Fähigkeit des Menschen, durch Täuschung bedrohliche Situationen zu vermeiden oder zu entschärfen.
Im Zusammenhang der Psychopathologie finden wir z. B. das weit überdurchschnittlich häufige Lächeln bei Angstpatienten, wie sie erst kürzlich in einer Gemeinschaftsstudie der Universitäten Bremens und des Saarlandes nachgewiesen wurde: Das Zeigen von »happiness« und »social smile« sei ein Grundzug im Verhalten von Panikpatientinnen. Und es habe sich bestätigt, dass »ein allzu freudvolles Interaktionsverhalten der Abwehr konflikthafter Spannung dient« *(Benecke & Krause*, S. 16)[12].
In vielen Fallberichten beschrieb *Streeck-Fischer* ausführlich die »Mimikry«[13] vieler jugendlicher traumatisierter Patienten, die sich und der Welt nur noch in der Haltung »alles bestens« begegnen. Und nicht zuletzt trägt die Lolita-Persönlichkeit früh sexuell traumatisierter Mädchen die Züge der Täuschung: Sieh her, ich will es von mir aus – du brauchst mich gar nicht zu zwingen – ich habe alles unter Kontrolle.

Wenn man erst einmal auf die Täuschungs-Variante der Notfallreaktion aufmerksam geworden ist, kann man sie bei kleinen Kindern, die z. B. von einer Bindungsperson sexuell missbraucht oder stark verwirrt und geängstigt werden, recht regelmäßig beobachten: Es gibt kaum strahlendere, herzigere Kinder – aber nur, wenn sie mit dem übergriffigen Erwachsenen zusammen sind. Ansonsten wirken sie oft eher starr, abweisend und schwierig.

Fallbeispiel Ronja (9 Jahre)

> Das neunjährige Mädchen formulierte den inneren Vorgang folgendermaßen: »Mein Körper ist auf ihn zugelaufen. Mein Verstand ist gar nicht hinterhergekommen.« Und: »Das wollte ich gar nicht. Ich konnte es

[12] C. Benecke, R. Krause, Initiales mimisch-affektives Verhalten und Behandlungserfolg in der Psychotherapie von Patientinnen mit Panikstörungen

[13] Annette Streeck-Fischer, z. B. in M. Endres, G. Biermann, Traumatisierung in Kindheit und Jugend, 1998, S. 123, oder in Adoleszenz und Trauma (1999)

nicht verhindern.« Das Mädchen beschrieb damit folgenden Umstand: Sie hatte die Mutter zunehmend bedrängt, den Vater, von dem sich die Mutter getrennt hatte, nie wieder sehen zu müssen. Die Mutter verstand die Gründe der Tochter für ihre radikale Ablehnung des Vaters nur zum Teil. Vor dem Familiengericht konnten sie und ihre Tochter sich nicht durchsetzen. Dies lag unter anderem daran, dass der Vater folgende Szene berichtete, für die er auch Zeugen benennen konnte: Er sei in die Schule seiner Tochter gegangen, um sich über ihren Leistungsstand zu informieren. Zu diesem Zeitpunkt hatte er sie schon wochenlang nicht mehr gesehen und sie wusste auch von seinem Besuch in der Schule nichts. Unvermittelt stand sie ihm gegenüber und sofort sei sie auf ihn zugeflogen und habe ihn herzlich umarmt, ja, ihn sogar gefragt, wann sie ihn einmal wieder besuchen dürfe!

Kurz darauf meldete die Mutter Ronja wegen suizidaler Äußerungen und heftigster Verzweiflungszustände bei mir an. Als wir einmal auf diese Szene in der Schule zu sprechen kamen, gab mir Ronja ganz ratlos die oben zitierten Erklärungen. Ich bot ihr darauf zwei Erklärungsmöglichkeiten an:

a) Der Körper weiß manchmal besser als der Verstand, was für uns gut ist, und handelt von ganz alleine. Oder:
b) In großer Angst macht es der Körper manchmal wie die Eidechse: Sie täuscht den Angreifer, indem sie blitzschnell ein Stück ihres Schwanzes abwirft und ihm zum Fraß überlässt. So kann sie sich selbst in Sicherheit bringen. Das heißt, dass der Körper uns durch Täuschung schützen kann.

Ronja war von der zweiten Erklärung tief beeindruckt, während sie auf die erste mit heftigem Kopfschütteln reagiert hatte. Ihr schien eine riesige Last von den Schultern zu fallen. Denn sie hatte sich bis dahin insgeheim für geisteskrank gehalten.

Durch Ronjas Beispiel wird die Janusköpfigkeit der Täuschung offensichtlich: Sie entschärft die aktuelle Angst-Situation durch Begütigung, sorgt aber für komplette Verwirrung bei allen Beteiligten. Die Täuschung ist für Außenstehende kaum zu durchschauen, denn sie ist perfekt. Sie unterliegt keineswegs einer bewussten Kontrolle des Betroffenen. Sie hat nichts mit Schauspielen zu tun, sondern ist im Kern eine instinktmäßig einsetzende Schutzreaktion.

Allerdings halte ich es durchaus für vorstellbar, dass durch häufiges Wiederholen diese Reaktion allmählich in das bewusste Verhalten integriert wird. Täuscht z. B. eine hübsche Sechzehnjährige einem Fünfzigjährigen hingebungsvolle Verliebtheit vor, so wird sie wohl fast alles von ihm bekommen.

In der Praxis scheint sich die Täuschungsreaktion mit extremen Ambivalenzen gegenüber beängstigenden Bezugspersonen zu verbinden. In meiner Zeit als junge Psychologin im Kinderheim hatte ich zweimal Gelegenheit, den Augenblick des Einsetzens der Täuschungsreaktion bei einem fünfjährigen Mädchen zu beobachten:

Fallbeispiel Maja (5 Jahre)

> Mir war der Auftrag gegeben worden, Maja direkt nach ihrer Therapiestunde der Mutter für die Wochenendbeurlaubung zu übergeben. Ich führte also Maja durch die Gänge zum Wartezimmer und spürte, wie sie langsamer und langsamer wurde. Als wir schließlich den Gang vor dem Wartezimmer betraten, flüsterte sie unglücklich: »Hier stinkt es so – nach Alkohol« und wich zurück. In dem Augenblick aber, als sie ins Blickfeld der Mutter kam, flog sie auf sie zu, setzte sich ihr auf den Schoß, umarmte sie und rieb ihre Nase an ihrer Kleidung. Die Mutter war übrigens leicht alkoholisiert, was ich allerdings nie gerochen hätte. Genau denselben Ablauf erlebte ich mit Maja wenige Monate später mit ihrem Vater. Der Augenblick, in dem das eine Extremverhalten in das andere kippte, war wieder der Moment des Blickkontaktes.

Im menschlichen Bereich hat die Täuschung als Notfallreaktion sehr viel auch mit Selbsttäuschung zu tun. Darum gehört die Dissoziation in der Angstsituation genau hierhin: Das geschieht nicht eigentlich mir, sondern nur meinem Körper. Mein eigentliches Ich ist in einen sicheren Winkel geflohen.

Die Dissoziation dient dem psychischen Überleben des Trauma-Ereignisses, wenn physische Flucht und Kampf nicht möglich sind und auch Täuschung des Täters nicht eingesetzt werden kann. Dann kann sich der Mensch immer noch »nach innen« täuschen, indem er sich zum Beispiel psychisch von seinem Körper ablöst. Hier wird der seelische Mechanismus der Spaltung während der Trauma-Erfahrung selbst benutzt. Er unterliegt aber nicht der Kontrolle des Betroffenen. Je mehr er benutzt werden muss, umso mehr verselbstständigt er sich, taucht auch in vielen recht alltäglichen Situationen auf und führt seinerseits zu tiefen seelischen Schäden. Das Risiko, ein Posttraumatisches Psychosyndrom auszubilden, steigt enorm, wenn während der Trauma-Erfahrung selbst dissoziiert wurde.

Ein weiterer wichtiger Aspekt der Selbsttäuschung ist, dass das Opfer sich mit seinem täuschenden Verhalten zu identifizieren beginnt, je länger die Situation der Ausgeliefertheit anhält. Für Erwachsene

wurde nach einer Geiselnahme in einer Stockholmer Bank, die sich länger hinzog, beobachtet, dass sich intensive Gefühle der Solidarisierung mit den Verbrechern entwickelt hatten. Einzelne Geiseln wollten ihre Geiselnehmer vor der Polizei beschützen, und eine Frau hatte sich sogar intensiv verliebt. Auf diesen Vorfall geht der Begriff des »Stockholm-Syndroms« zurück. Der Zustand der echten gefühlsmäßigen Bindung an die Täter entsteht in Abhängigkeit vom Grad der Ausgeliefertheit und ihrer zeitlichen Ausdehnung.
Es ist völlig unverständlich, warum diese bei Erwachsenen dokumentierte psychologische Dynamik in ihrer ungeheuren Relevanz für kindliche, innerfamiliäre Opferkonstellationen fachlich und politisch ignoriert wird.

2.2.4 Erstarrung

Erstarrung ist – neben der Dissoziation – einerseits die schlechteste Reaktionsmöglichkeit, weil sie dem Schicksal alles überlässt und Ausdruck höchster Hilflosigkeit ist. Sie bietet aber andererseits eine echte Lösungschance: Wenn ich zu einem Teil des Mobiliars werde oder mit dem Tapetenmuster verschmelze, wenn ich völlig reglos und flach werde, bin ich vielleicht unsichtbar für den Angreifer.
Tatsächlich zielt ja der Totstellreflex genau auf das Wahrnehmungsdefizit vieler Raubtiere, Unbewegtes kaum registrieren zu können. Während er für eine Raupe, die urplötzlich zu einem kleinen Ästchen am Baum erstarrt und unkenntlich für den herbeigeflogenen Vogel geworden ist, gut verträglich sein mag, so ist er für höhere Lebewesen keineswegs mehr einfach so »wegzustecken«. Obwohl *Peter Levine*[14] von Antilopen berichtete, die nach dem abgewendeten Angriff die Erstarrung einfach aus sich »herauszuzittern« scheinen und dann nicht nur körperlich, sondern auch seelisch unversehrt zu ihrer Herde zurückkehren, erleben es Tierärzte, dass Kaninchen, die von einer Katze angegriffen wurden und den Angriff fast unverletzt überstanden haben, keineswegs an den kleinen Verletzungen sterben, sondern am Schock.
Auch meine klinische Erfahrung ist, dass von der Schreckensstarre, obwohl sie die Überlebensvariante der Schwachen ist, tiefste seelische Folgeschäden ausgehen. Irgendwie scheint es nicht möglich

[14] P. Levine, A. Frederick (1998), Trauma-Heilung. Das Erwachen des Tigers

zu sein, die Starre abzuschütteln und sich seines geretteten Lebens zu freuen. Der misshandelte oder missbrauchte Körper oder die gequälte Seele spürtanhaltend die qualvolle Starre, die sich wie eine Eisschicht auf Gedanken, Gefühle, Bewegungen, Mimik und Beziehungen legt.

Fallbeispiel Boris und Jakob

Der fünfzehnjährige Boris hörte eines Nachts seine Mutter qualvoll schreien. Aus dem Schlaf gerissen, taumelte er zum Elternschlafzimmer hinüber. Dort entdeckte er den Vater, wie er wild auf seine im Bett liegende Frau einstach. Boris erstarrte, konnte sich nicht regen. Irgendwann – wahrscheinlich waren es nur wenige Sekunden, aber Boris konnte es nur als Ewigkeit wahrnehmen – rannte er zum älteren Bruder Jakob. Als er bei ihm war, begann er zu schreien, zu schluchzen und zu stammeln und brach bei ihm schreckensstarr zusammen. Der Bruder, kaum dass er aus dem Schlaf aufgeschreckt war, stürzte hoch alarmiert ins Elternschlafzimmer, packte sich ohne Nachzudenken den mit dem Messer bewaffneten rasenden Vater, schmetterte ihn gegen die Wand und schlug ihn dort erbarmungslos zusammen. Anschließend alarmierte er die Rettungsdienste. Die Mutter lebte aber nur noch wenige Minuten und konnte nicht mehr gerettet werden.
Als die beiden Jungen in meiner Praxis vorgestellt wurden, war der Unterschied zwischen beiden nicht größer vorstellbar: Jakob, ein Kleiderschrank von einem jungen Mann, kraftvoll, voller Energie und Lebenswillen und voller Wut und Hass auf seinen Vater. Boris dagegen ein Häufchen Elend, in sich zusammengesunken, flach und verlangsamt atmend, ohne Blickkontakt, ohne Sprache, ohne Mimik, ohne Lebenskraft. Seine wenigen Äußerungen gingen in die Richtung, dass er »alles immerzu vor sich sehe« (also sog. intrusive Erinnerungen) und dass in ihm sich alles leblos und starr anfühle.
Der Onkel, der die beiden Jungen begleitet hatte, erzählte, dass Boris immer schon der sensiblere der beiden gewesen war, der anscheinend mehr unter dem Alkoholismus des Vaters und seinen »Aussetzern« gelitten hatte. Dennoch habe er auch ein aufgeschlossener und fröhlicher Junge sein können, wenn es mit dem Vater gut gelaufen sei. Nun habe er sich aber völlig verändert, schließe sich von allem aus und hocke nur noch wie ein schwarzer Stein in der Küche des Onkels. Der Mann hatte regelrecht Angst, dass sein jüngerer Neffe der Mutter in den Tod folgen würde.

Spannend ist der offenkundige Gegensatz zwischen den beiden Brüdern: Der kämpferische und handlungsstarke Ältere, der in seinen

Schilderungen deutlich erkennen lässt, wie sehr ihm das Geschehen zusetzt, insbesondere der Verlust der Mutter und die Erinnerung an das Blutbad– aber es wird auch deutlich, dass er endlich das gemacht hat, was er schon jahrelang dringend gewollt hatte: es dem unkontrollierten gewalttätigen Vater (»diesem Schwein«) endlich heimzuzahlen. Sein Selbstkonzept, seine Identifikation ist durch das Verbrechen des Vaters nicht zerstört worden, denn er hatte schon lange in Gegnerschaft zu ihm gelebt.
Auf der anderen Seite der fünfzehnjährige Boris, der sich den Tod der Mutter selbst anlastet, seiner Passivität. Der zudem mit dem Vater offensichtlich stärker identifiziert war, immer zwischen den beiden Eltern stand. Er hat das Trauma-Ereignis und seine Trauma-Reaktion (eine Kombination von Flucht und Erstarrung) offenkundig in keiner Weise verarbeitet. Trotz seiner Depressivität kann er gerade nicht den Tod der Mutter betrauern, denn er lebt innerlich noch völlig in den Minuten ihres Sterbens.

Vermutlich müsste zusätzlich zu Kampf, Flucht, Täuschung und Erstarrung eine fünfte Reaktion aufgeführt werden: das Sich-dahin-Geben. Ich bin darauf gekommen, als ich einen Demonstrationsfilm von *Peter Levine* beobachtete: Eine Raubkatze verfolgt ein Antilopenkitz, das mit aller Energie flieht, aber kurz bevor der Fressfeind es erreicht zusammenbricht. Peter Levine betonte, dass sich ein Beutetier in hoffnungsloser Lage immer dahingibt und damit in einen eigenen körperlichen und geistigen Zustand von Trance gerät[15].
Meine Vermutung ist also, dass wir in unseren Therapien auch zuweilen Spuren von diesem letzten Moment erleben.
Nach all diesen schrecklichen Schicksalen kommen wir zu einem tröstlichen Abschluss in Sachen Trauma-Reaktion, nämlich zur gesunden und erfolgreichen Trauma-Reaktion des kleinen Kindes.

2.2.5 Schutzsuche

Wer selbst Kinder großgezogen hat, weiß bestens, wie intensiv kleine Kinder erschrecken können. Vor was sie erschrecken, ist ganz wesentlich von ihrem entwicklungspsychologischen Stand abhängig:

---

[15] Peter Levine, Workshop »Traumatherapie« auf dem Würzburger Kongress für Familienaufstellungen 2003 am 2. 3. 03.

Ein gut gebundenes neunmonatiges Baby hat heftige Angst vor einem Fremden, der es auf den Arm nehmen will, was es vier Monate vorher kaum gehabt hätte. Es wird automatisch heftig nach seinen Bindungspersonen verlangen. Wenn es sowieso schon auf dem Arm der Mutter sitzt, wird es sein Gesichtchen wahrscheinlich schnell von dem Fremden abwenden, es am Hals der Mutter verbergen und sich dabei heftig an sie klammern. Dies ist der Inbegriff der natürlichen Schutzreaktion des kleinen Kindes in der Angst. Hier, auf dem Arm der Bindungsperson, kann es auch schreckliche Erlebnisse seelisch relativ unbeschadet überstehen.

Anna Freud hat im London der Kriegszeit feststellen müssen, dass der Versuch der englischen Eltern, ihre Kinder vor den Kriegsgefahren zu bewahren, oft schwere seelische Folgeschäden bei den Kleinen hervorgerufen hatte: Die Eltern hatten sie aus dem bombardierten London auf das ruhige Land verschickt, wo sie für einige Monate bei Fremden verblieben. Das Ergebnis waren oftmals Fälle, »in denen Kinder durch zu viele Hände gehen, einen Trennungsschock nach dem anderen erleben und sich am Ende in sich selbst zurückziehen und ihre Gefühlsbindungen an die Außenwelt völlig verlieren«.[16] Die Kleinkinder, die die Bombennächte auf dem Schoß der Mutter in den Bunkern verbrachten, überstanden die Kriegszeit seelisch wesentlich besser als die Verschickten.

Zur Trauma-Erfahrung werden solche Ereignisse offensichtlich erst, wenn der Schutz nicht gewährt wird oder eklatant versagt.

Gemäß des entwicklungspsychologischen Angstaufbaus sind die typischen Kinderängste von Altersstufe zu Altersstufe unterschiedlich. In Ergänzung und Modifikation der im Rahmen der Psychoanalyse beschriebenen Angstentwicklung (Angst vor Objektverlust, vor dem Verlust der Liebe, Angst vor genitaler Verstümmelung) treten meines Erachtens in der kindlichen Entwicklung folgende natürliche Ängste auf:

- Angst vor Alleinsein,
- Angst vor Schmerzen und körperlicher Versehrung,
- Angst vor Bindungsverlust,
- Dunkelangst,
- Albträume,

[16] Anna Freud in ihren Berichten aus Hampstead-Nurseries, dem Kriegskinderheim, dem sie von 1940 bis 1945 vorstand. Zitiert aus: U. H. Peters, Anna Freud. Ein Leben für das Kind, 1984, S. 252

- Angst vor »den Bösen«, vor Räubern,
- Angst vor großen Tieren,
- Angst vor Geistern, Monstern und Unfassbarem,
- Angst vor sozialem Ausschluss und Ächtung,
- Angst vor Versagen.

Auch wenn es keinen Sinn macht, konkrete Altersgrenzen zu definieren und die oben gewählte Reihenfolge der Ängste für unverrückbar zu halten, so kann man doch etwas vage formulieren, dass diese Ängste im Laufe der ersten fünf Lebensjahre nach und nach entstehen und dass z. B. ein dreijähriges Kind bei weitem nicht solche Angst vor sozialer Ächtung durch Gleichaltrige empfinden kann wie ein Grundschulkind, dafür aber intensiv unter dem Verlust einer geliebten Kindergartenerzieherin leiden kann.

Die Entwicklung der Ängste ist durch und durch bedeutsam für die Lebenskompetenz – genauso aber auch ihre Integration in die Gesamtpersönlichkeit. Angst ist ein hoch wirksames Gefahrensignal: Unser ganzes Leben lang brauchen wir die Einbettung in Bindungen, die visuelle Kontrolle über unser Umfeld, die Umsicht und Fürsorge für unseren Körper, das Gespür dafür, wer uns gut tut und vor wem wir uns besser in Acht nehmen müssen. Dementsprechend brauchen wir wirksame Gefahrensignale für diese Situationen.

Und wie steht es mit den magischen Ängsten – brauchen wir sie? Haben wir sie überhaupt noch als aufgeklärte Mitteleuropäer?

Gehen Sie einmal in der Dämmerung allein durch einen unbekannten tiefen Wald – dann werden Sie ganz schnell Ihrem magischen Bewusstsein begegnen! Ohne klare visuelle Kontrolle und allein gelassen von allen Freunden wird jeder Baumstumpf zu einem bösartigen Gnom. Unser Unterbewusstsein schreit: »Gefahr, Gefahr!« in der Sprache des Primärprozesses.

Auch bei »ganz normalen« Kindern können einzelne dieser Ängste für eine gewisse Phase sehr übersteigert sein und ihr Leben negativ färben. Für die oft sehr besorgten Eltern mag es ein Trost sein, dass das Weinen und Schreien und die offene Angst ihrer Kinder auch etwas Gutes hat: Es zeigt, dass das Kind an die Eltern gebunden ist und sich von ihnen Schutz und Hilfe erwartet. Bei allen Problemen, die übergroße Ängstlichkeit mit sich bringt, ist dies doch nichts im Vergleich dazu, wenn sich ein Kind – nach außen unauffällig – seiner Panik allein ausgesetzt fühlt. Es ist gar nicht so leicht zu unterscheiden, ob die »Coolness« eines Kindes aus echtem Selbstbewusstsein und Vertrauen resultiert oder aus einer institutionalisierten Angstabwehr.

Insofern: Akzeptieren wir die Ängste unserer Kinder, freuen wir uns, wenn sie bei uns Schutz suchen! Trösten wir sie und klären sie auf, damit sie ihre Angst integrieren können.

Und scheuen wir nicht vor entschiedenen Maßnahmen zum Schutz unserer Kinder zurück, wenn es Hinweise auf Bedrohung oder gar Traumatisierung gibt!

Es ist die Aufgabe der Eltern, zusammen mit ihren Kindern – und eventuell Fachleuten – herauszubekommen, ob das Angstverhalten des Kindes auf realer Bedrohung beruht, ob es ein Ausdruck natürlicher Ängste ist, ob es sich in Ängste hineinsteigert – oder ob es mit seinem Angstverhalten ein interessantes Machtspiel mit seinen Eltern treibt.

Hier knüpft also das weite und aktuelle Thema der Erziehung an, das für Eltern angstvoller Kinder oft ein riesiges Problem darstellt.

2.3 Trauma-Erfahrung

Der Begriff der Trauma-Erfahrung bezeichnet das Zusammenspiel des Trauma-Ereignisses, seiner subjektiven Wahrnehmung und Bewertung und der instinktiven Trauma-Reaktion. Er ist also keinesfalls ein zeitlich nachgeordneter Begriff. Dieser Begriff umfasst die objektiven Aspekte der Traumatisierung, soweit sie und in der Form, in der sie vom Individuum wahrgenommen und subjektiv gewertet worden sind.

Man könnte denken, dass angesichts der Massivität eines Trauma-Ereignisses die subjektive Tönung nicht so relevant ist. Dem ist aber keineswegs so! Notfallpsychologisch mit so genannten »Großschadensereignissen« arbeitende KollegInnen berichten immer wieder, wie Menschen, die gemeinsam ein Trauma-Ereignis durchlebt haben, hochgradig unterschiedlich darauf reagieren. Dies betrifft sowohl die Trauma-Reaktion als auch die Bewertung des Ereignisses, dessen Abspeicherung und die anschließenden Umgangsweisen damit. Aus diesem Grunde werden mittlerweile die in der Anfangsphase der Notfallpsychologie entwickelten Debriefing-Gruppen-Konzepte skeptisch gesehen. Es besteht ein starker Trend zur auf die individuellen Bedürfnisse abgestimmten notfallpsychologischen Begleitung.

Obwohl Trauma-Erfahrungen also subjektiv deutlich voneinander abweichen können, darf man sie nicht von ihren objektiven Auslösern gelöst erfassen wollen. So spielen die konkreten sensorischen Eindrücke, die sich z. B. aus dem Standpunkt und dem Blickwinkel heraus ergeben, bei der individuellen Erfahrung eine erhebliche Rolle.
Das sukzessive Erfassen und Integrieren der konkreten sensorischen Eindrücke ist demzufolge eine der wesentlichen Wirkmechanismen der Strukturierten Trauma-Intervention, wie sie in Kapitel IV dargestellt wird.
Die Trauma-Erfahrung unterscheidet sich von allen anderen, alltäglichen Erfahrungen. Sie wird mittels anderer gedächtnispsychologischer Mechanismen abgespeichert als die Alltagserfahrungen und führt zu einer ganzen Reihe für den Laien schwer verständlicher Besonderheiten des Gedächtnisabrufes wie zum Beispiel Hypermnesien oder (Teil-)Amnesien.

2.4 Trauma-Folgen

Klaus Heinerth hat es geschafft, in einer genialen Vereinfachung den Weg vom Notfall zur seelischen Pathologie abzubilden[17] (s. S. 41).
Dieses Diagramm ist zunächst spaltenweise zu lesen, was wir beispielhaft für die linke Spalte »Kämpfen« durchgehen wollen:
Ein Individuum reagiert auf einen Notfall mit dem motorischen Programm des Kämpfens. Wenn dies nicht ausagiert werden kann oder erfolglos ist, kommt es (unter 1.) zur akuten Belastungsreaktion mit Ärger und Überaktivität im Anschluss an den überlebten Notfall. Wenn dieser Zustand (unter 2.) unbehandelt bleibt, wird er sich innerhalb von Monaten zu einer Posttraumatischen Belastungsreaktion auswachsen. Bei dieser PTBS werden neben den üblichen Symptomen der Schreckhaftigkeit, Schlafstörungen, intrusiven Erinnerungen etc. die Symptome der Dauerwachsamkeit, Unruhe und Misstrauen dominieren. Wenn nun die Traumatisierung aus der Kindheit stammt und damals unbehandelt blieb, so wird sich über kurz oder lang ein klassisches neurotisches Bild ergeben, und zwar mit Zwangssymptomatik oder erhöhter Aggressivität.
Sollte die Traumatisierung früh (und ich setze hinzu: anhaltend) er-

[17] K. Heinerth, S. 36

Symptome als Versuch der Begegnung einer Bedrohung

Genetisch gesteuertes motorisches Programm:			
Kämpfen **Kontrollieren**	**Fliehen** **Vermeiden**	**Täuschen** **Rationalisieren**	**Erstarren** **Absterben**
1. Wenn das motorische Programm nicht möglich ist: **Akute Belastungsreaktion:**			
Ärger Überaktivität	Angst Rückzug	Betäubung Regression	Schock Depression
2. Wenn die akute Belastungsreaktion unbehandelt bleibt: **Posttraumatische Belastungsreaktion:**			
Dauer- wachsamkeit Unruhe Misstrauen	Ängstlichkeit Besorgtheit Albträume	Bewusstseins- trübungen Selbst- täuschung (Tag-)Träume	Wertlosigkeit Konstriktion Depression
3. Wenn die Traumatisierung aus der Kindheit stammt: **Klassische Syndrome (Neurosen):**			
Zwang Aggressivität	Angst Panik	Hysterie Konversion	Depression Selbstzweifel
4. Wenn die Traumatisierung sehr früh geschah: **Persönlichkeitsstörungen:**			
mangelhafte Impuls- kontrolle Gewalt Delinquenz	Angst Paranoia Regression	Wahn Spaltung	Depression Katatonie Autismus

Quelle: Heinerth (2003)

folgt sein, ist als psychopathologischer Endzustand mit einer der Persönlichkeitsstörungen zu rechnen. Im Fall des ursprünglich blockierten motorischen Programms des Kämpfens wäre also eine Persönlichkeitsstörung mit mangelhafter Impulskontrolle zu erwarten.

Allein die erste Spalte im *Heinerth-Diagramm* erhebt einen solch breiten Gültigkeitsanspruch, dass es einen erschrecken lässt.
Dies gilt umso mehr, wenn man nun jede Spalte, d. h. für Fliehen, Täuschen und Erstarren, durchgeht. Sie werden von diesem Buch wesentlich mehr haben, wenn Sie sich diese Zusammenhänge einprägen.
In der Konsequenz landen wir jeweils in dem riesigen Spektrum der klassischen neurotischen Störungen und der Persönlichkeitsstörungen.
Wenn man mit Kindern arbeitet, ist der pathologische Prozess meiner Erfahrung nach noch nicht so weit fortgeschritten. Allerdings finden wir bei früh und anhaltend traumatisierten Kindern und Jugendlichen Störungsbilder, bei denen wir durchaus schon von Persönlichkeitsstörungen sprechen könnten. Dennoch gilt auch für diese Kinder, dass der Prozess noch nicht völlig festgefahren und der Zustand noch nicht so verfestigt ist, wie er es einige Jahre später sein wird. Unter optimalen Rahmenbedingungen kann man ihnen therapeutisch oft ein gutes Stück helfen.

2.4.1 Die Stärke der Trauma-Folgen

Einer der gängigsten Einwände gegen das Konzept des psychischen Traumas ist, dass es so etwas wie Trauma nicht geben könne, da verschiedene Menschen auf ein und dasselbe Ereignis ganz verschieden stark reagieren. Manche reagieren mit heftigen psychischen Beschwerden – andere scheinen es ganz gut zu verkraften.
Einerseits trifft dieses Argument nur begrenzt zu:
Wenn Trauma-Ereignisse ein bestimmtes Maß an Intensität und Dauer überschreiten, ist niemand mehr in der Lage, sie seelisch unbeschadet zu überstehen. So haben Erhebungen bei Vietnam-Veteranen ergeben, dass alle (!) Soldaten, die länger als drei Monate an der Front waren, ein starkes Posttraumatisches Psychosyndrom entwickelten. Es ist auch kaum vorstellbar, dass irgendeiner der wenigen Überlebenden von Treblinka oder Auschwitz diese Zeit ohne schweren psychischen Schaden überstand. Es ist einerseits das Maß an Todesangst und Qual, das man am eigenen Leib erfahren muss, andererseits aber auch die Grausamkeit, die man mit ansehen muss und die womöglich Angehörigen zugefügt wird, die die Seele hoch effektiv brechen. Eine weitere Umdrehung der traumatischen Zwinge ist es,

wenn man selbst verleitet oder gezwungen wurde, Grausamkeiten an der eigenen Familie zu begehen. Ein Beispiel dafür sind die Kindersoldaten in aller Welt.
In unserer Welt sind Trauma-Ereignisse, die keinen Spielraum für spontane seelische Verarbeitung lassen, vor allem sexueller Missbrauch durch eine Bindungs- und Identifikationsfigur, Sadismus und psychopathologisch geprägte Misshandlung und Missachtung durch eine Bindungsperson.
Dies alles sind Erfahrungen und Taten, die niemand in seine Seele integrieren kann, die deswegen abgespalten werden müssen und ihr Eigenleben in der Psyche beginnen.
Andererseits basiert der Einwand gegen das Trauma-Konzept auf einer undifferenzierten Verwendung des Trauma-Begriffes. Die Unterscheidung in Trauma-Ereignis, -Reaktion, -Erfahrung und schließlich Trauma-Folgen lässt eine angemessenere Erörterung zu:
Gleiche Trauma-Ereignisse können je nach Individuum zu sehr unterschiedlichen Reaktionen führen[18].
Je nach Art und Erfolgsgrad der instinktiven Trauma-Reaktion fällt die Stärke und Art der seelischen Verletzung unterschiedlich aus.
Natürlich beeinflusst auch die Trauma-Erfahrung selbst das spätere Beschwerdebild. Denn sie verbindet ja nicht nur das objektive Ereignis und die instinktive Trauma-Reaktion, sondern auch den individuellen Blickwinkel, von dem aus das Ereignis erlebt wurde, und die persönliche Rolle, die man zugeteilt bekommen bzw. sich gewählt hat. Schon durch den genauen Platz im Geschehen unterscheidet sich die akustische, visuelle und taktile Wahrnehmung erheblich. Die sukzessive Bearbeitung des sensorischen Inputs ist ja ein wesentlicher Wirkmechanismus der STI, so wie sie später vorgestellt wird.
Wenn nun noch die persönlichen Vorerfahrungen, Wahrnehmungsfilter etc. hinzugenommen werden, ist es offensichtlich, wie stark sich die Trauma-Erfahrungen bei gleichem Ereignis unterscheiden können.
Die Trauma-Folgen nun sind die sich zeitlich anschließenden Auswirkungen auf das seelisch-leibliche Gleichgewicht des Betroffenen. Sie sind abhängig von den Möglichkeiten, die Trauma-Erfahrung in das Leben zu integrieren.

---

[18] Ein Beispiel dafür habe ich schon mit den Brüdern Boris und Jakob gegeben, die den Mord an ihrer Mutter miterleben mussten.

Eine aktuelle Studie aus Heidelberg beobachtet Opfer von Gewaltverbrechen über einen längeren Zeitraum[19]. Die Hälfte dieser Menschen behält auch auf die Dauer Symptome einer PTBS. Die andere Hälfte aber nicht.
Allerdings muss man bedenken, dass einige dieser Opfer mit starken Dissoziationen reagieren. Sie bleiben u. U. für viele Jahre unauffällig und arbeitsfähig, weil sie erfolgreich dissoziieren und verdrängen. Der Zusammenbruch wird irgendwann einmal erfolgen. Es ist fraglich, ob die Schädigung der psychischen Struktur in einer solchen Studie aufgedeckt werden kann.
Stärke und Art der Trauma-Folgen ist nicht nur von der Art der Trauma-Erfahrung abhängig, sondern auch von den sozialen und persönlichen Ressourcen, die dem Betroffenen nach dem Trauma-Ereignis zur Verfügung stehen.

2.4.2 Persönliche und soziale Ressourcen

Ich möchte einen Fall schildern, bei dem alle, die mit dem Kind zu tun hatten, die Luft anhielten, weil wir mit dem Schlimmsten rechneten.

Fallbeispiel Thorsten

> Thorsten kam als eineinhalbjähriger Bub im Zuge der Spätaussiedlung mit seiner Mutter und Oma mütterlicherseits nach Deutschland. Seinen Vater, mit dem er bis dahin zusammengelebt hatte, verlor er dabei. Er lebte überwiegend bei seiner Oma, die zu ihm sowohl ein emotionales als auch ein von Strafandrohungen und Schlägen geprägtes Verhältnis hatte. Zuweilen nahm ihn seine Mutter zu sich. Bei einem dieser Aufenthalte passierte es, als er drei Jahre alt war, dass ihn der Freund der Mutter »zur Strafe« mit den Füßen in einen Topf mit kochendem Wasser stellte. Er kollabierte und verlor das Bewusstsein. Seine Mutter rief die Polizei an und teilte mit, dass ihr kleiner Sohn tot sei. Thorsten konnte reanimiert werden und verblieb drei Wochen im Krankenhaus. Von dort aus kam er in eine Pflegefamilie. Ab da zeigte er alle Anzeichen einer schweren Traumatisierung: übermäßige Anpassung, starres, fast ständiges Lächeln, starre Mimik, intermittierend plötzliche schwere

[19] Heidelberger Gewaltopferstudie, noch nicht veröffentlicht, aber auf der Tagung der Heidelberger Universität über Entstehung, Folgen und Therapie der posttraumatischen Belastungsstörung vorgestellt (Deutsches Ärzteblatt/PP, 8, S. 362).

Angstanfälle, nächtlich schwere Albträume mit extremen Schweißausbrüchen und Zittern, Einschlafangst ... Mit der entstehenden Bindung an seine Pflegemutter nahmen diese Symptome leicht ab, aber es begannen intrusive Erinnerungen, die die Pflegemutter so schockierten, dass sie um Therapie für das Kind nachsuchte. In diesem Zustand kam Thorsten zu mir in die Praxis.

Nach etwa einem Jahr hatte er sich so gut stabilisiert, dass wir die Therapie in die Nachsorge übergehen ließen. Nach einem weiteren halben Jahr bekam ich vom Pflegevater die Nachricht, dass seine Frau unheilbar erkrankt sei und nicht mehr lange zu leben habe. Diese Nachricht erschütterte mich über alle Maßen. Denn dass Thorsten sich so gut entwickelt hatte, lag zu einem wesentlichen Teil daran, dass er sich so fest und vertrauensvoll an seine Pflegemutter angebunden hatte. Seine leibliche Mutter sah er nur in großen Abständen und unter Anzeichen von Rückzug und Erstarrung trotz der immer vorhandenen Begleitung durch seine Pflegemutter. Von dort war keine Rettung für Thorsten zu erwarten. Die Kette von schweren Verlusten und Beziehungsabbrüchen schien sich in seinem Schicksal fortzusetzen. Ich sah schon einen acht, zehn, fünfzehn, zwanzigjährigen schwer beziehungsgestörten Thorsten vor meinem inneren Auge heranwachsen.

Was passierte aber? Der Pflegevater entschied sich gegen alle Widrigkeiten, Thorsten bei sich zu behalten. Die erwachsenen leiblichen Kinder der Pflegeeltern sagten ihre tatkräftige Unterstützung für sein Vorhaben zu. Die wöchentlichen Therapiestunden für Thorsten begannen wieder. Seine sehr betroffenen Kindergärtnerinnen kamen zu mir in die Praxis, um sich beraten zu lassen – aber auch um sich mit ihren Empfindungen von Trauer, Abschied und Verlust gegenüber der Sterbenden auseinander zu setzen. Dies ist ein sehr wichtiger Teil der Hilfe für das Kind! Denn nur so werden die engagierten Außenstehenden emotional frei für das Kind und für die Hinterbliebenen und werden zu einer großen Hilfe. Die Notwendigkeit, uns mit unserer eigenen Trauer und Verlustgefühlen zu beschäftigen, gilt natürlich auch für uns Therapeuten!

Während sich das soziale Netz um Thorsten schloss, blieb es uns nicht erspart, ihm das Sterben seiner Pflegemutter rechtzeitig anzukündigen. Sein Pflegevater kam mit ihm in die Praxis, setzte sich den damals Sechsjährigen auf den Schoß und erzählte ihm von Brittas bevorstehendem Tod. Thorsten schrie laut und qualvoll »Nein!«, schleuderte sich um seine Achse und warf sich seinem Pflegevater an den Hals. Dort weinte er bitterlich. Bald wurde er wütend und schrie seinen Protest heraus: »Die Britta darf nicht sterben!« Aber es war spürbar, dass das Ganze keine Überraschung für ihn war, dass er es geahnt hatte und damit bisher allein geblieben war. Es war, als hätten wir durch die Mitteilung einen Stöpsel gezogen und als ob sich jetzt der ganze Jammer dieses kleinen Kindes über uns ergoss.

Seine Pflegetante, die in diesen Wochen im Hause anwesend war, erzählte mir eine Woche später, dass Thorsten nach dem letzten Therapietermin völlig ruhig zu Hause eingetroffen sei. Er habe sich nach Wochen ständiger Unruhe und Fahrigkeit plötzlich ganz ruhig und vertieft mit seinen Spielsachen beschäftigen können. Mit seinem Pflegevater fühle er sich jetzt offenbar innig verbunden und schlüpfe oft nachts zu ihm ins Bett. Er habe mehrfach mit ihnen über das Sterben und die Zeit danach gesprochen.
Tatsächlich bestätigte sich in den folgenden Wochen, Monaten und Jahren, dass Thorsten diese schwere Krise durchlebte und seelisch gesund überstand. In der ersten Therapiestunde nach dem Tod seiner Pflegemutter wurden all die übrigen traumatischen Erlebnisse seiner frühen Kindheit wieder nach oben gespült und noch einmal im Spiel wiederholt[20].
Man darf sich sicher sein, dass für Thorsten der Tod seiner geliebten Pflegemutter unter anderen Umständen, nämlich unter den Umständen eines normalen Pflegeverhältnisses, zu einer schweren weiteren Traumatisierung geführt hätte. Die geschlossene soziale Unterstützung für den Jungen, in der die Therapie nur ein Bestandteil war, hat Wunder gewirkt. Natürlich ist auch denkbar, dass Thorsten aufgrund seiner individuellen Wesensart ein Stück robuster ist als andere Kinder. Obwohl dies im konkreten Fall reine Spekulation ist, gehört die individuelle emotionale und nervliche Belastbarkeit, die sicherlich auch ein gutes Stück anlagebedingt ist, zu den persönlichen Ressourcen. Weiterhin gehören dazu positive oder negative Vorerfahrungen mit Angst und Hilflosigkeit.

Ein zweites Beispiel für »wunderwirkende« soziale und persönliche Ressourcen ist die von ihrem Onkel missbrauchte zwölfjährige Judith, der trotz schwerer Symptomatik schnellstens geholfen werden konnte (Kapitel I).
Wie ich immer wieder feststelle, ist ein Fall mit guten sozialen und persönlichen Ressourcen und möglichst noch einem Trauma-Ereignis aus der »Fremdtäter- oder Schicksals-Kategorie« (z. B. Operation, Terroranschlag, Ertrinken etc) eine Versuchung für traumatherapeutische Schulen, die durchgreifende Wirkung ihrer jeweiligen Methode per Videodemonstration beeindruckend zu belegen. Dabei versäumt man gerne zu sagen, dass es sich aufgrund der Kategorie und der Ressourcen um einen »einfachen« Fall handelt.

[20] Die Möglichkeiten der Traumabearbeitung mit kleinen Kindern werden in Kapitel XIII dargestellt.

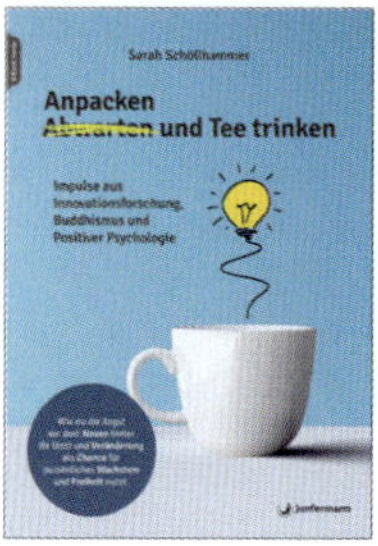

Sarah Schöllhammer
Anpacken und Tee trinken
Impulse aus Innovationsforschung, Buddhismus und Positiver Psychologie

ca. 224 Seiten, kartoniert
ca. 28,00 € (DE) | ca. 28,80 € (AT)
ISBN 978-3-7495-0590-6
Erscheint November 2024

- Die Welt verändert sich schnell und radikal
- 75 Impulse und praktische Tipps basierend auf Innovationsforschung, Buddhismus und Positiver Psychologie: die großen Herausforderungen unserer Zeit gemeinsam anpacken

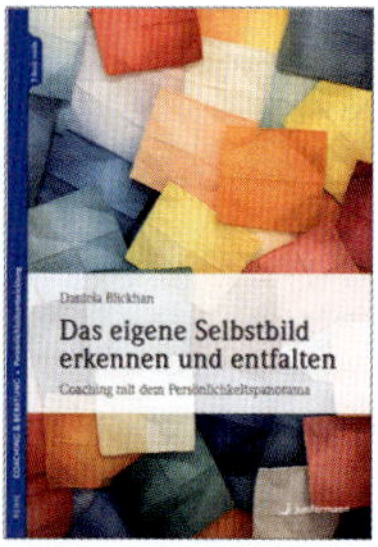

Daniela Blickhan
Das eigene Selbstbild erkennen und entfalten
Coaching mit dem Persönlichkeitspanorama

ca. 160 Seiten, kartoniert
ca. 25,00 € (DE) | ca. 25,70 € (AT)
ISBN 978-3-7495-0587-6
Erscheint Oktober 2024

- Das Persönlichkeitspanorama nimmt das eigene Selbstbild in den Blick und macht Fähigkeiten, Stärken, Überzeugungen und Werte sichtbar
- Methodische Grundlagen und praktische Gestaltung eines Coachingprozesses

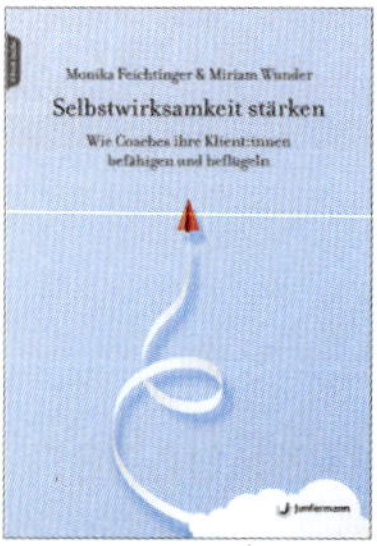

Monika Feichtinger, Miriam Wunder
Selbstwirksamkeit stärken
Wie Coaches ihre Klient:innen befähigen und beflügeln

ca. 208 Seiten, kartoniert
ca. 30,00 € (DE) | ca. 30,90 € (AT)
ISBN 978-3-7495-0593-7
Erscheint Oktober 2024

- Wie können Coaches ihre Klient:innen dabei unterstützen, ihre individuellen Stärken zu entwickeln und mit Herausforderungen umzugehen?
- Konkrete Übungen, Praxisbeispiele und Tools

Mit der Beurteilung »einfacher Fall« ist keineswegs die Schwere des persönlich erlebten Leidens gemeint, sondern seine Behandelbarkeit.

2.4.3 Bindung

In diesem Zusammenhang möchte ich auf die große Bedeutung der Bindungsforschung für die Traumapsychologie eingehen.
Das Modell der vier Bindungsstile[21] dürfte ja inzwischen allgemein bekannt sein. Es hat sich in meinen Augen hervorragend bewährt, um die intraindividuell unterschiedlichen Muster in Sozialverhalten, Kognitionen und Emotionen bzgl. sozialer Erwartungen bei Kindern zu beschreiben. Ich setze die Kenntnis dieser wichtigen Theorie voraus, um hier lediglich einige wichtige Konsequenzen für die Traumafolgen zu diskutieren.

Die vierte Kategorie des chaotisch-desintegrierten Bindungsstiles wurde erst 1990 nachträglich von Main und Salomon definiert, die nachweislich misshandelte Kinder und ihre Eltern auf ihren Bindungsstil untersucht hatten. Dabei stellte sich heraus, dass mit der ursprünglichen Dreier-Kategorisierung fast die Hälfte aller misshandelten eineinhalb Jahre alten Kinder als sicher gebunden an ihre Eltern beurteilt worden waren! Dies ist ein gutes Beispiel dafür, wie man sich selbst bei Familien, die ihre Gewalttätigkeiten nicht verbergen konnten, täuschen kann. In Reaktion auf diesen Befund und weil zuvor schon aufgefallen war, dass man einen gewissen Anteil der Kinder nicht gut einer der drei Kategorien zuweisen kann, wurde also diese vierte Kategorie eingeführt. Ich frage mich allerdings, ob man im Umkehrschluss mit einer Zuweisung zur Kategorie »chaotisch-desintegriert« alle traumatisierten Kleinkinder und Babys herausfiltern könnte. Ganz sicher gilt dies nicht mehr für ältere Kinder.

---

[21] Die vier Bindungsstile sind: unsicher-vermeidend gebunden, sicher gebunden und unsicher-ängstlich gebunden. Später kam die Kategorie chaotisch-desintegriert bzw. desorganisiert-desorientiert hinzu. Ursprünglich von Ainsworth im Untersuchungssetting der »Fremden Situation« nachgewiesen, mittlerweile weltweit hundertfach repliziert und weiterentwickelt. Z. B.: M. D. S. Ainsworth, B. Witting, Attachment and the exploratory behavior of one-year-olds in a strange situation, 1969, oder G. Spangler, P. Zimmermann (Hg.), Die Bindungstheorie. Grundlagen. Forschung und Anwendung, 1995; Main, M., Salomon, J., Procedures for Identifying Infants as Disorganized/Disoriented, 1990

Generell kann man sagen, dass sicher gebundene Kinder die glücklicheren und selbstbewussteren Kinder sind. Kinder, die in einer sicheren Bindung aufgewachsen sind, können auch zum Therapeuten leichter Vertrauen fassen und sich helfen lassen.
Beim unsicher-vermeidenden Bindungsstil ist eine interessante Diskrepanz zwischen innen und außen zu beobachten: Das unsicher-vermeidend gebundene Kind zeigt sich im Allgemeinen cool und unabhängig. Es kann im Leistungsbereich sehr erfolgreich sein. Aber die gute Performance steht im Gegensatz zum inneren Empfinden, das von einem erheblichen Anstrengungs- und Anspannungsgefühl geprägt ist. Es scheint so, als ob diese Kinder die Stimme ihrer primären Bezugspersonen (»Stell dich nicht so an«, »Nun beiß mal die Zähne zusammen« ...) gut verinnerlicht hätten. So konnte im ursprünglichen Forschungssetting des »fremden Raumes« bei diesen Kleinkindern trotz der scheinbar gelassenen Reaktion auf das Verlassenwerden durch die Mutter ein deutlich erhöhter Cortisolspiegel im Speichel nachgewiesen werden. Da Cortisol ein Indikator für einen chronischen Stresszustand ist, ist anzunehmen, dass es sich bei diesen erhöhten Werten nicht nur um die Reaktion auf die experimentelle Situation handelt, sondern Ausdruck verinnerlichter Erwartungen ist: Nämlich dass die Mutter das kindliche Bindungsbedürfnis auf einer bestimmten Ebene im Allgemeinen frustriert – und dass das Kind diese Situation überstehen wird – und dass es möglich ist, seine Bindungsängste zu unterdrücken – und dass die Mutter es gar nicht leiden kann, wenn es »sich anstellt«, aber zufrieden sein wird, wenn es sich selbst im Griff hat.
Wer nun wird ein traumatisches Erleben besser überstehen können? Die emotional resonanzfähigeren und flexibleren Kinder mit der sicheren Bindung oder die starreren, Gefühle vermeidenden Kinder mit der unsicher-vermeidenden Bindung?
Eine Studie von *Kanninen* u. a.[22] an der Universität Helsinki über die psychischen Folgen nach Folter bei Palästinensern belegt, dass Menschen mit einer sicheren Bindungsrepräsentanz das traumatische Erleben schlechter verarbeitet hatten als Menschen mit einer unsicheren, vermeidenden Bindungsrepräsentanz. *Brisch*[23] hat einen ähnlichen Befund bei Eltern und ihren frühgeborenen Kindern erhoben:

---

[22] K. Kanninen, R. L. Punamäki, S. Qouta, Personality and trauma, 2002

[23] K. H. Brisch, Bindungsstörungen und Trauma, 2003

»Eltern mit einer unsicheren Bindungsrepräsentation (hatten) einen unerwartet hohen Prozentsatz an sicher gebundenen Kindern.« Dieser Befund steht in einem eklatanten Gegensatz zu allen weltweiten Bindungs-Studien, die durchgängig belegen, dass Eltern mit sicheren Bindungsrepräsentanzen diese an ihre Kinder weitergeben und ihnen so die besten Startchancen für ihr Leben sichern. Eltern und Kinder, die durch eine Frühgeburt traumatisiert sind, scheinen also aus dieser psychosozialen Gesetzlichkeit auszuscheren. »Dieses interessante Ergebnis könnte dadurch erklärt werden, dass Eltern mit einer unsicheren Bindungsrepräsentation traumatische Belastungen besser bewältigen könnten als solche mit einer sicheren Bindungsrepräsentation, weil sie über Abwehrmechanismen verfügen, um mit extrem stressvollen, affektiven Belastungen umzugehen.« *(Brisch,* S. 120) Das würde heißen, dass der unsicher-vermeidende Bindungsstil nicht nur darin trainiert, Bindungsangst zu managen, sondern sich insgesamt vor affektiver Überflutung zu schützen. Da eine solche Angst-Überflutung nicht nur subjektiv als bedrohlich, sondern auch hirnphysiologisch zerstörerisch wirkt (siehe Kapitel III), hätten diese Abwehrmechanismen eine fundamentale Bedeutung für das seelisch-geistige Überleben. Für die Eltern der Frühgeborenen könnte dies bedeuten, dass Eltern mit stark entwickelten Abwehrmechanismen durch das Trauma-Ereignis der bindungsverletzenden Frühgeburt nicht so stark aus der Bahn geworfen werden und so besser für ihre Kinder da sein können. Dies gilt umso mehr, als bei Frühgeborenen offensichtlich »die Bindungsentwicklung nicht nur oder nicht vorrangig durch die Feinfühligkeit der Eltern beeinflusst wird, sondern gerade die neurologischen zerebralen Faktoren eine Rolle spielen«. *(Brisch,* S. 120)

Diese Befunde lassen die traditionellen preußischen Erziehungsprinzipien unter einem neuen Blickwinkel erscheinen: »Gelobt sei, was hart macht.« »Was uns nicht umbringt, macht uns nur stärker.« »Im Leben kommt es auf Ordnung und Fleiß an, nicht auf Glück und Selbstverwirklichung.« Im Endeffekt scheinen dies die Prinzipien zu sein, die Kinder tatsächlich für ein Leben voller Härten bzw. Traumata stählen.

Für die spontane Selbsthilfe mögen dies hilfreiche Einstellungen sein. In der Therapie sind das aber die hartleibigen Fälle.

Nach meiner Erfahrung lassen sich ursprünglich sicher gebundene Kinder, deren Lebensumstände nach den Trauma-Ereignissen wieder sicher gemacht werden konnten, durch soziale Ressourcen und Therapie wesentlich leichter helfen. Vorstellbar ist auch, dass sie stärker auffällige Symptome entwickeln. Hierbei könnte auch der funktionale Charakter der Symptome als Hilferuf eine Rolle spielen.

Unsere Gesellschaft und unsere Gegenwart ist zwar von hohem Anforderungs- und Leistungsdruck, aber nicht von gravierenden Traumatisierungen durchdrungen. Natürlich wird es nie eine Gesellschaft geben, in der Trauma-Ereignisse nur noch ein Randdasein führen. Diese Vorstellung wäre utopisch. Aber es gibt eine deutliche Tendenz in Richtung Respekt vor dem Einzelnen. Und dieser Respekt gilt heutzutage auch für eine gesellschaftliche Gruppe, die mindestens so lange darauf warten musste wie die Frauen: die Kinder.

Respekt vor Kindern muss immer einschließen, dass der Erwachsene sowohl das kindliche Bedürfnis nach Eigenständigkeit als auch das kindliche Bedürfnis nach Schutz respektiert und befriedigt und es gleichzeitig als ein Wesen sieht, das der Führung und Leitung bedarf. Wo diese drei Komponenten gemeinsam gewürdigt werden, hat man es mit einer starken sozialen Ressource zu tun. Familien werden diese in der Breite nur realisieren können, wenn dies in der Gesellschaft als Wert und Praxis verankert ist.

Mit dem Anspruch auf hochgradig individualisierte Grund- und Menschenrechte, die sogar für den einzelnen Schwachen gelten sollen, steht die westliche Welt im welthistorischen Maßstab ziemlich einsam da. Dieser Anspruch schafft allerdings nur eine Tendenz und keinen paradiesischen Endzustand.

Dennoch behaupte ich: Wir leben hier in Deutschland im Sahnehäubchen der Weltgeschichte.

Nachdem ich mich mit dieser Behauptung wahrscheinlich unbeliebt gemacht habe, setze ich noch eins oben drauf und schildere ein pädagogisches Konzept für traumatisierte Kleinkinder, das in einer kommunistischen Gesellschaft entwickelt wurde und das nach meiner eigenen Erfahrung für sehr positive Rahmenbedingungen sorgen kann. *Emmi Pikler*, die schon im Vorwort erwähnte ungarische Kinderärztin, hinterließ der Nachwelt ein extrem pragmatisches und gleichzeitig hoch fundiertes pädagogisches Werk, das in unserer westlichen Welt leider ignoriert wird bzw. nur echten Insidern bekannt ist. Ich greife aus ihrem Werk einen Aspekt heraus, der auch Fachleuten nicht so geläufig ist, dessen segensreiche Wirkung ich aber in Dom Duga, dem bosnischen Kleinkinderheim, beobachten konnte:

Als wir noch keinen Kontakt zum Pikler-Kinderheim Loczy in Budapest hatten, versorgte ich das Laien-Team in Kulen Vakuf so gut ich konnte mit Praxis und Theorie. So führte ich mit den Frauen Workshops zur sensorischen Stimulation von Kleinkindern, zur Erziehung zu Selbstständigkeit und zur Psychohygiene und Entspannung für die Erzieherinnen durch. Außerdem erarbeitete ich mit ihnen die Themen Hospitalismus und dessen Vorbeugung, Bindungstheorie und praktische Relevanz im professionellen Raum etc.

Im Kinderheim ging es sehr turbulent zu. Die Kinder waren laut und lebhaft, so wie wir es auch nicht anders erwarten von kleinen Kindern. Bloß dass die Frauen extrem viel Nerven bei den ständigen, sich überschneidenden Anforderungen, Quängeln, Schreien, Rufen … ließen. Ich konnte es ihnen nachfühlen, denn immer wenn ich in Dom Duga war, war ich heilfroh, wenn ich es abends wieder verlassen konnte. Es war richtig stressig dort – so sehr ich die Arbeit der Frauen und die Trubeligkeit der Kleinen eigentlich schätzte.

Erst nach einem dreiviertel Jahr, als ich wiederkehrte und ein völlig anderes Heim vorfand, wurde mir klar, was den Alltag im Heim so unerträglich gemacht hatte: Jedes Kind hatte um seine Aufmerksamkeit und seine Stellung in der Gruppe bzw. der Hierarchie gekämpft. Mit dem mittlerweile eingeführten Loczy-Konzept von *Pikler* hatte sich dies grundlegend geändert: Jedes Kind konnte sich jetzt darauf verlassen, dass es zu bestimmten, regelmäßigen Zeitpunkten die Zeit und Aufmerksamkeit seiner Erzieherin vollständig erhält – und zu vielen anderen Zeiten gar nicht, weil dann ein anderes Kind aus seiner Gruppe dran ist. Die garantierten Zeitpunkte sind: Wecken und Anziehen (2× tägl.), Füttern (4× tägl.), Wickeln (5× tägl.), Baden (2× wöchentl.). Die Erzieherinnen erhielten genaue Anleitung, wie und wie lang sie diese Kontakte zu gestalten haben, damit die Bedürfnisse des einzelnen Kindes befriedigt werden. Das heißt, dass jeder Anflug von flottem, effektivem Pflegeehrgeiz ausgemerzt werden musste. Diese pflegerischen Handlungen passieren im Gruppenraum – aber die wartenden Kinder befinden sich hinter einem Laufgitter, sodass sie die Zeit von Pflege und Zuwendung nicht tätlich stören können. Sie schauen meist voll Interesse zu und haben sich schon längst an die Tatsache des Wartens und Geduldens gewöhnt. Es gibt keinen Kampf um das »Ich zuerst!«, weil die Reihenfolge strikt nach der Dauer der Gruppenzugehörigkeit festgelegt ist: Das Kind, das schon am längsten in der Gruppe ist, muss sich auch am längsten gedulden können. Und das kann es auch, weil es das absolute Vertrauen hat, dass ihm niemand »seine« Zeit streitig machen kann – jeden Tag elf Mal.

Können Sie sich vorstellen, welche Ruhe und Gelassenheit ins Heim in diesem dreiviertel Jahr eingezogen waren? Die Lebhaftigkeit war geblieben, aber sie hat ihre aggressive, stressige Komponente verloren. Es war nun eine Freude hineinzukommen und eine Freude, den Tag dort zu verbringen. Die Erzieherinnen haben die Reform als extreme Entlastung erlebt und sind jetzt, nach vier Jahren Praxis, in einem hohen Maß kompetent, selbstständig, motiviert und selbstbewusst, dass es ebenfalls eine Freude ist.

Und ich, mit meinen eingewachsenen westlichen Werten, hätte ihnen nicht dazu verhelfen können!

Warum erzähle ich dies? Nun, hier habe ich eine soziale Ressource in vivo erlebt, die uns fremd ist: Die Gewissheit, einen festen Platz in der Gemeinschaft einzunehmen. Ein Platz, der geschenkt wurde, nicht erkämpft. Ein Platz, auf dem man Zuneigung und Respekt erfährt, der aber auch deutlich begrenzt ist. Ein Platz, auf dem ganz gewiss keine Prinzen und Prinzessinnen wachsen, aber fröhliche und selbstbewusste Kinder, die sich gut und gerne in eine respektvolle Gemeinschaft einfügen.

Diese soziale Ressource ist vielleicht eine, die in vergangenen Gesellschaften stärker zur Verfügung gestellt worden ist als heute.

Sie dient nicht der Aufarbeitung von Traumatisierung, sondern der Stabilisierung der Traumatisierten. Und dies ist gerade für die kleinen Kinder eine besonders wichtige Hilfe.

Ob wir irgendwann einmal so gelassen sein werden, dass wir auch vom Osten lernen können?

3. Einmalig, anhaltend oder früh traumatisiert

Mit diesen drei Begriffen, die den Zeitfaktor der Traumatisierung betreffen, differenziere ich Trauma-Ereignisse nach ihrer Tragweite für psychische Entwicklungen. Damit treffe ich aber keine Aussage über das Maß des erlebten Leides[24], sondern über das Maß an negativer Beeinflussung der psychischen Struktur. Es gibt also nicht den Zusammenhang »je anhaltender, je früher die Traumatisierungen, desto mehr leiden die Betroffenen subjektiv«. Es würde mich sogar ganz im Gegenteil nicht wundern, wenn irgendwann statistische Untersuchungen belegen, dass der Zusammenhang eher umgekehrt ist: Je chronischer und je früher die Traumatisierungen einsetzen, umso weniger erleben die Betroffenen seelisches Leid.

Das klingt jetzt bösartig und uneinfühlsam. Deswegen möchte ich diese Vermutung – bisher ist sie nicht mehr als das – begründen: Anhaltende und früh beginnende Traumatisierungen betreffen vor allem vier Ereignis-Kategorien: sexuellen Missbrauch, Misshandlungen, emotionale Verwahrlosung und Bindungstraumata. Ein früh und anhaltend traumatisiertes Kind ist immer auch bindungstraumatisiert – entweder als primäre Störung oder als Folgestörung. So kann z. B. ein früh und anhaltend vom Vater sexuell missbrauchtes Kleinkind zur Mutter niemals eine vertrauensvolle stabile Bindung aufbauen. Auch wenn diese beim Missbrauch nicht beteiligt ist, ja noch nicht einmal etwas davon ahnt. Neben vielen anderen Gründen verhindert dies allein schon die Tatsache, dass zu einer sicheren Bindung notwendigerweise das Gefühl gehört, vor Schlimmem bewahrt und beschützt zu werden. Und genau diese elterliche Funktion wird ja gerade vom nicht missbrauchenden Elternteil nicht wahrgenommen.

Fallbeispiel Kiki

> Die vierjährige Kiki wurde während ihrer Therapie von ihrem von der Familie getrennt lebenden Vater sexuell missbraucht. Dadurch konnte ich unmittelbar beobachten, wie sich diese Erfahrung auf die Mutter-Kind-Beziehung auswirkte. Direkt nachdem die Kleine vom Vater zur

[24] Die häufig verwendeten Begriffe »einfache« vs. »komplexe« Traumatisierung legen ein solches Missverständnis nahe und werden von mir deswegen nicht verwendet.

Mutter zurückgebracht worden war, zeigte sich, dass Kiki voller Wut, ja phasenweise Hass auf die Mutter war. Sie wandte sich mal schroff von ihr ab, schickte sie weg, schlug und beschimpfte sie immer wieder so heftig sie konnte, dann aber klammerte sie sich plötzlich wieder an sie, konnte nur noch an sie geklammert ein- und durchschlafen. In den folgenden Tagen traten dann zusätzlich plötzliche und heftige Weinanfälle auf. Die Mutter stand Kikis extremem Verhalten hilflos und verzweifelt gegenüber. Denn egal, was sie machte, sie konnte es ihrer kleinen Tochter nicht recht machen. Dieser extreme Zustand hielt viele Wochen an – trotz verschiedener therapeutischer Notfallinterventionen – und trieb alle zur Verzweiflung. Er gipfelte darin, dass Kiki nach einer Therapiestunde bei mir ein Wasserglas zerschmetterte und sich mit den Scherben schneiden wollte.
Kiki hatte sich der Mutter noch in der ersten Nacht anvertraut. Aber an ihrem Verhalten änderte sich dadurch gar nichts.
Denn Kikis Wut galt nicht dem Vater, sondern der Mutter!
Dem Vater gegenüber empfand sie nichts als Hilflosigkeit und Trauer – dies zeigte sich in den zur Notfallintervention anberaumten Therapiestunden überdeutlich. Im direkten Kontakt mit ihm hat sie ihn nach dem Missbrauch zum Abschied sogar geküsst. Sie verhielt sich keineswegs aversiv gegen ihn!

Bei Kiki handelt es sich um ein relativ sicher an die Mutter gebundenes Kind, das allerdings als Kleinkind schon sexuelle Übergriffe durch den Großvater väterlicherseits erlitten hatte.
Zu ihrem sehr komplexen Fall werden wir noch in einem späteren Abschnitt kommen. Hier soll es bei diesem kleinen Ausschnitt bleiben. Als Gegenbeispiel geht es nun um ein fast gleich altes Kind mit einer ganz brüchigen Bindung an die Mutter seit frühester Kindheit.

Fallbeispiel Petra

Als die knapp dreijährige Petra zu mir in Therapie kam, schien sie keinerlei Bindung an ihre Mutter zu haben. Sie verließ sie achtlos, um mit mir ins Therapiezimmer zu gehen. Zuvor äußerte sie in herablassendem Ton zu ihr: »Geh ruhig weg!« Damit meinte sie, dass die Mutter ruhig die Praxis verlassen könne.
Sie akzeptierte es zwar, dass ich Mutter und Tochter gemeinsam im Therapiezimmer haben wollte, ließ ihre Mutter dort aber links liegen. Eigentlich benutzte sie sie nur zu Dienstleistungen wie Schuhe binden und Toilettengang.
Petra zeigte sich in der Therapie über Monate gleichmäßig gestimmt: Immer eher unnahbar, cool, eher missmutig – auch in ihren Spielen.

Anamnestisch berichtete die Mutter, dass sich ihr Verhältnis nach den ersten sechs Lebensmonaten dramatisch verschlechtert habe. Ab dem gleichen Zeitpunkt schien das Baby nur noch auf den Vater zu warten, bei dem sie dann aufblühte. In der Kleinfamilie etablierte sich schon zu diesem unwahrscheinlich frühen Zeitpunkt eine extreme Spaltung, durch die die Mutter emotional vollkommen von ihrem Kind abgetrennt wurde.

Im Gegensatz zu dieser extrem schlechten Mutter-Kind-Bindung steht eine – für alle Welt sichtbare – phantastische Beziehung zum Vater. Auch in den nach der Trennung stattfindenden begleiteten Umgangskontakten tritt Petra dort als ganz anderes Kind in Erscheinung: Immer (!) sehr fröhlich und aufgekratzt.

Petra setzte in der Therapie von Anfang an ihre Angst vor unkontrollierbarer Aggressivität und Verletzung, auch genitalen Verletzungen, in szenische Rollenspiele um. Sie projizierte die Gefahr in Füchse und Wölfe, die sie angreifen würden, und verfiel dabei in Erstarrung. Später übertrug sie die Opferrolle auf verschiedene Babypuppen. Dass die anwesende Mutter ihr auf der Spielebene beistehen und sie und die Babys beschützen könnte, kam ihr gar nicht in den Sinn. Stattdessen kam das typische traumatische Spiel mit ausgeprägter Affektunterdrückung und ständigen Repetitionen in Gang.

Erst als ich anfing, die Mutter gezielt für die Funktion des Schutzes in das Spiel einzubeziehen und diese voller Erleichterung und Engagement mitmachte, schmolz bei dem Kind das Eis. Die Beziehung der Kleinen zu ihrer Mutter wurde über Wochen und Monate immer vertrauensvoller, sodass sie nach drei Monaten begann, der Mutter von den Übergriffen des Vaters zu erzählen.

Ich habe hier bewusst von zwei sehr kleinen Mädchen gesprochen, um in statu nascendi am Beispiel des sexuellen Missbrauchs zu verdeutlichen, wie dramatisch Traumatisierungen in die Mutter-Kind-Beziehung eingreifen können und wie stark sich schon ein kleines Kind affektiv reduziert, um nichts mehr spüren zu müssen.

Die oben genannten vier Formen der frühen und anhaltenden Traumatisierung (sexueller Missbrauch, Misshandlungen, emotionale Verwahrlosung und Bindungstraumata) verhindern in jedem Fall einen der wesentlichen frühkindlichen Entwicklungsprozesse: den Integrationsprozess von leiblichen, sinnlichen und affektiv/emotionalen Wahrnehmungen und Bewertungen und schließlich von Sprache und Kognitionen. Diese Beschädigung des Integrationsprozesses führt zu dem in der Psychoanalyse vielfach beschriebenen seelischen Abwehrmechanismus der Spaltung.

Wenn die Traumatisierungen spät und anhaltend einsetzen, blockieren sie die bisher aufgebaute Integration oder bauen sie sogar zurück, führen also zu einer partiellen Desintegration.
Ein in der psychologischen Exploration leicht zu erhebender Befund, der aus dieser versehrten Integration resultiert, ist das Empfinden, mit dem eigenen Körper kaum oder gar nicht verbunden zu sein. Desintegration, die erst durch die Dauer der therapeutischen Beziehung sichtbar wird, wird z. B. bezüglich nonverbaler Kommunikation und realer Befindlichkeit bestehen: Je schlechter es einem geht, je mehr Angst man hat, desto fröhlicher und heiterer wird oder scheint man, desto mehr strahlt man.
Ein früh und anhaltend traumatisierter Mensch hat eine extrem eingeschränkte Gefühls- und Affektwahrnehmung und -umsetzung. Verlust- und Verlassenheitsgefühle, Angst vor Zerstörung und Schmerzen – als kleiner Mensch musste er sich gegen all dies immunisieren und hat es geschafft. Typisch ist für ihn, in sich einen immerwährenden Druck, eine ständige Anspannung, oder eine ewige Leere und Langeweile zu spüren. Aber wenn er das mit Worten beschreiben kann, hat er schon einen großen Schritt auf dem langen Weg der Heilung geschafft. Dann ist es nämlich gelungen, das eigentlich unfühlbare und unsagbare Innere mit Sprache zusammenzuführen, also sich ein Stück zu integrieren.
Ein früh und anhaltend traumatisierter junger Mensch wirkt oft total cool und tough, eisenhart und belastbar, wird kaum einmal krank. Aber warum ist dann seine Prognose so schlecht? Süchte, Kriminalität, Prostitution, schwere psychosomatische Erkrankungen … Denn das Nervensystem ist nicht endlos strapazierbar. Und die Coolness ist nichts anderes als die Außenwirkung ständiger seelischer Abwehrprozesse.
Zur Verdeutlichung werde ich für die einmalige, die anhaltende und die frühe Traumatisierung und ihre Wirkmechanismen vier Fallbeispiele aus meiner Praxis bringen. Um sie besser vergleichbar zu machen, habe ich in drei Fällen als Anlass der Kontaktaufnahme die Ereignis-Kategorie sexuellen Missbrauch ausgewählt. Es sind drei Mädchen im Alter zwischen zwölf und fünfzehn Jahren.
Um das Problem der einmaligen Traumatisierung aber nicht zu bagatellisieren, sondern es in seiner ganzen Tragweite zu skizzieren, werde ich zuerst noch den ganz anders gearteten Fall des kleinen Jonas anführen.

Fallbeispiel Jonas

Der fünfjährige Jonas erlitt mit seiner Familie einen grauenvollen Verkehrsunfall, bei der er seine Mutter, seinen großen Bruder und seine Oma verlor. Er selbst wurde weit aus dem Fahrzeug geschleudert und lebensgefährlich verletzt. Er überlebte trotz eines schweren Schädel-Hirn-Traumas und sechs Knochenbrüchen. Er blieb drei Wochen im Koma. Als er schließlich aufwachte, gab es nur noch seinen Vater in seinem Leben, der nicht mit seiner Familie unterwegs gewesen war. Der Vater blieb die folgenden Monate, vor allem in der Reha-Klinik, eng an der Seite seines kleinen Sohnes. Er litt schrecklich unter dem Verlust und stand unter Schock.

Diese Konstellation ist typisch für die Behandlung von Kindern: Bei Trauma-Ereignissen sind in den meisten Fällen auch die Eltern intensiv betroffen und aufgrund dessen in ihrer emotionalen Verfügbarkeit und Aufmerksamkeit für das Kind beeinträchtigt (s. auch den Fall Martha im nächsten Kapitel).

Jonas fiel mir durch den ganz starren Gesichtsausdruck und sein widerspenstiges Verhalten in der Testdiagnostik auf. Der Vater erzählte, dass sein Kind kaum erziehbar sei, bei jeder Gelegenheit wütend und aggressiv werde. In der Spieltherapie zeigte sich sehr schnell traumatisches Spiel in Verbindung mit Reinszenierung: Jonas turnte ausschließlich und repetitiv auf der Schaukel und den Polstern herum – zunächst jeweils vorsichtig und kontrolliert, dann zunehmend heftig und unkontrolliert. Dabei stürzte er zwei Mal ohne Schutzreflexe aus der Höhe mit dem Kopf auf die Erde – und das bei gerade überstandenem SHT! Da ich ihn ja nicht anbinden konnte, versuchte ich möglichst schnell herauszubekommen, ab welchem Augenblick sein Treiben gefährlich wurde: Sein Blick wurde starr und abwesend, ein feines Lächeln erschien auf seinen Lippen, das man auch für provokant halten konnte. Ab da schien er wie in einem Sog zu sein – wenn ich nicht eingeschritten wäre, hätte er sich wahrscheinlich im hohen Bogen von der Schaukel katapultiert.

Die Sicherheit im Therapieraum für das Kind herzustellen, ohne ein repressives Reglement einzuführen, kann zu einer therapeutischen Kunst werden. Da sie aber zu den Basisbestandteilen der Traumatherapie gehört, wird sie in einem späteren Abschnitt ausführlich dargestellt. Hier soll zunächst nur ein exemplarischer Einblick in Sicherheit spendende Interventionen gegeben werden:

Ich bot mich Jonas als Alarmsystem an. Er hatte sich bei seinen Schaukeleien als Flugzeugpilot vorgestellt, sodass ich mich jetzt zum in seinen Bordcomputer eingebauten Alarmsystem erklären konnte. Jonas griff diese Idee mit Erleichterung und Begeisterung auf: Endlich konnte er angstfrei spielen! Denn das Alarmsystem schaltete sich automatisch ein – indem ich ihn in seinem wilden Schaukeln auffing und zur Ruhe brachte –, wenn er die Kontrolle verlor. Seine Schaukelspiele steuerten nun nicht mehr zwanghaft auf den Absturz zu, sondern er konnte Meere überfliegen und erste Abenteuer im Spiel erleben. Wenn es schließlich zum Flugzeugabsturz kam, wurde er integraler Bestandteil eines Rollenspiels mit Rettungseinsätzen, Martinshorn und Sanitätern. Und damit löste sich das typische, repetitive traumatische Spiel auf.

Der zweite Sicherheit spendende Schritt war, dem Piloten für seine Fernreisen eine sichere Bleibe anzubieten. Jonas entschied sich dafür, sein Flugzeug sicherheitstechnisch aufzurüsten und mit Vorräten für den Fall einer erneuten Bruchlandung auszustatten.

In dieser Zeit stellte sich eine Beruhigung in und außerhalb des Therapiekontaktes ein, v. a. auch eine Verbesserung seiner Beziehungen außerhalb. Aber es gelang mir nicht so recht, seine Aggressionen in den Therapieraum hineinzuholen. In Jonas' Fall musste ich damit bis zur Trauma-Intervention warten. In diesem jungen Alter verzichte ich im Allgemeinen auf die Durchführung der STI und beschränke mich in der Traumabearbeitung auf die bildnerische Darstellung einer kurzen Sequenz aus der Trauma-Erfahrung. Nach 16 Therapiestunden bat ich ihn, mir von dem Unglückstag ein Bild zu malen und mir etwas darüber zu erzählen. Jonas wich schnell wieder aus. Daraufhin bat ich ihn, mir ein Bild von dem letzten Moment zu malen, an den er sich erinnern konnte. Nun kam ein sehr präzises Erinnerungsbild zustande: Er stand mit seinem Bruder am Zugfenster, sie schauten hinaus und stellten sich gegenseitig Rechenaufgaben. Jonas malte seine Mutter, seine Oma und das Gepäck, die ausgepackten Spiele und den Proviant. Ferienstimmung … dann ein Krach, ein Schlag, und alles wird dunkel. An dieser Stelle erzählte ich ihm, wie sein Körper durch die Luft geschleudert wurde – noch viel schneller, als er sich bei mir mit der Schaukel durch die Luft geschleudert habe. Danach habe es ihn mit dem Kopf auf die Erde gedonnert – noch schlimmer, als er sich bei mir auf den Fußboden gestürzt habe. Das Geräusch der Alarmsirenen verortete ich hier, ebenso wie die Erfahrung des Gerettetwerdens. Es ging also auch darum, ihm das Stück Lebensgeschichte, das ihm nicht bewusst war, das ihm aber sein Unterbewusstes immer wieder zurückgespielt hat, ins Bewusstsein zu heben.

Das Ziel all dieser Interventionen ist die Integration des Traumas.

Ich schloss diese Sitzung ab mit der Frage, wer denn wohl schuld an all dem gewesen war. »Ich!«, schrie Jonas auf. Nachdem wir seine Schuldlosigkeit geklärt hatten, schlug ich den Lokomotivführer oder die Techniker vor. Damals herrschte noch Unklarheit über die Unfallverursachung. Aber mir war der therapeutische Effekt, dass Jonas endlich ein Objekt für seine Wut und Verzweiflung fand, wichtiger. Jonas wurde zum ersten Mal im Zusammenhang mit seiner traumatischen Erfahrung wütend und stellte sich vor, er würde den Lokomotivführer zusammenschlagen.

In einer späteren Stunde bearbeiteten wir in ähnlicher Weise die Aufwacherinnerungen und den Moment, als Jonas erkannte, dass er seine Mutter und seinen Bruder verloren hatte. Und damit begann eine ganz andere, aber ebenso schwere Phase der Therapie: Jonas begann jetzt erst, den Verlust der Mutter ein Stück zuzulassen. Als Therapeut steht man nun vor einer neuen Herausforderung: Ein Verlusttrauma kann ich therapeutisch nur bearbeiten, wenn ich selbst meine Verluste, meine Trauer zulassen und sie seelisch integrieren kann! Nur dann gelingt es mir, mich ein Stück in das Verlusterleben des Kindes einzufühlen, ohne mich in meinen eigenen Gefühlen verlieren oder sie abwehren zu müssen. Durch das Realisieren des Verlustes und das stückweise Zulassen der dazugehörigen Verlustgefühle gewinnt das Kind die Möglichkeit, sich ein Stück von der Mutter zu verabschieden. In dem Maße, in dem das gelingt, löst es sich aus dem heimlichen Leben in der Vergangenheit. Damit wird auch die bis dahin blockierte Bindungsfähigkeit des Kindes wieder freigesetzt. Dies ist zuerst in der therapeutischen Gegenübertragung zu spüren, bald darauf aber auch im außertherapeutischen Bereich: Das Kind nimmt wieder emotionale Beziehungen und Bindungen auf.

In Jonas' Fall half bei der glücklichen Entwicklung, dass sein Vater eine neue Lebenspartnerin fand. Wenige Monate zuvor hätte diese Frau nur unter funktionalen Gesichtspunkten bei Jonas eine Chance gehabt: Endlich eine ordentliche Haushälterin. Jetzt aber gab er ihr auch emotional eine Chance, die sie glücklicherweise wahrzunehmen verstand. Es entstand nach einiger Zeit eine neue Familie, die die alte Familie in ihrem Herzen trug.

Natürlich stellt sich die Frage, ob durch den plötzlichen Verlust der Mutter nicht grundsätzlich eine einmalige Traumatisierung in eine anhaltende Traumatisierung übergeht. Ich denke aber doch, dass eine Chronifizierung nicht zwangsläufig ist, wenn auch das Risiko dazu groß ist.

Nun komme ich zu den drei Vergleichsfällen aus der Ereigniskategorie »Sexueller Missbrauch durch eine vertraute Person außerhalb der Kernfamilie«:

Judiths Fall[25] dient uns jetzt noch einmal als Beispiel für eine einmalige sexuelle Traumatisierung. Wie schon ausführlich dargestellt, haben wir es hier mit dem optimalen Fall einer einmaligen Trauma-

---

[25] Kapitel I unter »Trauma-Ereignis«, S. 23

tisierung zu tun, weil sämtliche individuellen und sozialen Ressourcen bei Judith gut entwickelt waren. Außerdem handelte es sich nicht um eine Traumatisierung der primären Bindung.
Als Beispiel für eine jahrelang anhaltende Traumatisierung führe ich den Fall von Marianne an:

Fallbeispiel Marianne

Die sechzehnjährige Jugendliche lebte in ihrer Familie und wurde nach der Aufdeckung des Missbrauchs von ihr aktiv unterstützt. Sie wurde sechs Jahre lang von einem Mann außerhalb der Familie sexuell missbraucht, der für das Mädchen zunächst die Stelle eines netten und verständnisvollen Opas eingenommen hatte. Als Marianne 14 Jahre alt wurde, kam die Mutter hinter die Missbrauchsbeziehung, indem sie heimlich das Tagebuch ihrer Tochter las. Obwohl Marianne zunächst durch diesen Vertrauensmissbrauch geschockt war, führte genau dieser dazu, dass die Familie zusammenfand. Sie stellten sich geschlossen vor Marianne und gegen den Täter und suchten gemeinsam therapeutische Hilfe auf.
Marianne hatte in der Beziehung zu dem späteren Täter Verständnis und Akzeptanz gesucht und zunächst gefunden. Sie war von Anfang an ein hypersensibles Kind, das den zunächst noch normalen Aggressionen ihrer Geschwister hilflos ausgeliefert war: Ab dem Alter von etwa zweieinhalb Jahren war sie in den Händen der Geschwister ein Spielzeug, das sie mühelos mehrfach am Tag zum Explodieren brachten, indem sie sie in heillose Wut versetzten. Sie hatte als kleines Kind die Überzeugung aufgebaut, dass ihre Eltern, die sich nach der an sich vernünftigen Devise richteten, dass man sich besser nicht in Kinderstreitigkeiten einmischen solle, sie nicht vor den gefürchteten Affektüberflutungen bewahrten. Es kam hinzu, dass sie sich zu Unrecht für alle Diebereien und Konflikte in der Familie verantwortlich gemacht fühlte, deren Verursachung sie aber oftmals bei ihren älteren Geschwistern sah, die sie wiederum gezielt belasteten. Mariannes frühe Kindheit war nach allem, was ich weiß, ohne Traumatisierung i. e. S. verlaufen, aber ab etwa vier oder fünf Jahren nicht mehr von einer vertrauensvollen Beziehung zu ihren Eltern getragen. Sie war schon zu Beginn ihrer Schulzeit ein prädestiniertes Opfer. So wurde sie auch jahrelang von ihren Klassenkameraden schikaniert, ohne von irgendeiner erwachsenen Seite Unterstützung zu bekommen. In Reaktion auf die hilflos erlebten Kränkungen zog sich das Kind schließlich ganz in sich zurück. Erst die zufällige Begegnung mit dem älteren Mann, der sich als lieber Großvater, den sie immer schon entbehrt hatte, anbot, lockte sie aus ihrem Schneckenhaus heraus. Er erkannte zweifelsohne ihre große

emotionale Bedürftigkeit und konnte sie leicht an sich binden. Da der Übergang von Freundschaft zu Sexualität langsam, fließend und zunächst spielerisch war, fand Marianne nicht rechtzeitig den Absprung, sondern geriet mit zunehmendem Widerwillen in ein mehrjähriges Abhängigkeitsverhältnis. Auch als sie schließlich erkannte, dass der eigentliche Zweck ihres exklusiven Freundschaftsverhältnisses die sexuelle Befriedigung des »Opas« war, hatte sie nicht die Kraft, sich allein zu lösen. Sie konnte sich auch nicht ihrer Familie anvertrauen, obwohl ihre Mutter sie mehrfach fragte, was mit ihr los sei, und sich nach dieser seltsamen Freundschaft erkundigen wollte. Die Mutter nahm den offensichtlichen Verfall ihrer Tochter immer deutlicher wahr, sodass sie gegen ihr Gewissen schließlich in Mariannes Tagebuch las.

In der Therapie ist Mariannes Kontakt- und Beziehungsverhalten weitgehend normal. Allerdings war es in den ersten Wochen von einem starken unterschwelligen narzisstischen Bedürfnis geprägt, das den Zugang zu ihr zunächst erschwerte. Hier ist ein Hinweis, dass Marianne schon zu einem frühen Zeitpunkt nicht genau das bekommen hat, was sie gebraucht hätte. Nach der Anamnesephase habe ich mit ihr die »Reise zum sicheren Ort« gemacht: Augen schließen, zur Ruhe kommen, der Phantasie freien Lauf lassen und einen Schutzort und eine Schutzfigur finden, das ging alles sehr gut.

Was aber nicht ging, das war eine auf den Täter gerichtete Aggressionsabfuhr. Ihre Aggressionen waren so stark blockiert, dass sie sie noch nicht einmal empfinden konnte. Sie saß nur hilflos da und fragte mich ständig: »Warum macht jemand so etwas?«

Sie äußerte mehrfach, dass sie nicht nur keine Wut, sondern auch keine Angst empfände.

Marianne fügte sich oft Selbstverletzungen zu und erlitt zuweilen heftige psychovegetative Störungen in Form von unvorhersehbaren kurzzeitigen Bewusstseinsverlusten, die stark angstbesetzt waren. Die Rückerlangung der Kontrolle über den eigenen Körper war also von großer Wichtigkeit. Bei der Beschäftigung mit ihrem psychovegetativen Erleben zeigte sich die in Folge der Missbrauchserlebnisse sehr eingeschränkte körperliche Selbstwahrnehmung des Mädchens, an der wir nun zuerst arbeiteten, um zu für sie geeigneten Mitteln zu finden, die ihr eine klare Selbstwahrnehmung und Erdung im kritischen Augenblick ermöglichten. In den stabilen Zeiten zwischendurch und nach diesem Suchprozess fingen wir mit der Trauma-Bearbeitung in Form der STI an. Marianne war sich zunächst sicher, dass sie die ganzen Erinnerungen nicht mehr weiter aufregen könnten und dass sie ja eigentlich sowieso »resistent gegen Angst« sei. Es wurde für mich aber schon bei der ersten Low-level-Erinnerung deutlich, wie sehr sie die relativ weniger schlimme Grenzüberschreitung in der Erinnerung in einen starken Spannungszustand versetzte. Diesen nahm sie aber während der Sitzung subjektiv nicht wahr, sondern erlebte ihn erst draußen auf der Straße in Form von großer Erregung. Also ging es als Nächstes darum, die Wahrnehmung der Spannung nicht erst nach der Stunde stattfinden zu lassen, sondern schon in die Stunde hereinzuholen, um sie dort erleben und abreagieren zu können. Erst danach ging es auf der Eskalationsleiter sexueller Missbrauchserfahrungen ein Stückchen weiter.

Das Beispiel von Marianne macht deutlich, dass das Erleben von Angst und innerer Anspannung (als Korrelat nicht ausgelebter Flucht- und Aggressionsimpulse!) keineswegs negativ ist. Es ist zentraler Hinweis auf und Ausdruck des traumatischen Erlebens! Gerade wenn die Körperwahrnehmung abgeblockt ist, müssen wir als TherapeutInnen dieses Erleben aufspüren (z. B. in der Gegenübertragung) und damit aktiv umgehen lernen, damit die Betroffenen zu sich selbst kommen können.
Ich hoffe, es ist auch deutlich geworden, wie durch eine anhaltende sexuelle Traumatisierung im Kindesalter massiv in die körperliche Selbstwahrnehmung eingegriffen wurde, obwohl die Prozesse der ersten drei Lebensjahre relativ störungsfrei durchlaufen werden konnten. Die körperliche Selbstwahrnehmung wiederzufinden, ist eine wesentliche vorbereitende und begleitende Arbeit bei der Traumatherapie. Als Beispiel für eine frühe und anhaltende Traumatisierung stelle ich nun Saras Schicksal vor:

Fallbeispiel Sara

Sara war mit elf Jahren in ein Kinderheim aufgenommen worden. Sie wurde mir im Zuge einer routinemäßigen Eingangsdiagnostik vorgestellt, wobei auch der Verdacht auf sexuellen Missbrauch durch einen Lebensgefährten der Mutter zur Sprache kam. Dieser Vorwurf war durch Mutter und Tochter erhoben worden, wobei es auch zu einer Anklage gekommen war, die aber aus Mangel an Beweisen eingestellt wurde.
In der diagnostischen Untersuchung fanden sich keine Hinweise auf eine sexuelle Traumatisierung. In den projektiven Tests zeigte sich eine starke unbefriedigte Bedürftigkeit nach Zuwendung und Umsorgung. Im Kontakt gab sich das Mädchen aufgeweckt, reizend und sehr an die Erwartungen angepasst, die sie auf meiner Seite vermutete. In der Exploration stellte sie lebhaft ihre gute Beziehung zur Mutter dar: »Meine Mutti ist eine ganz liebe!«
Die Fremdanamnese ergab, dass Sara wegen heftiger aggressiver Übergriffe auf die Mutter stationär aufgenommen worden war. Die Mutter

war starke Alkoholikerin. Wenn sie betrunken am Boden lag, habe Sara auf sie eingetreten und sie verletzt. Sara war von Anfang an in ärmlichen, verwahrlosten Verhältnissen aufgewachsen. Sie kannte ihren Vater kaum, obwohl er in der Nähe lebte. Die Mutter hatte ständig wechselnde Partner, die Sara akzeptieren musste. Wenn Sara krank war, wurde sie nicht oder nur widerwillig gepflegt. Sie wurde sehr früh mit hauswirtschaftlichen Aufgaben betraut und viel allein gelassen. Sie wurde nie bekocht und nie ins Bett gebracht. Insgesamt entstand der Eindruck, dass die Mutter kaum in der Lage war, Sara irgendetwas zu geben, aber alles von ihr zu nehmen, was sie ihr abpressen konnte. Der Druck erfolgte hauptsächlich per Beziehungsappelle (»Hast du mich denn gar nicht lieb?«, »Mutti hat dich doch soo lieb!« ...), aber auch mittels heftiger Beschimpfungen und Schläge. Solange die Mutter mental präsent und mächtig war, fügte sich Sara und schluckte ihre Frustration. Mit zunehmenden Alter aber nutzte sie ihre körperliche Überlegenheit während der Rauschzustände der Mutter, um es ihr gnadenlos heimzuzahlen.

Nachdem sich Sara nach der Heimaufnahme zunächst monatelang hoch angepasst verhalten hatte, kippte der Zustand: Zuerst begann sie, ihrer neuen Lehrerin das Leben zur Hölle zu machen, dann fing sie an, ihre Wohngemeinschaft und deren Erzieher als Versorgungsstation für sich zu instrumentalisieren: Das freundliche Mädchen war plötzlich verschwunden und es trat ein eiskalt berechnendes, knallhart fordernd auftretendes Gör auf den Plan. Zudem begann sie, ihre Mutter extrem zu idealisieren und sich auf sie zu fixieren.

Bald darauf begann die Therapie. Hätte ich nicht die projektiven Tests aus dem Beginn ihrer Heimzeit im Kopf gehabt, wer weiß, wie die Therapie gelaufen wäre. Denn Sara verwandelte monatelang jede Therapiestunde in ein Sportfest. Sie turnte, turnte und turnte, schien ihren Spaß dabei zu haben und brauchte mich nur als Randfigur, als diejenige, die die Infrastruktur zur Verfügung stellt. Die Botschaft an mich war klar: »Ich brauch dich nicht – ich kann dich nur gut gebrauchen.«

Notgedrungenermaßen musste ich in meiner Rolle als »Trainerin« der begabten Sportlerin immer wieder einmal »Hilfestellungen« geben, also Körperkontakt herstellen. Während sie dies anfänglich wie selbstverständlich hinnahm, entdeckte sie allmählich in sich – von mir unbemerkt – eine heftige Abneigung gegen diese Berührungen. Plötzlich, nach Monaten, fuhr sie mich wütend an, dass ich sie nicht anzufassen habe, dass sie das gar nicht leiden könne. Zum ersten Mal ließ sie mir gegenüber etwas von der Haltung der Hyperunabhängigen, ewig Heiteren fallen. Sie wurde wütend und ablehnend mir gegenüber und gab damit einen versteckten Hinweis auf ihre Verletzbarkeit. Deutungen können in diesem Moment alles verderben. Also muss man die Ablehnung des Kindes ernst nehmen, aber nicht persönlich. Ich sagte: »Oh, ich merke, dass du es gar nicht leiden kannst, wenn ich dich berühre. Das ist in Ordnung so und ich will ernsthaft versuchen, es ab jetzt sein zu lassen. – Erinnern dich diese Berührungen denn an etwas in deinem Leben?« Tatsächlich assoziierte sie »diesen Typen«, »na der mit dem sexuellen Missbrauch«. Aber sie wollte keineswegs mit mir über dieses Erlebnis sprechen.

In dieser Zeit beschuldigte sie einmal mir gegenüber ihren Erzieher, dass er sie heftig schlagen würde und sie Angst vor ihm habe. Solche Äußerungen führen zu einer sehr kritischen Situation in der Therapie, denn es ist gleichermaßen möglich, dass sie wahr oder unwahr sind. Ich bat Sara, mir zu erzählen, wie es zu den Schlägen gekommen sei. Sara konnte dazu wenig sagen: Der Misshandlungsvorwurf wurde völlig diffus. Dennoch war eine emotionale Not spürbar, sodass ich es für möglich hielt, dass Sara Erinnerungsbilder aus ihrer früheren Zeit quasi als Kompromisslösung auf ihren Erzieher projiziert hatte: Sie wollte mir ein Stück ihrer Qual mitteilen, aber ihrer Mutter gegenüber nicht illoyal werden. Das Thema körperliche Misshandlung eignet sich sehr gut dazu, mich als Therapeutin selbst zu ent-idealisieren. Dies muss bei früh geschädigten Menschen – z. B. Borderline-Patienten – sowieso regelmäßig erfolgen. Ich sagte also zu Sara: »Ich kann mir jetzt noch gar nicht richtig vorstellen, wie das mit deinem Erzieher passiert ist. Aber ich will dir mal von mir erzählen. Du weißt doch, dass ich zwei Töchter habe. Die habe ich auch schon mal gehauen, und das kam so: .... Natürlich war das blöd, dass ich das gemacht habe. Aber ich war so genervt an dem Tag und die Kleine hat dauernd freche Sachen gemacht und nicht auf mich gehört. Da ist mir das dann passiert.« Eine solche Ich-Erzählung hat den großen Vorteil, dass sie mich ent-idealisiert und so einer neurotischen Aufspaltung zwischen mir und ihren Erziehern (die Therapeutin als die engelhaft Gute – vs. die Erzieher als die Teufel) entgegenwirkt. Das Spaltungsgeschehen in Gut und Böse ist von fundamentaler Bedeutung für das Verständnis von frühen Störungen. Außerdem verhilft eine solche Ich-Erzählung dazu, ein Stück angstfreier über die verschiedenen Formen körperlicher Gewalt zu sprechen. Sara schloss diese Stunde damit ab, dass das mit ihrem Erzieher mehr so war wie bei mir und meiner Tochter.

Kurz darauf wurde die immer kerngesunde Sara krank. Die Erzieher ihrer WG kümmerten sich trotz aller von ihr erfahrenen Zurückweisung liebevoll um sie. Nachdem das fiebernde Kind fünf Tage von ihnen gepflegt worden war, erzählte sie am ersten Tag nach dem Fieber ihrer Erzieherin von den sexuellen Übergriffen auf sie.

Diese Krankheit, ihre Pflege und die vertraute Gesprächssituation mit der Erzieherin wurden zum Katalysator in Saras Heilung: Während sie in der WG nach ihrer Genesung wieder tendenziell die alten Muster inszenierte, begann sie in der Therapie eine starke Mutterübertragung auf mich zu entwickeln. Das heißt, Sara entmündigte mich völlig und begann, mir jede Arbeit abzunehmen. Sie holte mich gewissermaßen vom Abstellgleis herunter und machte mich nun zum Gegenstand einer Rundumversorgung. All meine Versuche, aus dieser Rolle auszubrechen, auch etwas für Sara zu tun, wurden rigoros zurückgewiesen. Dies steigerte sich bis dahin, dass sie mich aus dem Therapiezimmer hinausschickte, die Tür von innen abschloss und dann das ganze Zimmer völlig umgestaltete für ein Spiel, das wir uns vorher überlegt hatten. Schließlich wurde mir klar, dass sie mir eine Seite im Verhalten ihrer leiblichen Mutter zugewiesen hatte: Die unselbstständige, inkompetente, abhängige Mutter, der alles abgenommen werden muss. Erst indem ich begann, diese Übertragung zu akzeptieren und auszuhalten, konnte der Prozess weitergehen. So verbalisierte ich die Gefühle der Gegenübertragung, die in mir ausgelöst worden waren, v. a. das echt schlechte Gewissen, sie so schuften zu sehen und mich auf die faule Haut zu legen. Das diente in erster Linie meiner eigenen Psychohygiene und war ihr offensichtlich ziemlich wurscht. Aber erst, als ich mein Erstaunen verbalisierte, was Sara eigentlich alles kann, wie geschickt sie war und wie fleißig – erst da blühte sie auf. Dies war offensichtlich genau das, was sie gebraucht hatte: Anerkennung und Dankbarkeit für ihren Fleiß und ihre Mühen – und dies immer wieder und wieder. So gigantisch war das Nachholbedürfnis in ihr!

Als dies vorläufig abgesättigt worden war, konnte sie sich auch den intrusiven Erinnerungen ihres sexuellen Missbrauchs stellen. Wir arbeiteten diese in einer verkürzten Form der STI durch. In der Folge spielte Sara viele Fangenspiele mit mir, wobei die spielimmanenten Berührungen zuerst mit großer Aufregung und Ambivalenz, schließlich mit zunehmender Selbstverständlichkeit und Spiellust erlebt wurden.

Ab dieser Zeit ging eine tiefe Verwandlung mit dem Mädchen vonstatten: Sie wurde für ihre Erzieher zugänglich, wünschte sich, ein Instrument spielen zu lernen, und widmete sich der Musik hingebungsvoll. Sie wurde ein fröhliches, ein oft glückliches Mädchen, das die Angebote ihrer WG dankbar wahrnahm und zu schätzen wusste.

Es war bis zum Schluss der Therapie nicht möglich, mit Sara über ihre wahren Erlebnisse mit ihrer Mutter zu sprechen. Sie idealisiert sie in ihrem Bewusstsein bis heute. Aber sie hat ihr Leben in ihrer WG von der Mutter emotional frei gemacht, sodass sie in dieser Umgebung zu ihrem eigenen Leben gekommen ist. Gegen alle Erwartung und gegen die Vorstellungen der Mutter entschied sich Sara später sogar dafür, ihre Lehrzeit in ihrer WG zu verleben und nicht zur Mutter zurückzuziehen.

Die Phase vor dem Therapie-Ende war von vielen Gesprächen über Sexualität, Partnerschaft und Liebe geprägt. Diese Gespräche sind grundsätzlich bei allen sexuell missbrauchten Kindern wichtig, aber bei früh traumatisierten, heranwachsenden Mädchen noch einmal in besonderer Weise. Hier treffen gleich mehrere Gefährdungen aufeinander:

- Eine Trauma-Erfahrung, die in der Folge nicht gut integriert worden konnte, kann immer die Tendenz zur Reinszenierung entwickeln.
- Die Bedürfnisse dieser Altersgruppe nach nichtelterlicher körperlicher Nähe und Kuscheln mit Altersgleichen ist meist hoch. Bei früh traumatisierten Menschen sind diese Wünsche allerdings hoch ambivalent besetzt: einerseits mit extremer Sehnsucht, andererseits mit extremer Angst.
- Sexuelle Bedürfnisse, die über die sexuelle Neugier und Erregbarkeit des Kindes hinausgehen, erwachen in der Pubertät.
- Die Entwicklung des Körpers, der Bewegungsweisen und der Mimik zur jungen Frau hin bewirkt eine stärkere sexuelle Attraktivität für das männliche Geschlecht.
- Die natürliche männliche Aufmerksamkeit für ein sexuell attraktives Mädchen wird generell leicht mit Zuneigung, Beachtung oder gar »wahrer Liebe« für das Mädchen als Individuum verwechselt. Mädchen mit einem narzisstischen Defizit sitzen diesem Irrtum noch viel leidenschaftlicher auf.

Die Gefahr, dass solche Mädchen höchst widersprüchliche Signale in der zwischengeschlechtlichen Kommunikation setzen, von einem Extremverhalten in das andere kippen und sich selbst kaum angemessen schützen können, ist erheblich! Vergewaltigung, ungewollte Schwangerschaft und Abtreibung sind aber so hoch traumatisierend, dass wir alles, was in unserer Hand liegt, tun müssen, um dies zu verhindern. Neben der Tatsache, dass die Lebensqualität ganz erheblich unter sexuellen Störungen leidet, ist es also auch aus Gründen der Vorbeugung ein unerlässlicher therapeutischer Auftrag, so gut es geht Sexualität als positiven Bereich unseres Lebens zu integrieren, der dringend einen besonders verantwortungsvollen Umgang braucht.
Saras Fall ist geradezu paradigmatisch für ein früh und anhaltend traumatisiertes Kind: Emotionale und faktische Verwahrlosung und Ausbeutung paaren sich fast zwangsläufig mit zusätzlichen traumatischen Erfahrungen, die das Fass dann manchmal zum Überlaufen bringen.
Saras Fall zeigt aber auch, wie irreführend es sein kann, sich auf *eine* Diagnostik, in diesem Fall Eingangsdiagnostik, zu verlassen.

Typisch sind auch die drei Bedingungen, die für eine erfolgreiche Behandlung notwendig sind:

1. Ich halte es für erforderlich, dass das soziale Umfeld des Kindes sich massiv ändern muss: Klare Strukturen, Zuverlässigkeit und ein hohes Maß an Schutz vor Übergriffen müssen mit Respekt und Zuneigung für das Kind gepaart sein. Mit anderen Worten: Ohne gutes pädagogisches Umfeld können wir als Therapeuten nichts bewirken!
2. Die Kooperationsbeziehung zwischen Pädagogen und Therapeut muss extrem belastbar sein, denn die Spaltungsmechanismen wirken absolut auch in diese Beziehung hinein und können leicht zu einem Abbruch führen.
3. Wir müssen als Therapeuten bereit sein, »kleine Brötchen zu backen«: Wir können nicht wieder gutmachen, was ein erbarmungsloses Schicksal über Jahre verdorben hat.

Nur unter diesen Bedingungen werden wir uns auch über kleine Erfolge freuen können.

Hier in Saras Fall – und auffällig oft, wenn es um Mädchen geht – mussten wir akzeptieren, dass Sara ihrer, auf der Verhaltensebene wirklich schrecklichen Mutter totale Exklusivität in ihrem Herzen eingeräumt hatte. Erst als wir, ihre Erzieher und ich, diese schon masochistische Hingabe in unserem Denken und Fühlen annahmen, konnte Sara ein großes Stück loslassen. Vor der Heimaufnahme hatte sie in der täglichen Auseinandersetzung mit der Mutter den Kampf gegen sie aufgenommen. Sara wollte damals selbst in die Wohngemeinschaft wechseln, die sie zunächst für den reinen Himmel auf Erden hielt. Nach einigen Monaten Idealisierung der WG und extremer Anpassung kippte der Spaltungsprozess zugunsten der Mutter, die jetzt nur noch aus der Ferne oder an wenigen Tagen erlebt wurde. Die Idealisierung der leiblichen Mutter ist für viele Mädchen mit frühen Trennungs- und Bindungstraumata typisch. Solange die Mutter noch lebt, scheint eine Chance zu bestehen, dass das uralte Bindungsbedürfnis doch noch durch die Mutter befriedigt wird. Mädchen kämpfen nach meiner Beobachtung viel intensiver um diese Chance als Jungen. Ich habe wieder und wieder erlebt, dass der Tod der leiblichen Mutter den Zustand der inneren Zerrissenheit beendet und bei den betroffenen Mädchen, bei allem Leid, enorme Entwicklungspotenziale freisetzt. Das verzweifelte, unerfüllbare Bedürfnis, von der leiblichen Mutter real anerkannt und geliebt zu werden, kann aufgegeben werden bzw. auf die Ebene der Fiktion gehoben werden. Dadurch wird der Blick frei (bzw. freier) auf die Menschen und Lebensbedingungen, die einem wohlgesonnen sind und Unterstützung bieten.

Nach meinem Eindruck tun sich Jungen deutlich leichter, eine Ersatzbindung zu akzeptieren, solange ihre Bindungsfähigkeit erhalten oder wieder aufgebaut worden ist und das Ersatzangebot ihnen zuträglich ist.

Für Ersatzeltern und pädagogische Bezugspersonen gilt aber gleichermaßen, dass sie sich nie als die besseren Eltern empfinden oder präsentieren dürfen. Sie stehen nur stellvertretend für die leiblichen Eltern ein und stehen in der Rangfolge hinter diesen.

Noch stärker gilt aber dasselbe für uns Therapeuten: Wir stehen sowieso nur an der Seite des Kindes, um die Bindungsfähigkeit aufzubauen, die sie für das Leben mit den neuen Bezugspersonen brauchen. Wir dürfen uns nie emotional zwischen die leiblichen Eltern und das Kind oder zwischen die aktuellen Bezugspersonen und das Kind schieben. Nie? Bei manchen Schicksalen ist es offensichtlich doch nötig. Nämlich dann, wenn ein Elternteil oder Pädagoge das Kind geschädigt hat oder sogar aktuell schädigt und dies vertuscht. Das generelle Ziel einer Traumatherapie, dass das Kind seinen Anspruch auf Schutz zu realisieren lernt, bedeutet in diesem Fall zunächst Maßnahmen auf der Realebene zum Schutz des Kindes. Aber dazu kommen wir später.

II. Traumatisierende Kindheiten

1. Typische Kindheitstraumata

Ein in der Presse und dem öffentlichen Bewusstsein gern lancierter Gedanke ist, dass heutzutage alles schlechter ist als früher: mehr Krieg und Totschlag, mehr Kriminalität, mehr brutale Kinder, mehr sexueller Missbrauch …
Ich dagegen glaube, dass die traumatisierenden Faktoren in der gegenwärtigen Kindheit unserer Gesellschaft (also nicht weltweit!) eher auf dem Rückmarsch sind – und dafür bin ich extrem dankbar. Das heißt nicht, dass ich die Kindheit heute in einem rosigen Licht sehe. Aber das wäre ein anderes Thema.
Typische Kindheitstraumata der Menschheit sind:

- Verlust der Mutter in jungen Jahren, evtl. durch die eigene Geburt, bzw. Verlust der primären Bezugsperson;
- lebensbedrohliche eigene Erkrankungen, Behinderungen, Unfälle;
- Einbruch kriegerischer Erlebnisse in das familiäre Umfeld;
- Zeuge werden von schweren Gewalttaten gegen Menschen;
- schwere Schläge und andere schwere Misshandlungen durch Bezugspersonen;
- soziale, materielle und emotionale Verelendung;
- Verwahrlosung;
- Verlust des Vaters oder anderer Identifikationsfiguren;
- sexueller Missbrauch durch Bezugspersonen.

Durch die modernen, wissenschaftlich-technisch und sozialpolitisch hoch entwickelten Gesellschaften entstehen aber auch neue traumatisierende Konstellationen. Die neuen Möglichkeiten, Leben zu retten, bringen unbeabsichtigt eine Gruppe von Kindern und Eltern hervor, die schwere vitale Bedrohung mittels Intensiv-Medizin zwar überlebten, aber seelisch kaum verkraften konnten. Ein Beispiel dafür ist die Frühgeburtlichkeit[26].

[26] K. H. Brisch, a. a. O.

1.1 Tod der Mutter

Der plötzliche und unbegleitete Tod einer Mutter ist für die zurückbleibenden Kinder immer hoch traumatisierend.
Ich habe jedoch Familien erlebt, die ihre Kinder so gut auf das Sterben eines Elternteiles vorbereitet haben, die so verantwortungsbewusst und frühzeitig das weitere Leben der Kinder geplant haben, die die Kinder beim Abschiednehmen und Trauern so liebevoll begleiten konnten, dass ich vom psychologischen Befund her zwar deutlich Anzeichen kindlicher Trauer und seelischer Schmerzen und deren Abwehr, aber keine Anzeichen einer Traumatisierung feststellte.
So geschah es zum Beispiel bei Thorsten[27], bei dem niemand erwartet hätte, dass es ohne schwerwiegende Traumatisierung abgehen werde, weil der Tod der Pflegemutter ein mehrfach und früh traumatisiertes Kind traf. Er war vom Partner seiner Mutter in kochendes Wasser gestellt worden und hatte viele Beziehungsabbrüche erleben müssen.
Im Folgenden aber ein eher typischer Fall eines sehr verantwortungsvoll vorbereiteten und begleiteten Sterbens der Mutter:

Fallbeispiel Samuel

> Die Mutter erfuhr vor seiner Geburt von ihrer unheilbaren Erkrankung. Da es schon zu diesem frühen Zeitpunkt klar war, dass sie mit dem Vater des Kindes keine Partnerbeziehung führen konnte und er nicht in der Lage sein würde, das gemeinsame Kind eigenverantwortlich großzuziehen, bereitete sie für ihr Kind von Anfang an eine Zukunft ohne Mutter vor. Sie suchte in ihrem Freundeskreis nach Ersatzeltern, die die Patenschaft für Samuel übernahmen. Sie bezog sie in die Geburt ein und teilte sich von dort an die Betreuung des Kleinen mit ihnen. Testamentarisch regelte sie den Übergang des Sorgerechtes von sich auf die Pateneltern nach ihrem Tod. Sie erwirkte das Einverständnis des leiblichen Vaters, der von Anfang an gleichbleibend das Kind über jedes zweite Wochenende zu sich nahm und dies auch nach dem Tod der Mutter so beibehielt.
> Wir alle waren verblüfft, wie unglaublich lange diese Frau entgegen jeder ärztlichen Prognose noch lebte. Und wie verantwortungsvoll und selbstlos sie der Tatsache ihres Sterbens und Samuels gefährdeter Zukunft Rechnung trug.

[27] s. Kapitel I, Trauma-Folgen, S. 40

Genauso beeindruckend war es, wie seine Pateneltern und sein Vater ihn gemeinsam begleiteten und nicht gegeneinander arbeiteten. Wie sie trotz seiner jungen Jahre rechtzeitig anfingen, mit ihm über das Sterben an sich zu sprechen und ihm schließlich den Tod seiner Mutter ankündigten, als er unabweisbar war. Wie sie ihn in seinem Verlusterleben begleiteten und es ihm ermöglichten, in gewissen Grenzen von seiner Mutter Abschied zu nehmen.
Samuel erlitt neben einer Reihe von Erziehungsdefiziten – von einem Kind in dieser tragischen Situation wird naturgemäß zu wenig verlangt, es wird zu sehr verhätschelt – vorübergehend eine starke Schwächung seiner Vitalität. Das lange Leben in einer Atmosphäre von Melancholie und oft von Verzweiflung hat neben seinen Erziehungsdefiziten eine eher regressive Entwicklung bewirkt. Durch den Tod seiner Mutter prägte sie sich für ein Jahr sehr deutlich aus, konnte dann aber – ganz ohne Therapie – behoben werden. Meine Aufgabe bestand in diesem Fall lediglich in einer psychologischen Untersuchung und intermittierender Beratung der Pflegeeltern.

Wenn ein Kind wie Samuel mit vier Jahren seine Mutter durch Tod verliert, sollte man trotz bester Begleitung nicht erwarten, dass es seine Trauer im Sinne der Erwachsenen »angemessen« zeigt und verarbeitet. Erwachsene haben (zuweilen) die emotionale Stabilität, Tränen und Verzweiflung in Bezug auf den verlorenen Menschen zuzulassen. Für Kinder ist der Verlust der für sie entscheidenden Menschen und die dazugehörigen Verlustgefühle im Allgemeinen emotional zu bedrohlich. Deswegen werden diese Gefühle zum Selbstschutz meist unbewusst blockiert.
Über Jahrhunderte hinweg herrschte die allgemeine Überzeugung, dass Kinder nicht in der Lage seien zu trauern. Das, was Kinder erstaunlich oft zeigen, nämlich eine relative Unberührbarkeit nach einem herben Verlust, wurde für bare Münze genommen: Kinder stecken so etwas weg. Seltsam, dass sich die Menschen nie gefragt haben, warum Kinder heiße Tränen um den Verlust einen Kaninchens weinen, aber nicht oder kaum um den Verlust der Mutter. Der Schock sitzt so tief, dass ein Kind meist mit Erstarrung oder Täuschung reagiert. Die Täuschung beinhaltet häufig nach innen die Aufrechterhaltung eines lebhaften Dialoges mit dem verstorbenen Menschen. Nach außen zeigt sich eine verblüffende Anpassung und Leistungsfähigkeit, die oft erst viel später in eine Depression oder Sucht kippt. Die Erstarrung ist meist durch einen Leistungsabfall gekennzeichnet, erstarrte Mimik, oft auch durch eine emotionale Erkaltung. Die dahinter verborgene

innere Gemütslage äußert sich aber zuweilen trotzdem. Bloß eben fast immer in ganz anderen sozialen Zusammenhängen, sodass die eigentliche Verursachung von Trotz, Weinerlichkeit oder Verweigerungshaltung nicht oder kaum für die Außenwelt erkennbar ist. Wenn ein Kind vorübergehend regrediert, ist dies ein positiver Prozess! Indem es zurückgeht auf den Entwicklungsstand, auf dem es sich sicher fühlt, entsteht bei verantwortungsvollem Umgang mit dem Kind die Chance, dass seine inneren Quellen wieder zu sprudeln beginnen.

Bei Samuel sah ich nicht die Gefahr einer pathologischen Entwicklung. Dennoch zeigte auch er z. B. im Kindergarten eine Unberührbarkeit, die seine Erzieherinnen irritierte. Warum sprach er nicht über seine Mutter? Warum weinte er nicht? Die Erwartungen an die Emotionalität der verwaisten Kinder sind oft völlig unrealistisch. Die Gefühle von Trauer und Hilflosigkeit kommen ja in völlig anderem Zusammenhang an die Oberfläche: Das Kind weint, weil es irgendetwas nicht geschenkt bekommt oder weil es sich gestoßen hat oder weil es etwas nicht geschafft hat. Es »bockt«, weil es sich angesichts einer harmlosen Aufgabe überfordert fühlt ... Das sollte man erkennen und akzeptieren und bitte nicht das Kind durch Deutungen (»In Wirklichkeit bis du ja traurig, weil ...«) in seinen Selbstschutzmechanismen verunsichern. Es reicht völlig zu sagen, dass man manchmal einfach traurig ist und dass das in Ordnung ist. Oder dass das Leben manchmal wirklich schwer ist und wehtut.

1.2 Misshandlung

Die Rückläufigkeit traumatisierender Faktoren steht vielleicht in Bezug auf den fünften Punkt, nämlich die Misshandlung, in Frage: Kindliche Opfer von schweren innerfamiliären Misshandlungen finden wir tatsächlich auch in Deutschland recht häufig. Aber immerhin ist im deutschen Bevölkerungsanteil die Ansicht stark im Schwinden, dass Hiebe mit Stock oder Hand und andere starke Gewaltausübungen zu den erzieherischen Mitteln gehören. Gewaltausbrüche sind heutzutage ganz überwiegend ein Ausdruck elterlicher Hilflosigkeit und Verzweiflung, nicht ihrer Pädagogik.

Allerdings sollte man nicht verschweigen, dass durch die kulturelle Vermischung auch andere, deutlich restriktivere familiäre und erzieherische Praktiken bei uns Raum greifen. Nach meinem Eindruck werden z. B. in vielen türkischen oder spätausgesiedelten Familien

Schläge und andere Misshandlungsformen als Mittel selbstverständlich eingesetzt, Kinder zur Räson zu bringen bzw. ihnen »Respekt vor dem Vater« einzuflößen[28].

Darüber hinaus haben wir ein ganz großes Problem mit Misshandlungen überall dort, wo Eltern ihre Kinder einem pathologischen Spaltungsmechanismus unterwerfen: Ein Kind wird als durch und durch bösartig, wenn nicht gar teuflisch, gesehen. Oft steht das im Zusammenhang damit, dass andere – vor allem ein Geschwisterkind – vergöttert werden. »Das Böse« muss gestraft, gequält, wenn nicht gar zerstört werden. Immer wenn psychische Spaltungsmechanismen im Spiel sind, sind Kinder hoch gefährdet!

Bei dieser Problematik tritt ein Phänomen auf, das uns in diesem Buch immer wieder begegnen wird: Dass nämlich die Täterinnen und Täter, die aus einem Spaltungsgeschehen heraus ein Kind verängstigen oder prügeln, der Außenwelt oftmals ganz harmlos und nett erscheinen.

Ich erkläre mir dieses unglaubliche Phänomen damit, dass die TäterInnen auch in Bezug auf sich selbst diesem Spaltungsmechanismus unterliegen. Das heißt, sie glauben phasenweise absolut daran, dass sie eine ganz wunderbare Mutter bzw. ein vollkommener Vater sind. Durch dieses »Selbstbewusstsein« erhalten sie eine gewinnende und überzeugende Ausstrahlung. Ronjas Vater (Kapitel I, S. 31) z. B. konnte jahrelang alle Mitarbeiter im Jugendamt, Richter und Gutachter mit seinem überzeugenden und gewinnenden Auftreten blenden. Die Angst der Kinder vor dem Vater wurde dementsprechend als Manipulation der Mutter interpretiert, die unterbunden werden musste.

1.3 Verelendung

Wie verhält es sich mit der sozialen Verelendung in unserer Gesellschaft? Statistisch ist nachweisbar, dass die Geburt von mehreren Kindern ein erhebliches Armutsrisiko darstellt. Dies gilt insbesondere für allein erziehende Mütter, die ja erstaunlich häufig ohne Unter-

[28] In einer Fortbildungsgruppe erklärte uns eine türkische Kollegin sehr anschaulich den völlig anderen Stellenwert, den ein vom Vater geprügeltes Kind in der türkischen Großfamilie einnimmt: »Es läuft mit viel Geschrei zu Tante und Onkel oder zu den Großeltern. Dort wird es getröstet und verwöhnt. Die Großfamilie bespricht den Vorfall sehr offen mit den Eltern.«

haltszahlungen auskommen müssen[29]. Das zunehmende Ausmaß an gesellschaftlicher Ungerechtigkeit gegenüber einem erheblichen Teil unserer Kinder und deren Eltern bzw. Müttern wird seit Jahren von den großen Wohlfahrtsverbänden angeprangert. Man sollte sich nichts vormachen: Um das instinktive Bedürfnis, Kinder zu bekommen und zu umsorgen, zu befriedigen, reichen einer Frau meistens ein bis zwei Kinder. Mehr wird sich kaum eine ausgebildete selbstbewusste Frau antun wollen, wenn sie schon mit diesem geringen Kinderwunsch erhebliche materielle Nachteile in Kauf nehmen musste. Kinderreichtum gibt es nur dann, wenn das Vorhandensein dieser Kinder für die Eltern (in patriarchalen Gesellschaften nur für den Vater oder die Großfamilie) deutliche Vorteile bedeutet. Gibt es diese Vorteile – wie z. B. persönliche Alters- und Krankheitsvorsorge – nicht mehr, sondern werden sie gar gegen materielle Nachteile eingetauscht, werden wir nie wieder eine sich selbst reproduzierende Gesellschaft haben.

Obwohl alles danach aussieht, dass auf unabsehbare Zeit viele Kinder in relativer Armut aufwachsen werden, sehe ich noch keinen Prozess der Verelendung als typisch für die gegenwärtige Kindheit an. Ich erlebe bei den Therapiekindern aus armen Verhältnissen oft Gefühle der Kränkung und des Zurückgesetztseins, der Scham, Trauer, Enttäuschung oder auch der Wut – aber keine Traumatisierung durch Hunger, Obdachlosigkeit, gesundheitliche Verelendung oder durch soziale Verachtung. Obwohl es dies auch in unserer Gesellschaft gibt, ist es bestimmt nicht typisch für sie.

1.4 Verwahrlosung

Die Verwahrlosung, die wir kennen, resultiert stark aus Phänomenen von Lebens- und Beziehungsuntüchtigkeit bei den Eltern, hat also in den meisten Fällen neben der materiellen eine überwiegend emotionale Komponente. Diese Verwahrlosung ist in der Tat stark traumatisierend und gehört in den Bereich der Bindungstraumata.

Einen typischen Fall der Verwahrlosung habe ich mit Sara beschrie-

[29] Interessanterweise hat die Begleitstudie zum neuen Kindschaftsrecht ergeben, dass sich die sorgeberechtigten Väter und die getrennt lebenden Väter trotz eines deutlich höheren Lebensstandards als dem der sorgeberechtigten Mütter über ihre finanziellen Einbußen wesentlich mehr beschweren als die stärker betroffenen Mütter (R. Proksch, 2003).

ben (s. S. 62). Hier kombinierte sich die Verwahrlosung mit einer Vielzahl anderer zerstörerischer Einflüsse.
Es macht aber auch Sinn, den Fall einer vermutlich »lupenreinen« Verwahrlosung darzustellen[30].

Fallbeispiel Sebastian (9 Jahre)

Der früh verwahrloste neunjährige Junge wurde wegen ständiger Diebstähle, großer Selbstunsicherheit, Leistungsproblemen in der Schule, ausgeprägt femininen Verhaltens, Trennungsangst und regressivem Verhalten gegenüber seiner Pflegemutter bei mir angemeldet.
Während der ersten Kontakte spürte ich zunehmend, wie er innerlich abschaltete, wenn er sich von seiner Pflegemutter trennen musste, um mit mir ins Spielzimmer zu gehen. Er stand dann wie leer im Therapiezimmer herum, passiv, ohne Blickkontakt, scheinbar abwartend. Intuitiv bietet dann wohl ein jeder Therapeut viel Struktur an. Was würde es bedeuten, es bei einem nondirektiven Angebot von persönlicher Freiheit im Therapieraum zu belassen? Von Sekunde zu Sekunde würde sich eine spürbare Beklemmung im Therapiezimmer breit machen, der Therapeut würde sich hilflos fühlen, vielleicht anfangen, sich zu ärgern oder zu langweilen. Hinter all dem steckt ein hohes aber unbewusstes Angstniveau bei dem Kind. Struktur durch konkrete Vorschläge war also notwendig, um mich für das Kind sichtbar und einschätzbar zu machen. Indem ich strukturiere, komme ich seiner gelernten Hilflosigkeit entgegen und biete ihm eine Kontrollmöglichkeit an, so widersinnig dies auch klingen mag. Vorschläge fordern zudem auf, konkret tätig zu werden und damit der Lähmung/Dissoziation zu entgehen beziehungsweise aus ihr herauszufinden.
Diagnostisch interessanter war es aber, die entstehenden Zwischenräume bewusst zuzulassen und sie dazu zu benutzen, Sebastian zu beobachten und mich in seine Erlebniswelt hineinzufühlen. Ich konnte beobachten, wie schwer es dem Neunjährigen fiel, sich von seiner Pflegemutter zu trennen, die Schwelle ohne sie zu übertreten. Wie unsagbar leer und bedrohlich er den Raum empfand, wie entleert er daraufhin sein eigenes Inneres empfand und wie er mich ständig heimlich beobachtete, besser gesagt: erspürte, um eine mögliche von mir ausgehende Bedrohung im Vorfeld erahnen zu können. Nach einigen Stunden beruhigender Strukturierung wand ich mich vorsichtig diesen von mir vermuteten Erlebnisweisen zu. Durch beiläufige, eher zu mir selbst gesagte Sätze (wie z. B.: »Manchmal kann es echt hart sein, in so einen fremden Raum

[30] Zuerst veröffentlicht in: D. Weinberg, Psychotherapie mit früh und chronisch traumatisierten Kindern, Psychologie Report, Ausgabe 6, 2000.

hineinzugehen.«) gab ich ihm ein unverbindliches Angebot, in dem er sich wiederfinden konnte oder auch nicht. Dadurch konnte es allmählich zu einem Thema werden, dass er sich in diesem Raum nicht geborgen fühlte und dass er sich nach Geborgenheit sehnte. Seine erste symbolische Vergegenständlichung seiner Vorstellung von Geborgenheit war ein stabiler, aus großen Polstern zusammengefügter Berg mitten im Raum, an den er sich lehnen und ankuscheln konnte. Dieser Berg wurde immer wieder aufgebaut, um seinen Schutz spüren zu können. Zunehmend verspürte Sebastian dabei seine eigenen Kräfte, die ihn die schweren Polster herumwuchten ließen. Er bekam allmählich Lust, mit dem Berg auch in ganz anderer Weise umzugehen, ihn umzustoßen, ihn anders zu bauen, seine inneren Spannungen an ihm abzureagieren und schließlich seine Kräfte an ihm und mir zu messen.

Anamnese und therapeutische Beziehung im Fall Sebastian geben Hinweise auf eine lang anhaltende Deprivation und schwere Verwahrlosung in den ersten drei Lebensjahren. Es gibt allerdings Vermutungen, dass der Junge zunächst nicht unerwünscht war und sich seine Mutter in seinen ersten Lebensmonaten auch etwas besser um ihn kümmern konnte. Spätestens als er krabbeln konnte, wurde er in einen kleinen Verschlag gesperrt, in dem er seine Tage in der abgedunkelten, verdreckten, meist vereinsamten Wohnung verbringen musste. Essen, Trinken und Körperpflege erhielt er nur sehr unregelmäßig.

Sebastian kam als hospitalisiertes Kind mit drei Jahren zu seinen Pflegeeltern. Sie setzten alle verfügbaren Kenntnisse aus der Bindungstheorie um, um doch noch zu einer Bindung mit ihrem Pflegesohn zu kommen. Dies ist ihnen auch gelungen – allerdings um den Preis einer symbiotischen, hoch regressiven Bindung, die ihren Grund in der Stabilisierung der zuvor erlernten Hilflosigkeit fand.

1.5 Verlusterfahrungen

Verlust des Vaters oder anderer Identifikationsfiguren kennzeichnet tatsächlich den Lebensverlauf vieler heutiger Kinder. Entscheidend ist dabei, um welche Form des Verlustes es sich handelt und wie plötzlich, unvorbereitet und unbegleitet er in das Leben des Kindes tritt. Hier will ich sowohl über den Verlust durch Tod sprechen, der ja glücklicherweise nur wenige Kinder trifft, als auch über die viel häufigere Trennungssituation.

Stirbt der Vater als ein Mitglied der Familie, handelt es sich nicht um einen plötzlichen Tod, sondern um einen Prozess, und ist das Kind in diesem Prozess begleitet, so gilt für diesen Verlust und seine Verarbeitung dasselbe wie für das Sterben der Mutter Ausgeführte.

Ich will hier aber einen Fall schildern, in dem der Vater die zentrale Figur in der Familie war und urplötzlich starb:

Fallbeispiel Marta (12 Jahre)

Marta war schon zwölf, als sie zur Behandlung kam. Der Tod des Vaters durch einen Verkehrsunfall lag drei Jahre zurück. In diesen drei Jahren hatte sie sich offensichtlich nicht erholt, sondern sich anhaltend in ihrem Wesen verändert: Schweigsam, starr, in der Schule schlecht, allgemein interesselos, freudlos und ohne Freunde sei sie, sagte die Mutter im Erstgespräch. Der Mutter selbst sei der verheerende Zustand ihrer Tochter erst aufgefallen, nachdem sie selbst nach zwei Jahren tiefster Trauer aus ihrer Depression erwachte. In diesen zwei Jahren habe allerdings Marta, die Große, das familiäre Leben mit den zwei kleinen Geschwistern am Laufen gehalten.

Marta selbst wirkte wie ein schwerer schwarzer Stein: ohne Leben, ohne Gefühle, stumm und starr. Nach einigen Wochen stellte sich heraus, dass sie von einer irrsinnigen Leidenschaft für eine damals sehr populäre Popgruppe gepackt war. Sie hatte also doch ein inneres Leben, das sie ganz und gar diesen Jungs gewidmet hatte. Wenn ich mich nicht auf diese Boys eingelassen und ihren Ausführungen stundenlang zugehört hätte, ja, nicht wirklich auch Interesse für die Jungs entwickelt hätte, wäre es viel schwerer geworden, in Martas Steinwelt eingelassen zu werden.

Interessanterweise schilderte Marta später in der Trauma-Bearbeitung ein exzessives Erleben einer Fluchtreaktion, als ihr allmählich dämmerte, dass ihre Welt zusammengebrochen war. Niemand hatte mit ihr über den Unfalltod des Vaters gesprochen. Sie war ohne Begründung mit den Kleinen zu Verwandten aufs Land geschickt worden und sah die Mutter mehrere Tage nicht. Daraus und aus dem Verhalten der Verwandten schloss Marta, dass etwas Schreckliches passiert sein musste, bis sie nach drei Tagen aus verschiedenen Hinweisen den Schluss zog, dass der Vater wohl tot sei. Daraufhin setzte sich bei ihr ein innerer Mechanismus in Gang, der bewirkte, dass sie in riesigen schnellen Schritten über die endlosen Felder hastete. Sie sei wie ein Automat gewesen und dennoch pures Entsetzen: weg, weg, weg!

Interessanterweise war ihre traumatische Erinnerung diese Fluchtreaktion, die sich immer und immer wieder in ihr wiederholte. Für Martas Heilung war die Bearbeitung dieser Traumareaktion ein wichtiger Schritt.

Der erfahrene Leser wird schon geahnt haben, dass die noch junge Mutter emotional abhängig war von ihrem Mann, also eine hochgradig schwierige eigene Herkunftsgeschichte hatte und in einer schweren seelischen Pathologie befangen war. Dennoch hat sich Marta durch das anhaltende Leiden der Mutter nun nicht mehr blockieren lassen: Sie wachte auf und besann sich auf sich selbst. Sie schloss Freundschaften und ging wieder gerne und erfolgreich in die Schule.

Wichtig für die Heilung war weiter, dass wir ein Abschiedsritual vom Vater gemeinsam vollzogen, sodass Marta den Vater loslassen konnte: Marta wählte sich als Symbol für den toten Vater einen großen, schweren, unglaublich schönen schwarzen Stein, den wir im Therapiezimmer stellvertretend beerdigten.

Die heute gängige Form des Vater-Verlustes ist die Trennung der Eltern. Zunehmend mehr Eltern scheinen es mir zu schaffen, um ihres Kindes willen dennoch in Kontakt zu bleiben und ihm den faktischen und emotionalen Zugang zu beiden Eltern zu ermöglichen. Dies ist hoch anerkennenswert, denn die natürliche Reaktion desjenigen, der sich verlassen und betrogen fühlt, ist immer das Rachebedürfnis. Deswegen dauert es ja auch meist eine etwas längere Zeit, bis man wieder zu sachlichen Vereinbarungen kommen kann. Dem Trennungskrieg auf Kosten der Kinder ist auch durch die neue Gesetzeslage des Kindschaftsrechtes eine gewisse Grenze gesetzt.

Sicherlich ist es so, dass für Kinder erst im Laufe der Pubertät verständlich wird, dass zur Partnerschaftsbeziehung von Eltern nicht nur einfach Freundschaft, sondern auch gegengeschlechtliche Anziehung gehören sollte. Für jüngere Kinder ist dieser wesentliche Aspekt wenig nachvollziehbar und insofern auch der Trennungsgrund »Ich liebe sie/ihn nicht mehr« nicht akzeptabel, wenn die Eltern bis zur Trennung einen gepflegten Umgang miteinander hatten. Besonders, wenn sich einer der Partner als Opfer des anderen erlebt, wird meist ein Solidarisierungseffekt mit ihm/ihr bei dem Kind eintreten. Trotz der (verständlichen) Wut auf den verlassenden Elternteil dient diese Dynamik keineswegs einer Beschleunigung der Trennung. Im Gegenteil: Die aufgespaltenen Gefühle des Kindes können beim verlassenden Ehepartner große Irritation und Schuldgefühle auslösen, sodass die Kinder mit ihrem unbewussten Beitrag zur Familiendynamik oftmals zumindest vorübergehend erfolgreich sind. Ich vermute, dass aus diesem Umstand (keine Einsichtsfähigkeit für die wahren Motive und kleine Erfolge der kindlichen Versuche, die Trennung zu stoppen) auch die oft zu beobachtende Zähigkeit resultiert, mit der Kinder aus solchen Familien an ihrem natürlichen Wunschdenken festhalten, dass die Eltern doch eines nahen

Tages wieder zusammenkommen. Damit aber hindern die Kinder sich selbst, sich auf die Realität einzustellen, das Unvermeidliche zu akzeptieren, die Trauer zu spüren, damit den Prozess zu verarbeiten und sich wieder der Gegenwart und Zukunft öffnen zu können. Trotz dieser eindeutigen emotionalen Problematik sollte man unter solchen Bedingungen nicht von Traumatisierung sprechen.

Anders verhält es sich, wenn die Kinder über längere Zeit schwere Spannungen, Streitigkeiten oder gar Gewalttätigkeiten in der Familie erlebten – also nicht nur als Begleiterscheinung des Trennungsprozesses. Nach meiner Erfahrung wird dann die Trennung der Eltern besser akzeptiert. In dieser Konstellation trifft man auch sehr häufig traumatisierte Kinder. Aber nicht durch die Trennung traumatisiert, sondern durch die bedrohlichen Situationen in ihrer Familie.

Weiterhin gibt es transgenerationale Prozesse von Traumatisierung, die durch die Trennung der Partner entstehen können: Ist einer (oder sind beide) Ehepartner durch ihre eigene familiäre Erfahrung bindungstraumatisiert, so stürzen sie in ein tiefes, emotional sehr bedrohliches Loch, wenn sie nun (wieder) verlassen werden sollen. Kinder spüren die Panik von Mutter oder Vater, die die Ausmaße einer regelrechten Zerstörungsangst annehmen kann, sehr wohl. Sie können sich kaum dagegen abgrenzen und erleben sie z. T. dadurch als eigene Angst. Durch diese Dynamik entsteht einerseits die Gefahr einer transgenerationalen Traumatisierung und andererseits eine hohe Wahrscheinlichkeit, dass es zu einem Trennungskrieg der Partner kommen wird, wie ihn kein Kind unbeschadet überstehen kann.

Sind Kinder Opfer eines Trennungskrieges, so muss man sicherlich davon ausgehen, dass sie als Träger heftiger elterlicher Affekte (vor allem Angst, Kränkung und Wut) und in ständig wechselnder Loyalitäten seelisch beschädigt werden. Obwohl die Familiengerichte versuchen, dem hemmungslosen Beziehungskrieg entgegenzuarbeiten, und es inzwischen Angebote wie Mediation gibt, kann man die betroffenen Kinder oft nur unzureichend schützen.

Brutal ist es allerdings auch, wenn eine Trennung nur so aussieht wie ein gegenseitiger Vernichtungskrieg der Eltern und so vom Familienrichter behandelt wird. In Wirklichkeit sind aber die Vorwürfe (z. B. sexueller Missbrauch, Misshandlung, seelische Grausamkeit) der einen gegen die andere Seite nicht intrigant, sondern trotz ihrer Unglaublichkeit berechtigt. Dies gehört zu den gefährlichsten und traumatischsten Konstellationen für Kinder.

Weiterhin traumatisierend wirken Trennungen, die durch Verachtung, Zurückweisung und Missachtung des Kindes durch den Vater oder die Mutter geprägt sind oder nur so vom Kind interpretiert werden können. Plötzliches Verlassen der Familie mit Verschwinden, Selbstmord oder aber das Abschieben des Kindes: Dieses sind vorläufige Schlusspunkte einer verhängnisvollen negativen Entwicklung, die aber immer auch an sich traumatisierend wirken. Sie sind oft nicht als zerstörerische böse Botschaft an das Kind gemeint, aber sie werden so verstanden. Neben dem Verlust, der kaum verarbeitet werden kann, bekommt das Selbstwerterleben des Kindes einen empfindlichen Schlag, von dem es sich kaum erholen kann.
Diese Dynamik scheint mir auch ursächlich für manche problematisch verlaufenden Adoptionskarrieren zu sein. Sowie die Idee im Kind Wurzeln schlägt, dass es ein im Grunde ungewolltes und weggestoßenes Kind ist, ist seine seelische Entwicklung gefährdet!

1.6 Sexueller Missbrauch

Es könnte durchaus sein, dass diese Kategorie die häufigste Ursache von Traumatisierung in der Kindheit darstellt. Obgleich in der Öffentlichkeit das Bewusstsein herrscht, dass es sich dabei um eine moderne Erscheinung, um eine Verrohung der Sitten und dergleichen handelt, scheint dies falsch zu sein. Die Verwendung von Kindern für sexuelle Praktiken durch Erwachsene hat sehr viel mit kulturellen Normen, mit Tradition, mit Verelendung, mit Versklavung, aber auch mit der Natur der Sexualität zu tun. Daraus ist ersichtlich, dass hier ein höchst spannender Auftrag für anthropologische Verhaltensforschung vorliegen würde. Leider unterliegt das Thema immer noch zu sehr einem Tabu, als dass es schon in das Licht der Forschung gezogen worden wäre. Obgleich man glauben könnte, dass das Sexualverhalten von Tieren zumindest weniger Scham und Ängste auslöst, muss man feststellen, dass z. B. auch das hochgradig aktive transgenerationale Sexualverhalten der Bonobos – unserer nahesten Verwandten im Tierreich – bisher weder ausreichend erforscht noch in Hinblick auf seine anthropomorphe Relevanz diskutiert worden ist. Wir, Forscher und Wissenschaftsanwender, leben einfach dieses christliche Sexualtabu. Man könnte denken, dass dies ein Schutz für die Kinder ist. Schließlich ist Pädosexualität bei uns gesetzlich verboten und gesellschaftlich scharf geächtet. Doch die Pädosexualität

grassiert bei uns eben im Geheimen. Dadurch könnten sich ein Vorteil ergeben und zwei Nachteile:
Der Vorteil ist sicherlich, dass Dinge, die streng geheim gehalten werden müssen, nicht so einfach realisiert werden können. Quantitativ finden sie wahrscheinlich weniger statt. In den Gesellschaften, in denen Pädosexualität nicht einem strikten Verbot unterworfen war wie dem antiken Griechenland und dem alten Rom, scheint es ein Massenphänomen gewesen zu sein. Zumal es sich mit der Versklavbarkeit von Kindern kombinierte[31]. Der erste Nachteil ist: Wenn Pädosexualität nur im Geheimen möglich ist, werden logischerweise ganz überwiegend vom Täter abhängige Kinder dafür gewählt. Die emotionale oder soziale Abhängigkeit vom Täter bedeutet die Unfähigkeit, sich aus dieser Beziehung zu lösen. Die Hilflosigkeit wiederum hat einen enorm verstärkenden Einfluss auf die Traumatisierung. Je näher der Täter dem Kind emotional steht, und vor allem wenn es ein leiblicher Elternteil ist, bedeutet der natürliche Identifikationsprozess mit dem missbrauchenden Elternteil, der ja trotz des Missbrauchs weiterläuft, eine zusätzliche extreme Gefährdung der seelischen Entwicklung.
Der zweite Nachteil ist die völlige Isolation des betroffenen Kindes. Weil es ja verboten ist, muss der Täter das Kind emotional von allen anderen Erwachsenen – und möglichst auch Kindern – trennen. Zugleich beginnt das gesellschaftliche Tabu auf Seiten des Kindes nach meiner Schätzung so etwa ab vier oder fünf Jahren zu wirken. Davor ist es neben der traumabedingten neurophysiologischen Schädigung die natürliche sprachliche Unreife des kleinen Kindes, die verhindert, dass es sich mitteilt. Das soziale Umfeld ist natürlich immer und zu jeder Zeit dem Tabu unterworfen und insofern kaum in der Lage, zu realisieren, was sich da mitten unter ihnen tut. Darüber hinaus spielen fast immer schwere Strafandrohungen oder zumindest angedrohter Liebes- oder Vorteilsentzug eine Rolle, um dem Kind den Mund zu verschließen.
Dies alles bewirkt, dass das Kind mit seinem traumatischen Erleben objektiv allein ist. Und damit brechen sämtliche Ressourcen weg, die bei anderen Traumatisierungen anerkanntermaßen bei der spontanen Bewältigung helfen.

---

[31] In der Literatur wird der Vorgang der massenweisen sexuellen Versklavung und Zerstörung von kleinen Kindern auch für die China-Towns der USA im frühen 20. Jahrhundert beschrieben: Isabel Allende, Portrait in Sepia, 2002.

Wie schon im vorigen Abschnitt zum Stichwort Misshandlung muss erst recht für die Verdachtsäußerung des innerfamiliären sexuellen Missbrauchs festgestellt werden, dass sie sich häufig in der Öffentlichkeit einfach nur als Schlammschlacht einer frustrierten und verlassenen Ehefrau darstellt. Das in meinen Augen eigentlich positiv wirkende neue Kindschaftsrecht hat hier eine Schneise geschlagen – nämlich das Recht des Vaters auf sein Kind (§ 1671, Abs. 2 BGB; § 1684, Abs. 4 BGB) –, auf der sich inzwischen schreckliche kindliche und familiäre Tragödien ereignen. Dazu aber später in Kapitel III, »Seelenblindheit der Fachleute« Näheres.

Dass gute soziale Ressourcen trotzdem auch im Fall von sexuellem Missbrauch vorhanden sein können und dann segensreich wirken, zeigt der nun schon oft zitierte Fall der zwölfjährigen Judith (s. Kapitel I, S. 25). Ich beschränke mich hier darauf, die besonderen Umstände zu benennen, die es ihr ermöglicht haben, die erheblichen Trauma-Folgen mit einer nur kurzen therapeutischen Hilfe zu überwinden.

1. Judiths Vergewaltiger war kein leiblicher Elternteil (aber immerhin doch ein sehr vertrauter, lieb gewonnener Onkel).
2. Judith konnte sich ihren Eltern kurz nach der Vergewaltigung anvertrauen.
3. Beide Eltern glaubten ihr vorbehaltlos.
4. Der Vater sprach für Judith und legte die Beschuldigung offen in der Großfamilie.
5. Beide Eltern nahmen den Bruch der Großfamilie in Kauf, um ihre Tochter zu stärken und vor den auf sie einhagelnden Vorwürfen zu schützen.
6. Und nicht zuletzt: Judith hatte bis dahin eine glückliche und behütete Kindheit verbracht und es handelte sich um einen einmaligen Übergriff. Es waren in ihrer Seele noch innere Instanzen der Sicherheit vorhanden, die durch die Trauma-Erfahrung zwar verschüttet, nicht aber gänzlich zerstört worden waren.

All diese persönlichen und sozialen Ressourcen verhinderten nicht, dass das Trauma-Ereignis zu einer starken Trauma-Erfahrung wurde. Aber sie bewirkten, dass Judith mit einer absoluten Kurzzeitbehandlung durchgreifend geholfen werden konnte.

III. Traumafolgen in der Kindheit

1. Neurophysiologische Aspekte

In den vergangenen Jahren hat sich auf dem Gebiet der Hirnforschung eine kleine Revolution ereignet, die durch die neuen bildgebenden Diagnoseverfahren wie PET (Positronen-Emissions-Tomografie) oder MRT (Magnet-Resonanz-Tomografie) ausgelöst wurde. Das Wissen über die hirnphysiologischen Abläufe in Zusammenhang mit psychischen Störungen ist exponentiell gestiegen – so auch für das Störungsbild der Posttraumatischen Belastung. Darüber hinaus wissen wir inzwischen differenzierter Bescheid über die verschiedenen neurophysiologischen Kreisläufe, die durch einen Notfall in Gang gesetzt werden, und deren Auswirkungen auf das spätere Befinden des Individuums. Die Forschungen beziehen sich bisher vor allem auf erwachsene Patienten und auf Experimente am »Tiermodell«[32].
Im Folgenden will ich die Teilbereiche aus der Forschung darstellen, die für die später vorgestellten Behandlungsmethoden für kurzfristig oder anhaltend traumatisierte Kinder handlungsrelevant sind.

1.1 Traumaspezifische kortikale Erregung

Nach *Hüther*[33] stellt die Biologie zwei verschiedene, aber miteinander verbundene Kreisläufe in den kortikalen Erregungsmustern und Stoffwechselprozessen in und nach einer Bedrohungssituation zur Verfügung.

1.1.1 Erster Kreislauf: Erregung führt zu Wachheit und hoher Lösungsorientiertheit

Auslöser für beide Kreisläufe ist eine neuartige und bedrohliche Situation, mit der das Individuum konfrontiert ist. Sie bewirkt un-

[32] Besonders intensiv sind die schädigenden Auswirkungen lang anhaltenden Stresses auf den Hippocampus von Ratten und Primaten untersucht und nachgewiesen worden, z. B.: R. M. Sapolsky, Glucocorticoids, hippocampal damage and the glutamatergic synapse, 1990.

[33] G. Hüther, Biologie der Angst, S. 71 ff., 1999

mittelbar ein allgemeines kortikales Aktivierungsmuster im ganzen Gehirn, insbesondere aber im präfrontalen Kortex und im Limbischen System. Durch die allgemeine Aktivierung entsteht eine hochgradige Wachheit und Aufmerksamkeit (auch Arousal genannt).
Das Limbische System verleiht dieser Wachheit augenblicklich eine besondere affektive Qualität. Es ist eine entwicklungsgeschichtlich alte Struktur im Gehirn, die ringförmig um den Hirnstamm gruppiert ist und die Amygdala, den Hippocampus und den Hypothalamus beinhaltet: Hier werden die vegetativen Funktionen gesteuert, Emotionen produziert und Gedächtnisleistungen zur Verfügung gestellt. Diese drei Funktionen tragen zu der affektiven Tönung des Arousals bei.
Die spezifische Aktivierung des limbischen Systems löst ihrerseits eine Aktivierung des Hirnstammes aus, d. h., das zentrale und periphere noradrenerge System (genauer: Sympatho-adreno-medulläres System = SAM-System) wird nun in Gang gesetzt, das Noradrenalin und Dopamin ausschüttet. Diese beiden Neurotransmitter bewirken eine Verstärkung der allgemeinen Aktivierung des Gehirns und eine Bereitstellung körperlicher Energiereserven. Das limbische System wird in Folge noch stärker erregt, was wiederum zu einer verstärkten Erregung im Hirnstamm führt usw. usf.
Der Vorteil dieser starken Aktivierung innerhalb des ersten Kreislaufes ist, dass sämtliche im Individuum angelegte oder durch Lernvorgänge gespeicherte Lösungsmöglichkeiten für die bedrohliche Situation aufgespürt und nutzbar gemacht werden können. Dadurch eröffnet sich für das Individuum eine gute Lösungschance, sodass *Hüther* von dieser Stressaktivierung innerhalb des ersten Kreislaufes als von einer »kontrollierbaren Stressreaktion« spricht. »Zu einer kontrollierbaren Stressreaktion kommt es immer dann, wenn die bisher angelegten Verschaltungen zwar prinzipiell zur Beseitigung der Störung geeignet, aber einfach noch nicht effizient genug sind, um diese vollständig und gewissermaßen routinemäßig zu beantworten. Eine derartige Stressbelastung ist besser mit dem Begriff ›Herausforderung‹ zu beschreiben.«[34] Dieser Kreislauf verstärkt und stabilisiert die zum Erfolg beitragenden neuronalen Verschaltungen und führt im Erfolgsfall zum Erlöschen der Erregung.

[34] Hüther, Die Auswirkungen traumatischer Erfahrungen im Kindesalter auf die Hirnentwicklung, 2003, S. 98

Psychologisch spiegelt sich dieser Prozess in einem Erstarken des Selbstbewusstseins und des Kompetenzgefühles.

1.1.2 Zweiter Kreislauf: Chronische Übererregung führt zu Hemmung und Degeneration

Sollte aber keine der dem Individuum zur Verfügung stehenden Möglichkeiten zur Beendigung der Bedrohung geeignet sein, schaukelt sich der Prozess der Erregung so weit auf, bis schließlich durch die hohe Konzentration von Dopamin und Noradrenalin die Hirnanhangdrüse stimuliert und das HPA-System in Gang gesetzt wird. Das heißt, dass erst die extremen Erregungsmuster des ersten Kreislaufes den zweiten Kreislauf auslösen. Das HPA-System (Hypothalamo-hypophyseo-adrenocortikales System) regt die Nebennieren an, große Mengen an Cortisol freizusetzen, sodass der Körper in Gehirn und Peripherie mit Cortisol überschwemmt wird.
Psychologisch beginnt der Übergang vom einen zum anderen Kreislauf mit der verzweifelten Erkenntnis, dass man nichts mehr tun kann, um die Bedrohung in den Griff zu bekommen. Der erste Kreislauf ist also der der kontrollierbaren Bedrohung, der extremen Lernfähigkeit, der Spannung und der Stärkung des Selbstbewusstseins. Dagegen ist der zweite Kreislauf psychologisch von Panikgefühlen, Hilflosigkeitsgefühlen und Verzweiflung geprägt.
Wenn dieser zweite Kreislauf sehr schnell beendet wird – *Hüther* gibt gerne als Beispiel den ersten Fallschirmsprung an – und in eine gigantische Erleichterung und ein »irres« Erfolgsgefühl übergeht, kann eine solche Situation unter Umständen süchtig machen: Die HPA-Aktivierung wird wegen dieser extremen Erregungssensationen absichtlich wieder und wieder ausgelöst, wobei eine gewisse Adaption eintritt, die immer heftigere Auslöser aufsuchen lässt.
Ist aber kein baldiges und sicheres Ende der Panikwelle in Sicht, bleibt die Überschwemmung mit Cortisol erhalten, dann verändert sich der Stoffwechsel chronisch: Auch wenn die Bedrohung schließlich objektiv beendet wurde, bleibt der Cortisolspiegel dauerhaft erhöht.
Auf der neuronalen und vegetativen Ebene des Organismus bedeutet eine dauerhafte Erhöhung des Cortisolspiegels im Blut eine Hemmung bis Degeneration vieler Systeme. So werden unter anderem das noradrenerge System (s. o.), das Immunsystem und das System

der Sexualhormonproduktion gehemmt bis degeneriert[35]. Ein über lange Zeit erhöhter Cortisolspiegel führt weiterhin zu einer Zerstörung besonders fester und schneller neuronaler Verschaltungen, die in der Vorgeschichte durch unendlich viele Lernvorgänge aufgebaut und bestätigt worden sind.
Ein ständiges Anspannungsgefühl, Übererregung, diffuse oder spezifische Angst und Hilflosigkeitsempfinden sind die psychologischen Folgen oder Begleiterscheinungen davon. Eine weitere Belastung, und sei sie noch so klein, kann kaum ertragen werden.
In der Zeichnung auf S. 87 sind beide Kreisläufe grafisch dargestellt: Der Mensch lernt, alles zu vermeiden, was seine Anspannung und Erregung noch unerträglicher machen könnte. Und damit lernt er vor allem, das zu vermeiden, was ihn an die Ursprünge seiner Stressreaktion erinnern könnte:
Orte, Personen, Gerüche, Klänge, Gegenstände – das alles lässt sich mit mehr oder weniger Aufwand und Einschränkungen meiden. Manche phobischen Verhaltensweisen haben hier ihre Ursache.
Aber viel weniger kontrollierbar sind Erinnerungen, Erinnerungsbilder und Gefühle. Auch durch sie können jederzeit intensive Zustände von Übererregung, totalem Hilflosigkeitserleben und unkontrollierbarem szenischen Wiedererleben ausgelöst werden – so genannte »flash-backs« oder traumaspezifische Albträume. Dass dies möglich ist, liegt daran, dass in der Trauma-Erfahrung selbst und in der sich anschließenden Phase grundsätzlich andere Gedächtnis- und Lernprozesse zum Einsatz kommen.

1.2 Traumaspezifische Mechanismen des Speicherns und Erinnerns

Sie bewirken, dass die überflutenden Reize nicht ganzheitlich, sondern fraktioniert im Gehirn gespeichert werden. Die Abspeicherung traumatischer Reize erfolgt nicht wie bei alltäglichen Reizen mit Hilfe des Hippocampus, sondern in und mit Hilfe der Amygdala, d. h. im emotionalen Gedächtnis des limbischen Systems.
PET und MRT-Bilder zeigen eindrücklich, dass sich im Augenblick der Auslösung einer traumatischen Erinnerung der Metabolismus

[35] ders. 1999, S. 74 ff.

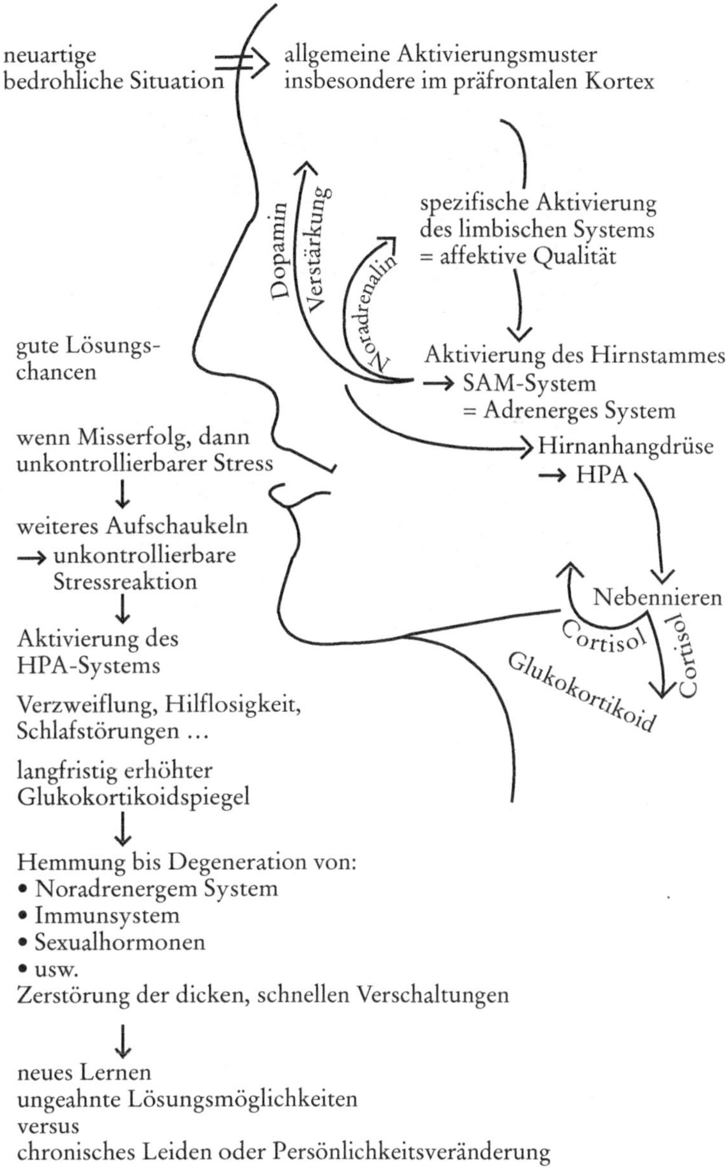
neuartige
bedrohliche Situation
allgemeine Aktivierungsmuster
insbesondere im präfrontalen Kortex
spezifische Aktivierung
des limbischen Systems
= affektive Qualität
Dopamin
Verstärkung
Noradrenalin
Aktivierung des Hirnstammes
→ SAM-System
= Adrenerges System
Hirnanhangdrüse
→ HPA
Nebennieren
Cortisol
Cortisol
Glukokortikoid
gute Lösungs-
chancen
wenn Misserfolg, dann
unkontrollierbarer Stress
weiteres Aufschaukeln
→ unkontrollierbare
Stressreaktion
Aktivierung des
HPA-Systems
Verzweiflung, Hilflosigkeit,
Schlafstörungen …
langfristig erhöhter
Glukokortikoidspiegel
Hemmung bis Degeneration von:
• Noradrenergem System
• Immunsystem
• Sexualhormonen
• usw.
Zerstörung der dicken, schnellen Verschaltungen
neues Lernen
ungeahnte Lösungsmöglichkeiten
versus
chronisches Leiden oder Persönlichkeitsveränderung

des Cortex[36] schlagartig ändert: So kann zum Beispiel die linke Hemisphäre gewissermaßen abgeschaltet werden, und in der rechten Hemisphäre konzentriert sich die Durchblutung mit einem Male auf das limbische System und insbesondere auf die Amygdala.[37]

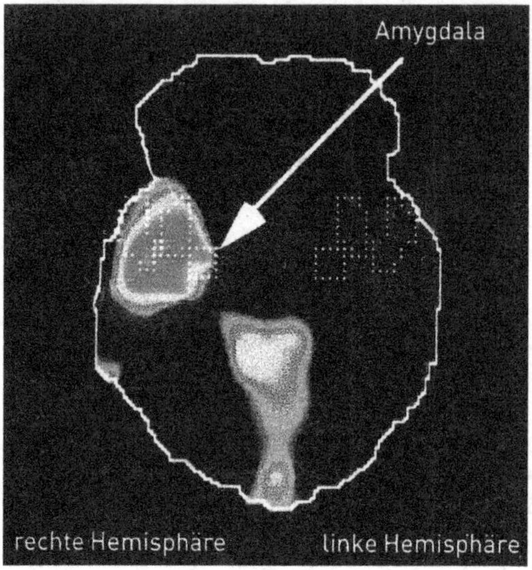

Die Amygdala ist wie gesagt für die Entstehung von Affekten, Erregung, vor allem Angstäquivalenten, und Emotionen zuständig. Sie ist entwicklungsgeschichtlich eine sehr alte kortikale Struktur, d. h. sie funktioniert ganz ohne Sprache und Bewusstsein. Durch sie wird angstkonditioniertes Lernen, das ja bekanntlich ohne Bewusstheit auskommt, und das Einsetzen der instinktiven motorischen Anpassungsreaktionen in der Bedrohungssituation gesteuert, d. h. Flucht-, Aggressions- und Anpassungsreaktionen.

[36] Bei der Funktionellen Magnetresonanztomografie wird zum Beispiel der Sauerstoffgehalt im Blut, beim Positronen-Emissionstomografen der Blutdurchfluss in bestimmten Hirnarealen bei den Schichtaufnahmen gemessen. Damit erhält man ein sicheres Maß für die Sauerstoffversorgung dieser Areale, die wiederum ein gutes Korrelat für die lokale neuronale Aktivität ist. Eine gute und allgemein verständliche Zusammenfassung des derzeitigen Methodenstandes geben T. Kircher et al. (2004) im Deutschen Ärzteblatt/PP/7 in ihrem Aufsatz »Funktionelle Bildgebung am Beispiel der Schizophrenie«.

[37] Ein halbes Jahr nach dem 11. September 2001 veröffentlichte das GEO-Magazin diese PET-Aufnahme eines Überlebenden, die während einer getriggerten Erinnerung gemacht worden war. Quelle: Geo 05/2002.

Sie stellt das implizite Gedächtnis zur Verfügung. Alles, was in diesem Zentrum entsteht und gespeichert wird, muss erst mühsam durch neuronale Verbindungen mit den Sprachzentren der linken Gehirnhälfte und den anderen Assoziationsarealen des Großhirns zusammengebracht werden. Emotionen zu versprachlichen fällt demjenigen schwer, der ein gering ausgebildetes Corpus Callosum hat – ein Problem der Männer und heranwachsenden Jungen[38].
Die Versprachlichung und selbst die Bewusstwerdung von affektiven Erlebniseindrücken werden aber erst recht durch die traumaspezifischen Speicher- und Gedächtnisprozesse verhindert. Diese unterscheiden sich grundsätzlich von den Mechanismen unseres Alltagsgedächtnisses. Die traumabezogenen Erlebniseindrücke werden nämlich nicht den üblichen modulierenden und integrierenden Gedächtnisprozessen unseres Alltagsgedächtnisses unterworfen, die mit der Zeit ein in sich stimmiges, narratives und ganzheitliches Erinnerungsmodell der eigenen Vergangenheit schaffen. Dies ist nicht möglich, weil die Speicherung traumatischer Inhalte in der Amygdala mit einer zunehmenden Blockierung aller Assoziationen einhergeht. Das bedeutet, dass die eigentlich starken neuronalen Verbindungen zwischen limbischem System und den sensorischen Projektionsfeldern offensichtlich blockiert werden. Das emotionale Gedächtnis wird also von den anderen Gedächtniszentren, z. B. dem visuellen Gedächtnis, separiert. Durch diese Separierung – im psychologischen Sprachgebrauch »Spaltung« – werden sowohl die affektiven Erlebniseindrücke als auch die in den Assoziationsarealen gespeicherten sensorischen Erlebniseindrücke nicht bearbeitet und erst recht nicht verarbeitet, sondern bleiben eins zu eins bis zum Lebensende in ihren neuronalen Zentren eingraviert.
Alle durch das Trauma-Ereignis aktivierten Affekte, motorischen Anpassungsreaktionen und Emotionen prägen sich also der Amygdala ein und hinterlassen damit einen ständigen Erregungsherd im Organismus, der zu der immer wieder auflaufenden Übererregung des Betroffenen führt.
Die anderen sensorischen Erlebniseindrücke werden durch den Hip-

[38] Vielen Männern kann man regelrecht die Mühe am Gesicht ablesen, wenn sie sich ihres inneren Zustandes bewusst werden, d. h. ihn gedanklich-sprachlich fassen wollen. Neben kulturellen Aspekten dürfte hier ein wesentlicher Grund dafür vorliegen, dass die meisten Männer kaum ihre Gefühle ernsthaft kommunizieren können.

pocampus organisiert und in den dazugehörigen kortikalen Assoziationsarealen abgespeichert. Hier wird das explizite Gedächtnis zur Verfügung gestellt, das deklaratives Wissen speichert und verarbeitet. Phylogenetisch und ontogenetisch gesehen ist es ein jüngeres Gedächtnissystem, das im Prinzip dem bewussten Zugang offen steht. Dadurch, dass es jünger ist, ist es allerdings auch in seiner Funktionstüchtigkeit anfälliger. Unter dem Druck der Übererregung zeigt es leichter Ausfälle, während das alte implizite Gedächtnis des limbischen Systems wesentlich stabiler arbeitet.

Damit ist keinesfalls gemeint, dass die deklarativen Aspekte des Erlebens aus dem Gedächtnis verschwinden, sondern dass der Zugang zu ihnen abbricht bzw. aktiv blockiert wird, um das Individuum zu entlasten. Nur im Falle so genannter Trigger (unerwartete erinnerungsauslösende Reize) oder unkontrollierbarer Erregung werden diese Blockaden übersprungen, und sensorisches Erinnerungsmaterial überschwemmt dann ungehemmt für kurze Zeit das Bewusstsein.

Durch die akute oder chronische Übererregung, die von der Amygdala ausgeht, wird die normale Funktion des Hippocampus und die höheren kortikalen Fähigkeiten gestört, was bis hin zu strukturellen Beeinträchtigungen gehen kann (s. u.).

Praktisch bedeutet dies, dass sich traumabedingte Gedächtnisausfälle auf die expliziten Inhalte beziehen, nicht auf die impliziten. Die vegetativen Symptome von Aggressions-, Flucht-, Täuschungs- oder Erstarrungsreaktionen bleiben erhalten, Angst und Erregung stellen sich in der Psyche, im Verhalten und in den interpersonellen Beziehungen dar, während ihre biografischen Auslöser, Ursachen und Rahmenbedingungen aus dem Bewusstsein verschwunden sind[39].

Die Kombination von Hemmungen und Blockierungen einerseits und Übererregung andererseits bewirkt irritierende Gedächtnisphänomene:

- lebenslange Löschungsresistenz der in der Amygdala abgespeicherten Affekte und der von ihnen dissoziierten deklarativen Gedächtnisinhalte (bei ausbleibender Behandlung);
- Erinnerungsinhalte können nicht bewusst abgerufen oder zur Seite geschoben werden, so wie es bei Gedächtnisinhalten, die uns der Hippocampus zur Verfügung stellt, möglich ist. Statt-

[39] Die Ausführungen über die verschiedenen Gedächtnissysteme basieren auf einem Vortrag von von Klitzing auf dem Kongress »Trauma und Kindheit« vom 6. 10. 2000 in Nürnberg.

dessen handelt es sich um unkontrollierbare, so genannte intrusive Erinnerungen;

- intrusive Erinnerungen treten ein, sowie die Blockaden und Vermeidungen übersprungen werden, z. B. bei Müdigkeit, Erschöpfung, Schlaf (Albträume), Krankheit, Alter ... – aber auch Befragungen, Rollenspiele ... oder wenn das Individuum mit traumarelevanten Einzelreizen (Trigger) konfrontiert wird;
- die Erinnerungseindrücke sind vollkommen sensorisch und losgelöst von einer zeitlichen Einordnung, d. h., sie werden als absolut gegenwärtig, körperlich bedrohlich und unendlich wiedererlebt;
- sowohl Hypermnesien, Dysmnesien als auch Amnesien sind gleichermaßen möglich und können sich abwechseln[40];
- traumabezogene Erinnerungseindrücke können schon in den ersten Lebensjahren gespeichert werden, d. h., früh traumatisierte Menschen erinnern sich zuweilen sehr lebhaft, erschreckend und intensiv sensorisch an Szenen aus ihren ersten drei Lebensjahren[41].

Wenn eine Person eine Trauma-Erfahrung durchlebt hat, wird sie mit einiger Wahrscheinlichkeit den größten Teil ihrer Energie darauf verwenden, ihren Erregungs- und Schreckzustand durch kognitive und emotionale Vermeidung zu regulieren. Diese in der Psychoanalyse durch *Anna Freud* kategorisierten Abwehrmechanismen

[40] Dieses irritierende Phänomen der nebeneinander vorhandenen gegensätzlichen Gedächtnisstörungen bei PTBS wurde von Hans-Peter Kapfhammer in seinem Vortrag am 10. 11. 2001 auf dem Kongress zur Hirnforschung der Ludwig-Maximilian-Universität dargelegt.

[41] Eine solche Erinnerung schildere ich im Kapitel VI »Spieltherapie« (S. 144) mit dem Fallbeispiel Kilian. Auch Kuntzag (1998) berichtet einen solchen Erinnerungsschub bei der fast achtjährigen Andrea: »Während der Familiensitzung saß Andrea auf dem Schoß eines Elternteils und berichtete etwa 15 Minuten lang ... von Erfahrungen, die ihr, nach der übereinstimmenden Meinung ihrer Eltern, während der ersten zwei Lebensjahre widerfahren waren. Ein inhaltlicher Zusammenhang wäre für einen Außenstehenden kaum erkennbar gewesen, da sie bruchstückartig Körperempfindungen, Tätigkeiten, Eigenschaften, medizinische Fachausdrücke, Ängste, phantasiegeleitete Naturbeschreibungen, Personen- sowie Orts- und Zeitangaben aneinander reihte. Das Kind wirkte ernsthaft, konzentriert und wach. Nahezu ohne Zwischenfragen hörten wir ihr ergriffen zu. Die Eltern sagten, dass ihre Tochter nun beginne, ihre traurigen Kindheitserfahrungen zu bearbeiten.« (S. 189 f.) Andrea war während ihrer ersten beiden Lebensjahre die meiste Zeit wegen medizinischer Behandlungen von ihrer Mutter getrennt, erlitt mehrere Operationen und viele schmerzhafte Eingriffe.

dienen unter anderem auch einem sehr physiologischen Zweck: Sie sollen den Zustand von Übererregung im Gehirn entschärfen. Insbesondere bei einer hoch frequenten kortikalen Stimulation wird ein eigenes und wenig bekanntes Neurotransmittersystem in Gang gesetzt, das einen Prozess von Selbstzerstörung bewirkt: das Glutamatsystem mit seinen NMDA-Rezeptoren. Wenn das Glutamatsystem aktiviert wird, nehmen diese Rezeptoren eine extrem hohe Menge an Kalzium auf, was zu einer neuronalen Selbstvergiftung führt[42].

Hüther sieht diese Gefahr vor allem bei plötzlichen, für das Kind unerwarteten traumatischen Erfahrungen: »Wenn es einem Kind nach einer solchen traumatischen Erfahrung nicht gelingt, diese unkontrollierbare Stressreaktion irgendwie anzuhalten, so ist es verloren, denn die dadurch ausgelösten Destabilisierungsprozesse können lebensbedrohliche Ausmaße annehmen. Jedes traumatisierte Kind spürt das ... Die einzige Strategie, die ihm nun noch Linderung verschaffen kann, ist die Abkoppelung der traumatischen Erfahrung aus dem Erinnerungsschatz, ihre Ausklammerung durch eine gezielt veränderte Wahrnehmung und assoziative Verarbeitung von Phänomenen der Außenwelt.«[43]

Frühe und anhaltende Traumatisierungen greifen nachhaltig in den physiologischen Prozess der Hirnentwicklung ein. Mittlerweile gibt es eine Vielzahl empirischer Belege für die dabei entstehenden neurobiologischen und hirnphysiologischen Schäden. Der präfrontale Cortex bildet ein geringeres Maß an komplexen Verschaltungen aus, sodass die Fähigkeiten zur Impulskontrolle und Handlungsplanung und die Herausbildung eines Selbstbildes beschädigt werden[44]. *De Bellis* et al. wiesen ein verringertes Hirnvolumen und erweiterte Ventrikel nach, *Teicher* et al. eine verringerte Dicke des Corpus callosum, *Stein* et al. und *Bremner* et al. ein verringertes Volumen des Hippocampus.

Während es bisher um innerpsychische und innerkörperliche Prozesse ging, können wir aber auch auf der Ebene des Verhaltens Übererregungszustände beobachten: Zwar tauchen in unserer Welt nicht

[42] H.-P. Kapfhammer, s. o.

[43] Hüther, a. a. O., S. 102

[44] ders., 2002, Die Folgen traumatischer Kindheitserfahrungen für die weitere Hirnentwicklung, Internetaufsatz Abschnitt 5.2

mehr die auffälligen Symptomatiken der Vergangenheit (s. Kapitel I) auf, aber Schlafstörungen, Schreckhaftigkeit, Konzentrations- und Lernschwierigkeiten und Reizbarkeit lassen sich offensichtlich auch mit dem stärksten Kulturdruck und (selbstauferlegter) Disziplin nicht wegwischen. Um diese Zustände der Übererregung halbwegs zu kontrollieren, verzichtet der Mensch auf vieles, was aber nur einem guten Beobachter auffallen wird. So werden bestimmte Aktivitäten und Eindrücke gemieden. Bestimmte Gesprächsthemen werden sorgfältig ausgespart oder im Vorfeld schon verhindert. Das ganze Störungsbild kann durchaus zu einer Abflachung des allgemeinen Interesses, der Emotionalität, der Aufmerksamkeit und der Lernfähigkeit führen, wie wir es regelmäßig bei früh und anhaltend traumatisierten Kindern finden.

1.3 Eine neue Chance

In der Vergangenheit wurde in der Psychosomatik der zuvor beschriebene Zustand ständiger Dauererregung als so genannter »tonischer Stress« beschrieben und als das angesehen, was unbedingt verhindert werden muss, weil er zwangsläufig psychosomatische Erkrankungen nach sich zieht.

Es gibt aber gute Belege für die alte Weisheit, dass in jeder Krise auch eine Chance liegt. Diese finden sich zum einen in der klinischen Erfahrung: Traumatherapeuten erfahren wieder und wieder, wie gut und durchgreifend sie vielen Betroffenen helfen können, ja dass im Zuge einer länger anhaltenden Therapie ein regelrechter Reifungsprozess der Persönlichkeit miterlebt werden kann. Man sollte sich aber klar machen, dass damit im Allgemeinen nicht früh und anhaltend traumatisierte Menschen gemeint sind. Die bei ihnen eingetretenen Schäden sind so grundlegend, dass wir manches Mal auch mit den heutigen Methoden nicht alles »wieder gutmachen« können, was ihre Nächsten an ihnen verbrochen haben.

Zum anderen finden sich diese Belege in neurobiologischen Erkenntnissen über die Funktion von Abbau und Zerstörung im Hirn.

Hüther vertritt die These, dass gerade aufgrund der Hemmung und Degeneration wesentlicher Systeme durch die beständige Cortisol-Anflutung auf die Dauer ein Prozess der Reorganisation einsetzen kann: Die Zerstörung der dicken, schnellen und lang eingeschliffenen Verschaltungen im Gehirn mache den Weg frei für neues Lernen,

Neuorientierung auf bisher unvorstellbare Wege und Möglichkeiten.
»Hohe Spiegel von Glucokortikoiden, wie sie physiologischerweise bei unkontrollierbarem Stress erreicht werden, fördern die Auslöschung von erlernten Verhaltensreaktionen und führen zur Elimination vor allem solcher Verhaltensweisen, die für eine erfolgreiche Beendigung des Stressreaktionsprozesses ungeeignet sind.«[45]
Auf der Ebene der Phänomenologie können wir diese Anschauungen am Beispiel der Pubertätskrise bestätigen: Kinder von dominanten Eltern, die in der Pubertät heftige Beziehungskrisen mit ihren Eltern durchlaufen und diese schließlich für sich lösen können, schaffen eine bessere Ablösung von den Eltern als vergleichbare Jugendliche mit »friedlichen« Pubertätsverläufen.
Allerdings wird ein traumatisierter Mensch solche Krisen wohl nicht gut alleine meistern, denn um den Weg durch die Krise, durch den Abbauprozess hindurch in das Unwägbare zu gehen, braucht er ein sicheres soziales Netz und eine zuverlässige Begleitung auf dem gefährlichen Weg.
Die Gefahr einer Entgleisung ist groß, wenn der unkontrollierbare Stress plötzlich einsetzt und dann Begleitung fehlt: Der Weg ins soziale Abseits oder in das chronische Leiden, die Somatisierung oder die Persönlichkeitsveränderung ist gebahnt.

2. Kindliche Entwicklung in Lebenskrisen

Neurophysiologische Veröffentlichungen zur traumatischen Verarbeitung, die sich speziell auf Kinder beziehen, sind naturgemäß noch sehr rar. Dennoch ist es wichtig, sich Vorstellungen darüber zu bilden, wie unkontrollierbarer Stress auf das noch unfertige, im Reifungsprozess befindliche Hirn eines Kindes wirken mag.
Generell gilt sicherlich:
»Je früher während der Individualentwicklung derartige stabilisierende oder auch destabilisierende Erfahrungen strukturell im Gehirn verankert werden, desto tief greifender und nachhaltiger bestimmen sie die weitere Nutzung und Ausformung der bis dahin be-

[45] ebd., S. 99

reits etablierten neuronalen Verschaltungen und damit auch die in der Vorstellungswelt einer Person verankerten Erfahrungen und die von ihr gehegten Erwartungen.«[46]

Im Fall eines Hospitalismus-Syndroms heißt das zum Beispiel, dass es viel zu wenige, die intrauterine Geborgenheit stabilisierende Erfahrungen gibt – dafür aber viele destabilisierende Erfahrungen aufgrund mangelhafter Zuwendung, Pflege und Ernährung. Damit wird die pränatale Urerfahrung der Verbundenheit, der Stimulation (z. B. auditiv, propriozeptiv), der Rundumversorgung durch den anhaltenden Stresszustand aufgelöst.

Normalerweise prägt eine relative Fortsetzung der pränatalen Geborgenheit das Leben eines Säuglings. Aber es kommt als zweite wesentliche Grunderfahrung neu hinzu, dass das Kind selbst etwas tun kann, um sein inneres Gleichgewicht wieder herzustellen, wenn Bedürfnisse unbefriedigt sind:

Beim Bedürfnis nach Nähe kann es krähen, beim Bedürfnis nach Zuwendung kann es die Bezugsperson anlächeln, bei Schmerzen oder Hunger kann es wütend schreien oder weinen, wenn seine Neugierde wächst, kann es interessante Dinge mit etwas körperlicher Anstrengung erreichen …

Ein verwahrloster Säugling dagegen erreicht nicht viel – außer vielleicht als Antwort Gebrüll und Gewalt, wenn er schreit. Es gibt nichts, was er erreichen könnte, außer sich selbst. Er leidet Schmerzen und Hunger und »gewöhnt« sich daran – d. h., er macht sich fühllos; er lernt, sich selbst zu stimulieren, und er erlebt fast völlige objektive und subjektive Hilflosigkeit.

Das Durchleben der positiven Grunderfahrungen von Geborgenheit und Kompetenz ist sowohl für den gelungenen Aufbau von Bindungs- und Sozialverhalten unerlässlich als auch für die übrigen (neuronalen, motorischen, sprachlichen) Entwicklungsfaktoren.

Ob belastete Eltern, die in ihren eigenen Ängsten gefangen sind, ihr Kind trotzdem gut annehmen und fördern können, scheint auch mit der genetischen Ausstattung des Kindes zu tun zu haben. Die Mannheimer Risikokinder-Studie konnte nachweisen, dass z. B. frühgeborene Säuglinge mit angeborener ausgeprägter Lächel- und Blickkontaktreaktion eine deutlich bessere Entwicklung nehmen als Frühgeborene, die diese Reaktionen wenig zeigen. Dagegen spielt diese

---

[46] ebd., S. 100

Fähigkeit bei termingerecht geborenen Kindern keine entwicklungsprognostische Rolle[47].

Die beiden Grunderfahrungen der Geborgenheit und der Kompetenz können dem Kind allerdings auch im Übermaß bzw. ungleichgewichtig vermittelt werden. Wenn sie im Ungleichgewicht zueinander stehen, sodass die Eltern vielleicht zu viel Schutz und Geborgenheit bieten und zu wenig altersgemäße Selbstständigkeit erwarten oder zulassen oder umgekehrt, so sind viele beziehungs- und erziehungsbedingte kindliche und familiäre Fehlentwicklungen geradezu vorprogrammiert.

Wo liegt nun der Übergang zu traumatisierenden Entwicklungsbedingungen?

Hüther geht davon aus, dass Kinder normalerweise unkontrollierbaren Stressbelastungen nicht einfach plötzlich ausgesetzt sind, sondern langsam beginnend, sodass die neuronalen Destabilisierungsprozesse ebenfalls langsam verlaufen. »In den meisten Fällen gelingt es den betreffenden Kindern, im Verlauf dieses allmählichen Destabilisierungsprozesses neue Denk- und Verhaltensmuster zu entdecken und zur Bewältigung der betreffenden Belastung einzusetzen. Wird eine dieser Strategien subjektiv als erfolgreich bewertet, so kann die unkontrollierbare Stressreaktion angehalten und in eine kontrollierbare Stressreaktion umgewandelt werden.«[48] Damit käme es zu einer erfolgreichen Ablösung und Neuorientierung.

Bleiben diese Versuche aber erfolglos, so käme es »über kurz oder lang zum Zusammenbruch seiner integrativen (neuronalen, endokrinen und immunologischen) Regelmechanismen und damit zur Manifestation unterschiedlicher körperlicher oder psychischer Störungen. Meist wird auf diese Weise eine Notlösung möglich. Versagt auch dieser Mechanismus und kann kein neues psychoemotionales und psychosomatisches Gleichgewicht gefunden werden, so stirbt das Kind.«[49]

Meines Erachtens gehört zu dem Zeitfaktor des langsamen Einsetzens erschütternder Entwicklungen im kindlichen Leben als mindestens ebenso maßgeblich die Tatsache dazu, dass für die allermeisten Kinder

---

[47] M. Laucht, Vulnerabilität und Resilienz in der Entwicklung von Kindern, 2003, S. 68 f.

[48] Hüther, 2003, S. 101

[49] ebd., S. 102

sich bestimmte Erwachsene verantwortlich fühlen, die das Kind in großer Nähe zuverlässig durch die Krise hindurchbegleiten. Ohne eine intensive soziale Eingebundenheit wird ein Kind diese Krise nicht meistern können[50].
Treffen diese beiden protektiven Faktoren aber nicht zu, d. h., trifft eine unkontrollierbare Stressbelastung ein Kind unvorbereitet, plötzlich und unbegleitet, so wird es gar keine Chance haben sich zu reorganisieren. »Unter diesen Bedingungen kann der Destabilisierungsprozess irreversible Schäden verursachen«[51].
Wie schon dargelegt, legen bisherige Forschungsergebnisse nahe, dass bei früh und anhaltend traumatisierten Kindern vor allem Schäden im präfrontalen Kortex und im Hippocampus zu erwarten sind. Dabei handelt es sich um morphologische Degenerationen, die eine schlechtere Steuerungs-, Integrations- und Lernfähigkeit bewirken.

2.1 Kindliche Symptomatik

Die beobachtbaren und im Anamnesegespräch erhebbaren Auffälligkeiten als Folgewirkungen eines traumatischen Erlebens im Rahmen eines Posttraumatischen Belastungssyndroms werden in der ICD-10 in drei Symptomuntergruppen gegliedert:
- Übererregung
- Wiedererleben
- Vermeidung.

Auch bei traumatisierten Kindern kann man diese drei Symptombereiche beobachten, wenn sie sich auch entwicklungsbedingt zum Teil anders als bei Erwachsenen darstellen. Nach *Scheeringa* et al.[52] reicht die Symptombeschreibung der ICD oder DSM nicht hin, um dem Bild einer kindlichen Posttraumatischen Belastungsstörung gerecht zu werden.

---

[50] Diese These wird auch von den Forschungen Emmy Werners unterstützt, die auf der Insel Kauai eine Längsschnittstudie zu Lebensverläufen von Neugeborenen durchführte. Dargestellt in: K. Grossmann, Emmy Werner, 2003, S. 15.

[51] Hüther, ebd.

[52] M. Scheeringa et al., Two approaches to the diagnosis of posttraumatic stress disorder in infancy and early childhood, 1995

2.1.1 Übererregung

Die meisten Überschneidungen zwischen den anerkannten PTBS-Symptomen und kindlichen PTBS-Symptomen gibt es bei der erhöhten Erregbarkeit:
Schlafstörung, Reizbarkeit und Wut, Konzentrationsschwierigkeiten, Hypervigilanz und übertriebene Schreckreaktionen finden sich bei Kindern wie bei Erwachsenen, werden von den Kindern aber weniger einer Selbstkontrolle unterworfen. *Scheeringa* ergänzt als kinderspezifische Symptome: *»Angst vor dem zu Bett gehen« und »Night Terrors«.*
Letzteres Symptom, also den altbekannten pavor nocturnus[53], sehe ich allerdings nicht häufiger bei traumatisierten als bei normal aufwachsenden Kindern. Die Klassifikation als PTBS-Symptom entspricht insofern nicht meiner Erfahrung.
Ich selbst möchte hinzufügen:
Hyperaktivität, Aufsässigkeit und Trotz, extreme und schnelle Stimmungswechsel.
Aufsässigkeit und Trotz erhalten nicht nur durch den ständigen neuronalen Erregungsherd der Amygdala ihre Energie, sondern zusätzlich durch folgenden tragischen physiologischen Zusammenhang: Indem das Kind scharfe körperliche Strafen provoziert, strebt es eine endokrine Notfallreaktion an, die den unerträglich hohen Cortisolspiegel rasch herunterregulieren wird. Hinter dem provokativen Verhalten kann also auch durchaus das dringende Bedürfnis stecken, scharfen Schmerz zugefügt zu bekommen, um sich kurzfristig beruhigen zu können! Dies muss man wahrlich tragisch nennen.
Darüber hinaus spielen hier natürlich psychodynamische Mechanismen eine wichtige Rolle, die die altbekannte, dem Kind »vertraute« Täter-Opfer-Konstellation wieder herstellen und bestätigen.

[53] Der pavor nocturnus ist ein auch bei Kollegen erstaunlich unbekannter nächtlicher Angst- und Erregungszustand, der vor allem bei Kindern zwischen drei und sechs Jahren anzutreffen ist. Die Kinder schrecken plötzlich aus dem Schlaf auf, schreien und weinen panisch, haben die Augen geöffnet, sind aber nicht ansprechbar, lassen sich nicht beruhigen und nehmen auch keinen klaren Blickkontakt auf. Er ist im Unterschied zu Albträumen den Kindern nicht erinnerbar. Der pavor nocturnus scheint eine passagere Erscheinung in der natürlichen neuronalen Entwicklung zu sein und ist in dem genannten Alter an sich noch kein Hinweis auf eine psychopathologische Entwicklung, auch wenn er die Eltern hochgradig erschreckt.

Dadurch ist in Aufsässigkeit und Trotz eine Verbindung zum nächsten Symptomkomplex des Wiedererlebens gegeben.
Wenn man sich diese Symptomatik konkret für den Alltag vorstellt, wird schnell ersichtlich, dass sie zu einem Quell ständiger Erziehungskonflikte werden muss, insbesondere wenn ihre Verursachung den Eltern unklar ist.
In diesem Zusammenhang muss man sich auch überlegen, was dies für pädagogische Programme wie Triple P heißt – deren Grundgedanke ich an sich absolut begrüße, aber deren Anwendung in einem solchen Fall zu einer reinen Symptomunterdrückung führen kann. Einerseits brauchen gerade traumatisierte Kinder starke, sichere und eindeutige Eltern, so wie es diese Programme den Eltern beibringen – andererseits aber sind die kindlichen Verhaltensweisen, die wegtrainiert werden sollen, in diesem Fall Notsignale, die man ernst nehmen muss und auf die eingegangen werden sollte.

2.1.2 Wiedererleben

Neben der überhöhten Erregung ist das Wiedererleben der Trauma-Erfahrung eine unmittelbare Folgewirkung: Die überflutenden Affekte haben sich gewissermaßen eins zu eins im Angstgedächtnis (Amygdala) eingebrannt. Die sinnlichen Erlebniseindrücke werden separiert abgespeichert und entweder sofort durch eine Schockamnesie oder allmählich durch Abwehr und Vermeidungsverhalten untereinander und von den Affekten dissoziiert. Da also aus Gründen des Selbstschutzes die Erlebniseindrücke von anderen kortikalen Assoziationsfeldern separiert werden und die Amygdala eine neuronale Struktur ist, die ohne Zeitempfinden, Logik und Sprache ist, spulen sich die sinnlichen Eindrücke in Form von inneren Bildern ab, sowie die Blockaden aufgrund von Triggern oder nachlassender Kontrollfähigkeit übersprungen werden. Je älter die Kinder werden, desto klarer ist ihnen, dass es sich um innere Bilder handelt, obwohl sie als absolut gegenwärtig erlebt werden.
Die eruptive Angst, die aber besonders kleine Kinder empfinden, wenn sie auf ihr Erleben angesprochen werden, und die instinktiv sofort einsetzende Schutzsuche oder Totalblockade lässt vermuten, dass diese Bilder für die Kleinen echten Realitätscharakter haben.
Während Erwachsene traumatische Eindrücke oftmals auch als filmähnliche Sequenzen zurückgespielt bekommen, findet man bei

kleinen Kindern offensichtlich eher Einzelbilder, die in keinem Zusammenhang zu stehen scheinen. Dies hat eine Parallele zu den frühesten Erinnerungen von älteren Kindern und Erwachsenen, die in den allermeisten Fällen ebenfalls nur minimale Sequenzen darstellen, deren Davor und Danach unklar ist.
Die klassischen Symptome des Wiedererinnerns sind:
Unkontrollierbare intrusive Erinnerungen, Träume mit wiedererkennbarem Inhalt, Reinszenierung im Verhalten, Wiedererleben abgespaltener affektiver Qualitäten.
Scheeringa ergänzt diese Symptome um die kindspezifischen Symptome:
Posttraumatisches Spiel, Wiederinszenierung im Spiel, stressvolle Erinnerungen, Albträume mit oder ohne spezifischen Inhalt.
Für Kindertherapeuten ist dabei das posttraumatische Spiel von besonderem Interesse. In den meisten Fällen handelt es sich um einen Kompromiss zwischen einer (symbolischen) Angstdarstellung, der Darstellung völliger Hilflosigkeit und Ausweglosigkeit und einer Affektregulierung durch Affektvermeidung. Auf diese Spiele sind wir wahrscheinlich alle schon einmal gestoßen:
Es sind ermüdende Spiele, die sich ständig wiederholen, bei denen keine narrative Struktur, keine Höhepunkte und vor allem kein natürliches Ende entstehen. Sie können sich über viele Stunden hinstrecken, sodass der Therapeut bald selbst von so etwas wie Lähmung und Müdigkeit, fast einer Trance, erfasst wird. Unter Umständen spürt man bei sich selbst Ärger oder Langeweile. Man fängt vielleicht an, dem Kind Vorschläge oder gar Vorhaltungen zu machen, da es sich ja meist um aggressive Spielmotive handelt. Der Kreislauf dreht sich aber bald weiter in den alten Bahnen, weil die Vorschläge nicht wirklich integriert werden können. Erst wenn man das Spiel entschieden abbricht, kommt der Kreislauf zu einem Ende.

Fallbeispiel Susanne (9 Jahre)

Das neunjährige Mädchen gab während der diagnostischen Phase deutliche Hinweise auf ein bisher verborgenes sexuelles Trauma, das ihr offensichtlich unbewusst war.
In der sich anschließenden Therapie gestaltete sich ihr spontanes Spiel unendlich mühsam, es drehte sich ständig im Kreise: Stets baute Susanne im Sandkasten mehrere Tierkinder und ihre Eltern in der einen Ecke

auf. Weit davon entfernt hatte ein Indianerhäuptling, den ich zu spielen hatte, sein Zelt. Er sollte ständig die Tierkinder belauern. Es geschah über Stunden nichts weiter – und die Atmosphäre war gespannt und bleiern zugleich. Ich war noch mit dem (wahrscheinlichen) sexuellen Missbrauch des Mädchens befasst und versuchte, das posttraumatische Spiel vor diesem Hintergrund zu verstehen und Gestalt werden zu lassen, um die Trauma-Intervention vorzubereiten. Aber alle Angebote dazu trafen ins Leere. Das Kind verharrte weiterhin in der Lähmung und Erstarrung seiner Spielfiguren.

Schließlich verstand ich, dass der eigentliche Konflikt im Moment nicht zwischen dem Indianerhäuptling und den Tierkindern lag, sondern zwischen den Kindern und den Eltern. Diese wurden beide von Susanne gespielt, die ganz in der bleiernen Lähmung und Schweigsamkeit gefangen war. Die Eltern waren partout nicht in der Lage, ihre Kinder vor dem drohenden Unheil zu schützen. Susanne, die ja auch die Opferrolle besetzte, konnte den Prozess der Überwältigung und die damit verbundenen Gefühle nur dadurch regulieren, dass sie die Situation gewissermaßen einfror, bevor es zum Schlimmsten kam.

Diese »spontanen Spiele der Unspontaneität« sind ein entscheidender Ansatzpunkt für traumaspezifische Interventionen im Rahmen einer Spieltherapie, wie sie im achten Kapitel dieses Buches vorgestellt werden. Sie sind gerade bei kleinen Kindern und bei Kindern mit unbewussten Traumaerfahrungen von Nutzen.

Auch die *Reinszenierung im Spiel* lässt sich an Susannes Beispiel zeigen:

Die Mutter hatte ihre Tochter wegen »hysterischer Schreianfälle« vorgestellt, die das Kind im Zusammenhang mit den Hausaufgaben habe, zudem wegen Konzentrationsschwäche und schulischer Leistungsprobleme. Die Mutter bemerkte auch, dass ihre Tochter äußerst schweigsam sei und einfach »nichts rausließe«.

Für mich war das umwerfende Strahlen des Mädchens, das sie mir von der ersten Sekunde an zeigte, beeindruckend. In der 10-minütigen Pause bei der Intelligenztestung wünschte sich Susanne einen Schwerterkampf. Dabei griff sie plötzlich meine Genitalregion an und brach kurz darauf den Kampf ab. Der Columbus – ein projektiver Bildtafeltest – erbrachte in allen vorgelegten Tafeln Geschichten, die jeweils in Gewalt, Unglück oder gar Mord endeten.

Mit Beginn der Spieltherapie trieb es Susanne sehr bald wieder zu den Schwertern. Kurz darauf stach sie wieder auf meine Genitalzone ein: Blitzartig fiel mir die Szene während der Intelligenzprüfung ein, die ich vergessen hatte und die bezeichnenderweise auch nicht im Diagnoseprotokoll vermerkt war. Bevor sie sich wieder zurückziehen konnte, schlug ich ihr ein Rollenspiel vor: Ob sie vielleicht ein Ritter mit einem gefährlichen Schwert sein wolle und ich vielleicht ein Gegner, auf den er es abgesehen hätte? Durch die Verfremdung konnte Susanne am Ball bleiben. Im Laufe dieser Stunde variierte sie meine Rolle schrittweise und kam schließlich bei einem neunjährigen Mädchen an, das in seinem Bett überfallen wird.

Die typische Reinszenierung im Spiel ist allerdings nicht das Rollenspiel über den Ritter, der das Kind in seinem Bett angreift. Dieses ist ja nur mittels therapeutischer Interventionen möglich geworden, die einerseits die Scham- und Tabuschwelle senkten und andererseits ein symbolisches Angebot machten (Ritter), das das Unsagbare darstellbar machte. Solche relativ realistischen Nachstellungen eines Sexual- oder Gewalttraumas wird man eher einmal in unkontrollierten Spielsituationen unter Kindern finden, bei denen wiederum das traumatisierte Kind hoch übergriffig werden kann. In der kindertherapeutischen Praxis tauchen die Reinszenierungen typischerweise in der Form auf, die in Susannes spontanem Spiel plötzlich durchbrach:
Die unvorhergesehenen, plötzlichen Angriffe, die eine Grenze überschreiten und im Allgemeinen ganz schnell wieder abgebrochen und vergessen werden. Wie man an meinem eigenen »Vergessen« der Szene während der Intelligenztestung sehen kann, ist es also eine therapeutische Kunst, diese abgespaltenen Momente eben bewusst wahrzunehmen und sie allmählich in das Erleben zu integrieren. Dafür ist es entscheidend, diese Momente erst einmal erkennen zu können.

Fallbeispiel Patrick (8 Jahre)

Patrick war schon seit einem halben Jahr mit drei anderen Kindern in einer Psychodramagruppe. Die sechs- bis achtjährigen Kinder hatten sich entschieden, Bauernhof zu spielen. Das Mädchen, das die Bäuerin spielte, erklärte gerade, dass sie im Spiel bald ein Baby bekomme. Kurz darauf ging Patrick, der bis dahin ein Pferd gespielt hatte, von der Gruppe weg, holte sich eine Babypuppe vom Regal, schmetterte sie auf den Boden, sprang auf sie drauf: »Ich bring es um!«, rief er und strahlte einen irrsinnigen Hass aus. Nach dem ersten Schreck ging ich zu ihm hin, nahm die Babypuppe in den Arm, fragte, wer er denn jetzt sei. Nach einiger Verdatterung überlegte Patrick, dass er der »Große Richter« sei, der das Baby bestrafen müsse. Es verdiene den Tod, weil es böse sei. Auf Nachfrage ergibt sich, dass es sich »so einscheißt und so eklig ist«. Patrick befand sich vermutlich aufgrund eines flash-backs (Auslöser: »Ich würde bald ein Baby bekommen.«) in einer Trauma-Reinszenierung, und zwar auf der Täterseite: Der Misshandler war der »Große Richter«, unendlich mächtig, voller berechtigter Straflust und damit gut. Das Opfer dagegen war böse: Der basale Vorgang der Darmentleerung war strafwürdig und somit böse.

Den ungewöhnlichen Fall einer ausführlichen Reinszenierung jahrelangen Missbrauchs habe ich in der Einleitung erwähnt. Das damals neunjährige Mädchen half mir wesentlich, meine eigenen Methoden zu entwickeln.

2.1.3 Vermeidung

Interessanterweise können wir heute erkennen, dass ausgerechnet in diesem Kerngebiet der Trauma-Folgen sich Psychoanalyse und Verhaltenstherapie/Kognitive Verhaltenstherapie schon lange die Hand reichen:

Was *Anna Freud* in ihrer hervorragenden Arbeit über die Abwehrmechanismen[54] herausgearbeitet hat, ist das innerseelische, verborgene Pendant dazu, was später auf der Ebene des Verhaltens als Vermeidungsverhalten beschrieben wurde. Und noch viel später griff die Kognitive Verhaltenstherapie[55] wiederum den inneren Aspekt auf, indem sie die Kognitiven Vermeidungsstrategien zum Angelpunkt ihrer Interventionen machte.[56]

Die Vermeidungssymptomatik ist die logische Konsequenz aus der subjektiven Bedrohung durch Übererregung und Wiedererinnerungen.

Vermeidung von Gedanken, Gefühlen, Gesprächen, Aktivitäten und Erinnerungen, ein vermindertes Interesse, Entfremdungsgefühle,

---

[54] A. Freud (1984), Das Ich und die Abwehrmechanismen

[55] zum Beispiel Kanfer et al. (1991)

[56] Was alle drei Richtungen lange Zeit nicht sahen war, dass bei traumatisierten Menschen das Vermeidungsverhalten keinesfalls frontal angegangen werden darf. So ist allein schon das analytische Setting mit Liegen und ohne visuelle Kontrolle über den Therapeuten und zudem unstrukturiertes Assoziieren so hoch angstbesetzt, dass dies schon an sich zu permanentem Abwehrverhalten führt – bis hin zu Therapieabbrüchen.

eingeschränkte Affekte und Hoffnungslosigkeit gehören zum allgemein anerkannten Störungsbild der PTBS.
Scheeringa ergänzt für Kinder:
Abflachung der allgemeinen Reagibilität,
Eingeschränkte Spielfähigkeit,
Sozialer Rückzug,
Verlust von Entwicklungsfähigkeiten (Sprache, Sauberkeit etc.).
Den Punkt der eingeschränkten Spielfähigkeit haben wir schon unter dem Stichwort des posttraumatischen Spiels im vorherigen Abschnitt »Vermeidung« gestreift. Tatsächlich ist das posttraumatische Spiel immer ein Kompromiss, um eine für die Seele erträgliche Balance zwischen dem kindlichen Bedürfnis des spontanen Spiels, der Externalisierung seelischer Befindlichkeit und dem Bedürfnis nach Vermeidung extremer Affekte herzustellen. Je mehr diese andrängen und unter der Oberfläche lauern, desto eingeschränkter und flacher wird der Spielverlauf. Dies kann bis zum Verlust von Spielfähigkeit gehen. Bei früh und anhaltend traumatisierten Kindern kommt eine weitere Ursache der eingeschränkten Spielfähigkeit hinzu:
So natürlich das Spielbedürfnis eines Kindes auch ist, es ist keineswegs zwangsläufig vorhanden. Für seine Entwicklung bedarf es emotionaler, sozialer und kognitiver Kompetenzen, deren Aufbau z. B. durch eine emotional verwahrlosende Umgebung verhindert wird. Bei diesen Kindern und Jugendlichen wird uns das Phänomen des Vermeidungsverhaltens gepaart mit einem ursprünglichen Mangel an emotionalen und sozialen Kompetenzen als ein *Gefühl der Langeweile und Leere* als *ständiger Begleiter* ihres Heranwachsens begegnen. Dieser schwer erträgliche Zustand wird erfahrungsgemäß zuweilen durch extreme sensorisch-affektive Stimulationen im Zuge von selbst- und fremdgefährdendem Verhalten unterbrochen.
Ein weiteres wichtiges Symptom stellt *die eingeschränkte Körperwahrnehmung* dar. Es ist eines der häufigsten Symptome bei Menschen mit Sexual- und Gewalttraumata, insbesondere wenn sie diesen anhaltend unterworfen waren. Hierzu gehört auch das Phänomen, dass sie *sich nicht eins mit dem eigenen Körper fühlen.*
Ein weiteres, insbesondere bei kleinen Kindern fast regelmäßig anzutreffendes Symptom ist *das Vermeiden der Einschlafsituation*, da der Prozess der Entspannung und des Augenschließens mit großer Angst verbunden ist. Entweder wird die Einschlafsituation durch offenes Angstverhalten oder durch Wachbleiben bis zum zwangs-

weisen Verlust des Wachbewusstseins bekämpft. Dann müssen z. B. noch unbedingt »vergessene« Hausaufgaben erledigt werden, oder man schläft vor dem laufenden Fernseher ein, auch heimliches Abhauen und nächtliches Herumstreunen stellen eine Möglichkeit dar, aber auch sich schlafend stellen und dabei wachsam bleiben.

Symptomatik des Posttraumatischen Belastungssyndroms mit ihren Besonderheiten bei Kindern

Allgemein gültig	Spezifisch für Kinder
Übererregung	
Schlafstörungen Reizbarkeit und Wut Konzentrationsschwierigkeiten Hypervigilanz Übertriebene Schreckreaktionen	Nächtliches Aufwachen Angst vor dem Zubettgehen Hyperaktivität Ungehorsam und Aggressivität Extreme und schnelle Stimmungswechsel Provokation von körperlichen Strafen und anderen Schmerzen
Wiedererleben	
beständig traumabezogene Affekte Intrusive Erinnerungen Träume mit wiedererkennbarem Inhalt Reinszenierungen im Handeln	Posttraumatisches Spiel Wiederinszenierung im Spiel Alpträume mit/ohne spezifischen Inhalt
Vermeiden	
Vermeidung von Gedanken, Gefühlen, Gesprächen, Aktivitäten, Erinnerungen Vermindertes Interesse Entfremdungsgefühle Eingeschränkte Affekte Eingeschränkte Körperwahrnehmung Hoffnungslosigkeit	Abflachung der allgemeinen Reagibilität Eingeschränkte Spielfähigkeit Vermeiden von Ruhephasen Sozialer Rückzug Verlust von Entwicklungsfähigkeiten Regression Leben in heilen Phantasiewelten Gefühl ständiger Langeweile und Leere

Die linke Seite stellt die PTBS-Symptomatik gemäß ICD-10 dar, die sich an den Zuständen orientiert, die man ab dem Jugendalter findet. Die rechte Spalte stellt die Symptomatik dar, wie sie spezifisch für Kinder ist. Die linke Spalte ist für Kinder nicht falsch, aber auch nicht wirklich treffend.

2.1.4 *Zusammenfassung*

Scheeringa ergänzt zu den drei allgemein anerkannten Symptombereichen der Übererregung, des Wiedererlebens und der Vermeidung einen vierten, für Kleinkinder spezifischen Symptombereich: *Neue Ängste und Aggression*, wobei er insbesondere das Auftreten von Aggression, Trennungsangst, Angst vor Sauberkeitstraining und Dunkelangst anführt.
Ich ziehe es vor, diese Zusatzkategorien nicht einzurichten, da sich ihre Inhalte gut den drei großen Komplexen zuordnen lassen.
Aus der bisherigen Diskussion ergibt sich der tabellarische Überblick auf S. 105.

2.2 Seelenblindheit

Der Begriff der »Seelenblindheit«, die Redewendung »slick but sick« und die minutiöse Beschreibung der »Mimikry« – all diese Begriffe hat meines Wissens *Annette Streeck-Fischer*[57] in die Fachdiskussion um früh und anhaltend traumatisierte Kinder und Jugendliche eingeführt. Sie passen ideal auf das, was wir im Kontakt mit traumatisierten Menschen erleben.

2.2.1 *Verhaltensunauffälligkeit beim Kind*

Nach der beeindruckenden Symptomliste im vorigen Abschnitt könnte man denken, dass traumatisierte Kinder bizarre und auffällig verhaltensgestörte Menschen sind. Mein Eindruck ist aber, dass die Mehrzahl von ihnen über lange Zeit »gut« angepasste unauffällige Kinder sind – Kinder, die in repräsentativen Fragebogenerhebungen zum körperlich-seelischem Befinden vermutlich unauffällige Ergebnisse hervorbrächten, Kinder, die in Trauma-follow-up-Studien vermutlich als resilient eingestuft würden, Kinder, die unter der Oberfläche ein schweres seelisches Leiden eben »gut« dissoziiert haben. Ein solch »perfektes« Kind war auch – zumindest eine Zeit lang – Leo, der im nächsten Abschnitt vorgestellt wird.

[57] Annette Streeck-Fischer (1999), S. 19 ff.

2.2.2 *Seelenblindheit bei der Familie*

Viele Familien sehen die Betroffenheit ihres Kindes gar nicht, einerseits weil das Kind seelisch abtaucht und formal funktioniert, andererseits weil die Familie in ihrer Wahrnehmung und Einfühlung selbst blockiert ist.

Fallbeispiel Andi und Leo

Die beiden Brüder beobachteten den Mord des Vaters an ihrer Mutter und seinen anschließenden Selbstmord. Beide Jungs wurden sofort danach von Verwandten in ihre Familie aufgenommen. Der achtjährige Andi war von Anfang an ein unangepasstes, schwieriges Kind, zuweilen sehr aggressiv, laut, anmaßend und schwer beeinflussbar. Er wurde zur Therapie bei mir angemeldet. In den Anamnesegesprächen wurde sein fünfjähriger Bruder Leo als reizend und ausgeglichen geschildert.
Andi stand unter einem unkontrollierbaren Sprechdruck, d. h., er war unablässig am Sprechen, kluges und dummes Zeug durcheinander, Hauptsache sprechen. Ein echter Logorrhöiker. Schon nach einigen Wochen konnte er mit mir über diesen Innendruck an sich sprechen, sodass es schon bald zu einer guten therapeutischen Beziehung kam. Nachdem bei Andi auch wieder die allgemeine Beziehungsfähigkeit hergestellt war (etwa nach einem Jahr Therapie), wollte er einmal seinen Bruder Leo mit in die Therapiestunde nehmen. Ich war erschüttert, wie vordergründig funktionstüchtig und hintergründig abgeschaltet der kleine Leo war. Nach einigen weiteren Therapiestunden legte mir Andi seinen Bruder Leo regelrecht ans Herz: »Ich glaube, der Leo müsste auch zu dir kommen.«
Auch die Pflegeeltern spürten plötzlich einen Zweifel, ob es Leo wirklich so gut gehe. Denn er hatte aus heiterem Himmel ein kleines Mädchen in seinem Kindergarten brutal überwältigt, in ein unbeobachtetes Gebüsch gezerrt und dort massiv sexuell bedrängt.
Aus fachlicher Faszination heraus beging ich damals den Fehler, beide Brüder gleichzeitig in Therapie zu nehmen – wovon ich nun aus leidvoller Erfahrung nur dringend abraten kann. Aber immerhin konnte ich so bei diesem kleinen Jungen beobachten, wie er die gesamte Palette der inneren und äußeren Vermeidungsstrategien einsetzte, um Übererregung und Wiedererleben fest im Griff zu behalten. Tatsächlich war er damit so erfolgreich, dass er sogar sein Phantasieleben fest im Griff hatte: Er beschäftigte sich ausschließlich mit Phantasien über ein Schlaraffenland, in dem nur Comicfiguren und Tiere lebten, aber nie und keinesfalls ein Mensch; in dem alles immerzu heiter und witzig bis zum Überdruss war, aber niemals traurig oder böse.

Die Pflegeeltern waren ein hochgradig engagiertes Paar, Menschen, die spontan die Verantwortung für die Kinder spürten und über alle Hindernisse hinweg sich entschieden zu helfen, Menschen, die nicht aufgegeben haben, als die familiäre Konstellation für sie eigentlich unerträglich wurde, die zu ihrer Entscheidung standen, Menschen, denen Zuverlässigkeit, Rücksichtnahme und Ordnung ein echtes Bedürfnis waren und die ihre eigenen Kinder so erzogen hatten.
Nun, Leo war zuverlässig, rücksichtsvoll und ordentlich. Sie hatten ihn wirklich gerne. Was sie nicht wahrnehmen konnten, war seine völlige Erstarrung hinter der funktionierenden Fassade.
Andi dagegen war unzuverlässig, rücksichtslos und unordentlich. An ihm verzweifelten die Pflegeeltern und suchten sich glücklicherweise Hilfe.

Oft ist die Familie seelenblind, weil sie selbst im Schock befangen ist.
Darüber hinaus gibt es aber auch Menschen, die einfach weniger emotional mitschwingen, weniger aus Intuition und mehr aus Normen heraus sich ihren Kindern gegenüber verhalten. Diese Menschen haben meist extreme Schwierigkeiten, die Trauma-Reaktionen von Erstarrung und Täuschung zu erkennen, weil sie oft nur erfühlt werden können. Dagegen lösen die Trauma-Reaktionen von Aggression und Flucht mit ihren Konsequenzen für das Verhalten leicht helle Empörung aus, weil sie mit den Werten von Verantwortungsübernahme und zivilisiertem Verhalten extrem kollidieren.
In Leos Fall trafen wohl beide Ursachen der familiären Seelenblindheit gemeinsam zu.

2.2.3 Seelenblindheit bei den gesellschaftlichen Institutionen

Während wir als Therapeuten auf die Patienten und ihr unmittelbares Umfeld recht gut einwirken können, müssen wir die gesellschaftlichen Gegebenheiten eher hinnehmen wie sie sind. Noch halbwegs wirksam können wir uns in die Zusammenhänge von Schule und Kindergarten einbringen. Zuweilen lässt sich dort viel für unsere Klienten erreichen. Aber sie stellen natürlich auch eine Projektionsfläche für kindliche Trauma-Folgen dar:
Leo, der mir und seinen Pflegeeltern gegenüber den Doppelmord seines Vaters um jeden Preis ignorieren wollte, lief wenige Wochen nach seiner Einschulung kurz am Schreibtisch seiner Lehrerin vorbei und sagte beiläufig: »Weißt du übrigens, dass mein Papa die Mama

umgebracht hat?« Eine Bemerkung, die ganz ohne emotionale Beteiligung ausgesprochen wurde – eine Bemerkung, die wegen der abgespaltenen emotionalen Resonanz auch bei der Lehrerin nur Verblüffung auslöste – und ganz schnell vergessen wurde. Erst kurze Zeit darauf, als die Pflegeeltern zu einem Gespräch kamen und den familiären Hintergrund erläuterten, fiel der uneingeweihten Lehrerin diese Begebenheit wieder ein.

Völlig anders projizieren sich die Trauma-Folgen auf das soziale Umfeld, wenn wir es mit jugendlichen Borderline-Patienten zu tun haben: Die Spaltungen im psychischen Erleben der Jugendlichen übertragen sich in Windeseile auf die sie umgebenden Mitmenschen, die meist reaktiv in blinden Aktionismus verfallen und zu Marionetten des zerklüfteten Seelenlebens des Jugendlichen werden. Psychiatrische Stationen und stationäre Einrichtungen der Jugendhilfe können davon ein Lied singen.

Mit einer besonders tragischen Variante gesellschaftlicher Blindheit haben wir es seit der Reform des Kindschaftsrechtes zu tun:

So positiv sich die Stärkung des Vaterrechtes für die Kinder in den meisten Scheidungsverläufen auswirkt, so verheerend wirkt es sich bei den – zahlenmäßig viel geringeren – Fällen aus, bei denen der Verdacht auf sexuellen Missbrauch und/oder seelische Misshandlung geäußert wird:

Allein die Äußerung dieses Verdachtes durch die Mutter gegen den Vater hat mittlerweile katastrophale Konsequenzen: Die Mutter wird automatisch im Gegenzug von den gesellschaftlichen Instanzen verdächtigt, den Vater dem Kind entfremden zu wollen und es zu manipulieren. Ist das Kind nicht zeugnisfähig – und das ist es erst ab etwa sieben Jahren – und liegen keine harten Fakten vor, wie Spermaspuren oder eindeutige genitale Verletzungen, so gelten die Vorwürfe als nicht glaubwürdig. Dies gilt sogar unabhängig davon, ob das Kind sich selbst dazu geäußert hat oder nicht. Da ein kleines Kind sich im Allgemeinen ausschließlich vertrauten Personen gegenüber äußert, gelten die Berichte über diese Äußerungen als manipuliert. Eine fatale Rolle spielen dabei die psychologischen Gutachten unserer forensischen KollegInnen zu den Themen Glaubwürdigkeit, Kindeswohl und Umgangsrecht. Dabei handelt es sich zwar um Fachleute, die aber ganz überwiegend ohne eingehende kindertherapeutische und traumapsychologische Erfahrung sind und dennoch eine Beurteilung der Glaubwürdigkeit von Aussagen möglicherweise traumatisierter kleiner Kinder abgeben und die Qualität der Vater-Kind-Beziehung bewerten. Diese Beurteilungen basieren meist auf nicht mehr als fünf Treffen mit den Elternteilen und dem Kind in unterschiedlichen Konstellationen.

Dabei wird komplett in Abrede gestellt, dass die Gedächtnisprozesse traumatisierter Menschen nach völlig anderen Speicher- und Abrufregeln funktionieren. Weiterhin wird die Existenz von Täuschung als mögliche Trauma-Reaktion und Trauma-Folge ignoriert bzw. abgestritten. Max Steller, maßgeblicher Kopf der Aussagepsychologie: »Es ist abwegig, anzunehmen, dass für sexuelle Übergriffe gänzlich andere Wahrnehmungs- und Gedächtnisprozesse gelten würden als für solche persönlichen und körpernahen Erfahrungen, wie sie in den Simulationsstudien realisiert wurden.« (Steller, 2000, S. 22)

Und schließlich wird der Tatsache nicht Rechnung getragen, dass Täterstrategien ja gerade darauf hinauslaufen, die Mutter-Kind-Beziehung zu unterminieren und die Vater-Kind-Beziehung zu nähren. Täter sind in fast allen Fällen äußerst planvoll und vorsichtig in ihrem Vorgehen, gerade weil sie nicht erwischt werden wollen. Sie wirken meist glaubwürdig und sympathisch und haben ein einnehmendes Wesen. Damit unterscheiden sie sich oft angenehm von den hysterischen, unsachlichen, aggressiven Müttern. Weil diese Mütter spüren, dass man ihnen nicht glaubt, verstärken sich ihre Ängste um das Kind und ihr Panikverhalten, und umso schwerer ist es, mit ihnen ein vernünftiges Gespräch zu führen. Sie machen keinen überzeugenden Eindruck.

Wenn man sich klarmacht, dass in den meisten Missbrauchsfamilien der Schein fast das Sein verdrängt hat, dann sähe man auch, dass ein Außenstehender nichts als den Schein serviert bekommt.

Auf der anderen Seite ist die Vorstellung, dass es durch schiere Verdachtsäußerung zu Vorverurteilungen und Beziehungsverlusten kommen kann, sehr beängstigend.

Tatsächlich habe ich einmal erlebt, dass eine Mutter auf ihre Tochter manipulativ einwirkte, sodass sie gemeinsam den leiblichen Vater des sexuellen Missbrauchs bezichtigten. Das Kind war auch sexuell missbraucht worden – allerdings durch den Lebensgefährten der Mutter. Dies stellte sich aber erst viele Monate später heraus.

Es muss also nach einem Weg gesucht werden, der sowohl dem Schutz des Kindes als auch dem Beziehungsgefüge der Beteiligten gerecht wird.

Ich selbst favorisiere in dieser existenziellen Frage ganz eindeutig die Lösung, dass das Familiengericht in Zweifelsfällen darauf verzichtet, den Wahrheitsgehalt der Vorwürfe zu eruieren. Stattdessen muss der Schutz des Kindes Priorität haben! Der so genannte »Beschützte Umgang« böte einen Rahmen, innerhalb dessen das Kind seinem Vater weiterhin begegnen kann, wenn es das wünscht. In der vertrackten Lage der Verdachtssituation stellt dieser durch Fachleute nach klaren Regeln betreute Umgang eine erhebliche Entlastung und Entängstigung für das Kind dar. Er muss als Dauerangebot bestehen, aber das Kind darf nicht zur Begegnung gezwungen werden. Diese Lösung müsste vom Familiengericht beschieden werden und würde bedeuten, dass das Kind und seine Mutter nicht mehr in einer ständigen seelischen Zerreißprobe stünden, dass das Kind mit größter Wahrscheinlichkeit vor Übergriffen und mit einiger Wahrscheinlichkeit vor Manipulationen geschützt ist. Und es wäre ein Rahmen, innerhalb dessen die Vater-Kind-Beziehung weitergeführt werden kann, obwohl sie einer erheblichen Einschränkung unterworfen wird. Diese Lösung wurde bei der kleinen Petra angewandt (s. Kapitel I, S. 54), die sich unter der Voraussetzung dieses Schutzes sehr auf die Treffen mit ihrem Vater freute. Die Forderung muss sein: Beschützter Umgang, bis das Kind für sich selber sprechen kann!

2.2.4 Seelenblindheit bei den Fachleuten

Im ersten Kapitel habe ich schon die unrühmliche Geschichte unserer Profession nachgezeichnet, den unbedingten Willen, das Leid der Opfer zu einem Resultat ihrer Täterschaft umzudeuten.

Ein noch schlimmerer Fall von fachlicher Blindheit ist die Verwendung therapeutischer Beziehungen für die eigene sexuelle oder erotische Stimulierung oder für eigene Beziehungsbedürfnisse. Noch vor wenigen Jahren stellten einige Therapeuten sexuelle Kontakte zu ihren Patientinnen naiv und offen als Sexualtherapie dar. Unter dem Deckmantel der Therapie lässt sich leicht Eigennutz betreiben, weil es sich um eine exklusive Beziehung handelt. Und ich bezweifle, ob der Großteil dieser Therapeuten sich der emotionalen oder sexuellen Ausbeutung ihrer Patienten als Ausbeutung bewusst ist, auch wenn sie mittlerweile wohlweislich darüber schweigen.

Der ganz normale Fall fachlicher Blindheit ist aber viel unspektakulärer. Er betrifft jeden und beginnt immer da, wo wir uns ein bestimmtes Geschehen einfach nicht mehr vorstellen können oder wollen. Auf jede kognitive Dissonanz erfolgt unweigerlich kognitive Harmonisierung mit der vorgefassten Meinung – bis zum Beweis des Gegenteils.

Meine persönliche Grenze lag da, als Petras Mutter zu mir kam und über ihren Ehemann berichtete, dass er sie narkotisiert und dann vergewaltigt habe, weiterhin habe er sie narkotisiert, um die einjährige Tochter zu missbrauchen; im Auto werde er zu einem Unhold und sie traue ihm einen Sexualmord an einem Kind zu. Alle anderen hielten ihn aber für einen reizenden und offenen Menschen. Auch zu der gemeinsamen Tochter habe er eine innige Beziehung, von der sie aber ausgeschlossen sei. Sie, die Mutter, sei nämlich schon nach den ersten sechs Lebensmonaten von ihrer Tochter strikt abgelehnt worden ... Ja, das klang ganz schön verrückt in meinen Ohren: Die leidet womöglich unter Verfolgungswahn. Obwohl das kleine Mädchen deutliches posttraumatisches Spiel und reinszenierende Momente in der Therapie zeigte, blieben die extremen Darstellungen der Mutter und ihre eigene Rolle in dem Geschehen für mich lange zweifelhaft. Bis die Dreijährige schließlich infolge der traumabezogenen spieltherapeutischen Interventionen darüber zu reden begann, was der Papa mit ihr gemacht hatte. Die Arbeit mit dem Kind und der Mutter ergab im Laufe der Zeit eine zunehmende Bestätigung ihrer ursprünglichen Aussagen. Es ist immer die Frage, wer in einer solchen Konstellation durchgedreht ist. Auf den ersten Blick lässt sich nicht unbedingt sagen, von wem die Verrücktheit ausgeht.

Diese Konstellation trifft man nicht nur bei Missbrauchsfamilien an, sondern auch in Fällen seelischer und/oder körperlicher Misshandlung. Die Fähigkeit mancher Täter, das Sein unter einer dicken Schicht Schein zu verbergen, ist phänomenal. Es ist fast zwangsläufig, dass Mütter und Kinder in solchen Konstellationen verrückt und unglaubwürdig wirken.

Die Rolle der forensischen KollegInnen ist in diesen Konstellationen fatal. Ihre Gutachtertätigkeit orientiert sich an von *Max Steller* formulierten Qualitätskriterien[58], die nicht auf die Situation kleiner Kinder abgestimmt sind. Ihre Einschätzung der kindlichen Sugges-

---

[58] Es handelt sich hierbei um die so genannten »Realkennzeichen«, die von M. Steller und G. Köhnken 1989 erstmals veröffentlicht wurden. Nachzulesen in G. Köhnken (2001).

tibilität basiert auf Studien, deren ganze Versuchskonstruktion nichts mit Trauma-Ereignissen zu tun hat, die aber nichts desto trotz als »Simulationsstudien« bezeichnet werden und bruchlos auf innerfamiliäre Trauma-Erfahrungen und deren Folgen übertragen werden[59]. Der experimentelle Nachweis einer ganz erheblichen Suggestibilität kleiner Kinder in Alltagssituationen und die daraus resultierenden Zweifel an Aussagen von kleinen Kindern verstellt den Blick der Fachleute auf die fundamentale Notwendigkeit geschützter Lebensbedingungen für die Entwicklung von Kleinkindern. Darüber hinaus wird kleinen Kindern die Fähigkeit zur Verheimlichung abgesprochen: »Verheimlichen ist aber eine geistige Leistung (wie Lügen oder Täuschen), die eine Reihe sozial-kognitiver Fertigkeiten voraussetzt.«[60] *Steller* kann sich Verheimlichen nur als Ergebnis kognitiver Selbstkontrolle erklären, nicht als Auswirkung instinktiver Trauma-Reaktionen. Weiterhin führt er aus: »Der – bei »Aufdeckern« beliebte – Rückgriff auf traumabedingte Amnesie hilft auch nicht weiter, da dann ja nicht erklärt werden kann, warum L. später diesbezügliche Aussagen machen konnte.«[61]

Zu methodisch zweifelhaften Rückschlüssen kommt also ein erschreckendes Defizit an traumapsychologischem Wissen, was in der Summe dazu führt, dass Mütter kleiner Kinder beim Verdacht auf sexuellen Missbrauch durch den Vater aufgrund gerichtspsychologischer Gutachten höchstrichterlich dazu gezwungen werden, sie diesem ungeschützt zu übergeben.

---

[59] Renate Volbert (1997), Suggestibilität kindlicher Zeugen. Volbert stellt Suggestionsstudien mit Vorschulkindern vor, die belegen, dass 20 bis 50 Prozent der kleinen Kinder erhebliche Schwierigkeiten haben, den Wahrheitsgehalt von Selbsterlebtem und Suggeriertem klar zu differenzieren. Wenn es um die Bewertung dessen geht, was sie faktisch gesehen haben, liegt die Beeinflussbarkeit sogar bei 75 Prozent (S. 47).

[60] Max Steller (2000), S. 19

[61] ebd. S. 20

IV. Diagnostik und Differentialdiagnostik

Obwohl in diesem Buch mit dem Kapitel VII das Thema der Diagnostik noch einmal als spieltherapeutische Prozessdiagnostik zur Sprache kommen soll, möchte ich an dieser Stelle einiges ausführen, das unmittelbar im Zusammenhang mit der Anwendung der Strukturierten Trauma-Intervention (STI) und der Differentialdiagnostik der Posttraumatischen Belastungsstörung steht.

In der Diagnostik spielt die genaue Anamnese-Erhebung sicherlich die größte Rolle. Gibt es durch diese keinerlei Hinweise auf ein traumatisierendes Ereignis in der Vergangenheit, so bleibt die für die Diagnose PTBS konstitutive Verursachung durch mindestens ein Realereignis zumindest in der Schwebe.

Weiterhin sind die Beobachtung und anamnestische Erhebung zu den drei Symptomkomplexen Übererregung, Wiedererinnern und Vermeidung für die Diagnose unerlässlich[62].

In der ICD-10 wird auf den Symptomkomplex des Wiedererinnerns fokussiert. Vermeidungsverhalten wird als typisch, aber nicht konstitutiv angegeben. Auch die Übererregung wird als nachrangig eingeschätzt.

Mit dieser Beschreibung wird man den für Kinder typischen komplexen und vielfältigen Symptombildern nicht gerecht. Für Kinder sind die Übererregung und deren Management und das anhaltende Verhaltensmuster nach dem Muster der instinktiven Trauma-Reaktion von erstrangiger Bedeutung: sei es Hyperaktivität, Aggressivität, Rückzug und Abkapselung, Täuschung und Überanpassung an die Erwartungen oder Erstarrung. Diese Reaktionsmuster stellen so unterschiedliche unbewusste Strategien, wie z. B. (Teil-)Amnesien, zur Verfügung, um Übererregung und Wiedererinnerung zu managen, dass noch nicht einmal dem Kind vertraute Menschen davon wissen. Und natürlich würde ein solches Kind ganz sicherlich nicht gegenüber einem Gutachter oder Diagnostiker diese elaborierten und

[62] Landolt (2004) stellt eine Reihe amerikanischer Fragebögen vor, von denen in Deutsch bisher lediglich der Child Posttramatic Stress Disorder Reaction Index von Frederick, Pynoos & Nader (1992) in einer von ihm selbst übersetzten Fassung vorliegt (S. 41 f.).

lebensnotwendigen Strategien aufgeben und von Wiedererinnerung und unerträglicher Innenspannung sprechen. Andi z. B. konnte das auch nicht zu Beginn unserer Arbeit, schaffte es aber gut nach drei Monaten; sein Bruder Leo konnte es erst nach einem ganzen Jahr Kindertherapie ansatzweise.

Vor dem Hintergrund dieser klinischen Erfahrung stimme ich absolut der Einschätzung von *Arne Hofmann* und *Lutz Besser* zu: »Die bei vielen Erwachsenen sehr auffällige B-Symptomatik (intrusive Erinnerung) ist bei Kindern und Jugendlichen viel versteckter und kann häufig erst bei genauerer Untersuchung herausgefunden werden.«[63]

Aus all diesen Gründen empfiehlt die American Association for Child and Adolescent Psychiatry, Kinder und Jugendliche als behandlungsbedürftig anzusehen, wenn nur eines der Diagnose-Kriterien zutrifft[64].

Um einen ersten Zugang zu den psychodynamischen Zusammenhängen in einem Kind zu finden, setze ich als diagnostisches Standardprogramm die altbekannten Zeichentests (Mann-Zeichentest, Baum und Haus, Familie in Tieren oder Verzauberte Familie), den Sceno-Test und einen projektiven Bildererzähltest (bei den Kleinen den CAT, bei den Älteren sehr gerne den Columbus-Erzähltest[65]) ein.

In der Exploration frage ich besonders nach Schlafverhalten und Träumen, ein Thema, auf das viele Kinder sehr dankbar eingehen. Weiterhin ist es unerlässlich, die Interessen und Stärken eines Kindes und bei Älteren ihr Selbstbild zu erfragen. Ein Fokussieren auf Probleme ist in jedem Fall ungünstig.

Zu meinem Standardprogramm während der diagnostischen Phase gehört es mittlerweile auch, dass ich das Kind bitte, im Therapieraum einen Ort zu bauen, in dem es sich sicher und geborgen fühlen kann. Die hochgradig individuellen Ausführungen dazu ermöglichen einen

---

[63] A. Hofmann, L.-U. Besser, Psychotraumatologie bei Kindern und Jugendlichen, in: Bindung und Trauma, S. 174

[64] ebd.

[65] Leider ist der gut gemachte Columbus-Test nicht im Katalog der Testzentrale aufgeführt. Dennoch ist er über sie erhältlich. Meines Wissens liegt er nur in der englischen Originalfassung vor. Er bietet ein breites Bildmaterial an, das den Entwicklungsgang von Kindern nachzeichnet, viele soziale Situationen anspricht und für ältere Kinder und Jugendliche attraktiv ist.

hervorragenden Einblick in die seelische Verfassung des Kindes oder Jugendlichen, insbesondere in die vorhandenen inneren Konzepte von Sicherheit. Zudem bietet sich dann automatisch ein Ansatzpunkt für erste stabilisierende Interventionen an.[66]
Üblicherweise führe ich erst mit den Bezugspersonen alleine ein anamnestisches Gespräch. Erst darauf kommt das Kind zur diagnostischen Untersuchung, wobei ich diese dann mit einem gemeinsamen Gespräch mit der Bezugsperson beginne. Ich erreiche damit, dass das Kind offiziell in meiner Anwesenheit über den Anlass und den Zweck seines Hierseins von der Bezugsperson informiert wird. Außerdem kann ich dann besser abschätzen, was und wie in der familiären Interaktion gesprochen und vermieden wird. Die (Un-)Fähigkeit, Dinge beim Namen zu nennen, wird dann sehr transparent.
Von diesem Standardprogramm gibt es mannigfache Abweichungen: Kleine Kinder erleben dieses auftragsbezogene Gespräch meist nicht am Anfang, sondern erst deutlich später, wenn sie mich kennen gelernt haben. Bis dahin bin ich für sie eine nette Tante, mit der man lustig spielen kann. Die Bezugspersonen bleiben in den ersten Stunden überwiegend dabei, damit die Kleinen sich angstfrei an mich gewöhnen können. Die eigentlich brisanten Gefühle und Themen zeigen die Kleinen aber oft erst, wenn Mama oder Papa nicht mehr dabei sind. Bindungstraumatisierte Kinder schicken ihre Begleiter zuweilen von Anfang an weg. Hier ist es wichtig, die Person, an die die Bindung erfolgen kann und soll, aktiv aber dosiert in die Diagnostik und Therapie einzubeziehen.
Jugendliche sind dagegen oft schon beim Erstgespräch dabei.
Die Erstkontakte gestalten sich meist wie dargestellt, aber ich schreibe diese Form den Familien nicht vor, sondern überlasse es ihnen, in welcher Konstellation sie zum Erstgespräch kommen wollen.
Differentialdiagnostisch ist ein Posttraumatisches Belastungssyndrom prinzipiell gegen alle anderen Diagnosemöglichkeiten abzuklären. Dies liegt daran, dass das PTBS bei Kindern eine sehr wandelbare und schwankende Symptomatik aufweist, die zudem sowohl das Symptombild eines Hyperkinetischen Syndroms oder eines Aufmerksamkeitsdefizit-Syndroms als auch einer Angststörung oder anderer emotionaler Störungen des Kindesalters wie Mutismus, Bindungsstörung, Enuresis etc. annehmen kann.

[66] Genauere Ausführungen dazu erfolgen in Kapitel VI, S. 174

Abschließend möchte ich eine Bemerkung anfügen, die allein auf meiner klinischen Erfahrung beruht und für die ich keine Literaturzitate oder Theorien anführen kann:
Wenn ein Kind eine ausgesprochen depressive Symptomatik mit lang anhaltender Trauer zeigt, habe ich bisher die Erfahrung gemacht, dass dafür ursächlich nicht eigene schwere Verlusterfahrungen waren, sondern dass seine wichtigsten Bezugspersonen mit einem schweren Verlust nicht fertig werden können und dieser unausgesprochen und unbearbeitet das Klima in dieser Familie prägt. Ausgesprochene Traurigkeit und anhaltende Bedrücktheit als Therapieanlass trat mir in meiner Praxis bei Kindern – im Gegensatz zu Erwachsenen – bisher nur in Form eines »Second-generation«-Phänomens entgegen. Ich erkläre mir das so, dass Traurigkeit wie alle Gefühle eine starke kommunikative Funktion hat. Sie zeigt sich nur dort, wo das Kind die Gewissheit hat, mit seinen Gefühlen gesehen und angenommen zu werden. Dies ist auch ein Grund dafür, dass sich Gefühle wie Ablehnung und Trotz, aber auch Verlustangst oder das leidvolle Gefühl, nicht genügend angenommen zu sein, nur zeigen, wenn sich das Kind im Prinzip angenommen und geborgen fühlt. Bei einer schweren Beziehungskrise mit der Bezugsperson wird das Kind diese Gefühle erst äußern, wenn sie im Wesentlichen überwunden ist .
Dies ist aber, wie gesagt, vorerst nur eine differentialdiagnostische Hypothese.

V. Traumatherapie für bewusste und abgrenzbare Trauma-Erfahrungen

Für die therapeutische Vorgehensweise ist es sinnvoll, zwischen bewussten und abgrenzbaren Trauma-Erfahrungen im Gegensatz zu nicht erinnerbaren oder permanenten Trauma-Erfahrungen zu unterscheiden. Zur letzteren Kategorie gehören vor allem Ereignisse, die in sehr jungen Jahren stattgefunden haben oder/und die durch die Hauptbezugsperson stattfanden, wie z. B. Verwahrlosung. Für diese Gruppe wird im Kapitel VI ein traumabezogenes spieltherapeutisches Konzept vorgelegt, dessen Bestandteile allerdings auch eine Rolle für die in diesem Kapitel vorgestellte Methode der »Strukturierten Trauma-Intervention« (STI) spielen.

Immer aber, wenn traumatische Erfahrungen, wie z. B. der miterlebte Unfalltod der Mutter oder Mord an den Eltern, bewusst sind, kann die STI in Erwägung gezogen werden.

Natürlich müssen vor ihrer Anwendung einige Voraussetzungen geprüft und als gegeben beurteilt werden:

Lebt das Kind inzwischen in weitgehender objektiver Sicherheit? Hundertprozentige Sicherheit darf nicht vorausgesetzt werden, weil sie für niemanden realisierbar ist.

Gibt es Menschen, die sich für das Kind verantwortlich fühlen und es stabilisieren? Dies ist im ambulanten Setting einer kinderpsychologischen Praxis fast immer gegeben, nicht aber unbedingt im stationären oder teilstationären Setting.

Zusätzlich zu diesen sozialen Ressourcen müssen zwei individuelle Ressourcen abgeklärt werden:

Kann das Kind schon ein Stück weit bewusst Aggression empfinden und gesteuert ausdrücken, hat es mit anderen Worten seine aggressiven Impulse in Bezug auf das Ereignis schon tendenziell integrieren können oder sind sie noch völlig abgespalten?

Hat es eine innere Vorstellung von Sicherheit und Geborgenheit? Kann es z. B. auf meine Standardanweisung in der diagnostischen Phase hin einen Ort im Therapiezimmer aufbauen, an dem es sich (für mich nachvollziehbar) sicher und geborgen fühlen kann?

In den meisten Fällen kann man diese entscheidenden Voraussetzungen für die STI nicht als gegeben ansehen. Stattdessen muss erst einige therapeutische, unter Umständen auch sozialpädagogische Arbeit investiert werden, um sie zu schaffen. Die therapeutischen Vorarbeiten greifen dann auf die Elemente der traumabezogenen Spieltherapie zurück, wie sie im sechsten Kapitel beschrieben werden. Es gibt aber auch Fälle, in denen die sozialen und individuellen Ressourcen so gut ausgebildet sind, dass eine STI sehr bald durchgeführt werden kann. Ein Beispiel dafür ist Judith (Fallbeispiel im ersten Kapitel), bei der ich die STI schon in der vierten Stunde durchführen konnte und die in der sechsten Stunde als geheilt entlassen werden konnte.

Für den Therapeuten ist es nicht unbedingt erforderlich, im Vorfeld detailliert über die zu bearbeitende Situation informiert zu sein. Die STI arbeitet sich an der subjektiven Seite der Trauma-Erfahrung ab und wird dadurch zuweilen sowieso ein anderes Bild als das in der Anamnese erhobene entstehen lassen.

1. Strukturierte Trauma-Intervention (STI)

Diese Intervention ist eine im Vergleich zu anderen Verfahren schonende Form einer Trauma-Exposition in sensu. Sie umfasst ein bis höchstens drei Sitzungen.

Mittels eines genau vorgegebenen Weges wird die ursprüngliche Wahrnehmung und Perzeption eines traumatisierenden Erlebnisses rekonstruiert und bewältigt.

Diese Methode ist für Kinder ab etwa acht Jahren entwickelt worden, eignet sich aber auch für Erwachsene. Jüngere Kinder brauchen Interventionsformen, die weniger Konzentration und Durchhaltevermögen verlangen. Zudem empfinden jüngere Kinder den Unterschied zwischen Erinnerung/Phantasie auf der einen Seite und realer Erfahrung auf der anderen Seite als eher unklar. Für sie hat eine absichtliche Rückerinnerung deswegen ein wesentlich höheres Bedrohungspotenzial, das sie meist abzuwehren versuchen werden. Für Kinder von vier bis sieben Jahren setze ich deswegen kürzere, spielerischere und punktuellere Methoden ein.

Die Strukturierte Trauma-Intervention (STI) basiert auf einer künstlichen Desintegration von sinnlichen Wahrnehmungsmodi, Gefühlen und Gedanken, also der psychischen Ebenen, die infolge einer traumatischen Erfahrung oft voneinander abgespalten werden. Nachdem diese Ebenen zunächst künstlich desintegriert werden, werden sie fast im selben Atemzug Stück für Stück wieder zusammengefügt. Das Ergebnis der STI ist die komplette Rekonstruktion und Integration des Erlebten. Das Ziel ist, dass spezifische Erinnerungen ihr Bedrohungspotenzial verlieren und sich in das Kontinuum eines vielfältigen Lebens einfügen mit tragischen, aber auch schönen Seiten. Die Methode der STI ist dem kindlichen Vergnügen an Comics entliehen. Der Therapeut zeichnet Schritt für Schritt auf einem großen Papierbogen die Geschichte eines schrecklichen Geschehens. Damit die Rekonstruktion aber nicht zu einer affektiv unkontrollierten Wiedererinnerung mit der Gefahr einer Retraumatisierung gerät, werden folgende wesentlichen Sicherheitsmaßnahmen durchgeführt:

1. Die/der Betroffene wird nicht in diese Arbeit gedrängt, wohl aber ausdrücklich zu ihr eingeladen.
2. Die/der TherapeutIn ist sich über die Struktur der bevorstehenden Sitzung völlig im Klaren und strahlt dadurch eine große Sicherheit aus.
3. Dadurch, dass das Kind als »Drehbuchautor« der Rekonstruktion die Kontrolle über den Ablauf hat, ist es der Erinnerung nicht mehr passiv ausgeliefert, sondern ganz aktiv und kompetent in seiner rekonstruierenden Arbeit.
4. Indem die Erinnerung aus der Verkapselung in bestimmten Hirnarealen geholt wird und auf das Blatt vor ihm gezeichnet und geschrieben wird, nimmt das Kind automatisch die Rolle eines kritischen und distanzierten Beobachters ein (z. B.: »Das hast du aber nicht gut gemalt – schau mal, das muss so aussehen!«) und löst sich damit aus der Opferrolle.
5. Tempo und Ton der STI sind zwar ruhig und freundlich, aber auch zügig und sachlich. Aus diesem Grunde übernimmt auch die/der TherapeutIn im Allgemeinen die Aufgabe des Zeichnens. In der STI verharrt man keinesfalls bei erschütternden Gefühlen, man verbalisiert sie noch nicht einmal vor dem allerletzten Durchgang, selbst wenn sie völlig offensichtlich sind. Erst im allerletzten Durchgang werden sie benannt, aber auch dort nicht ausdrücklich gefühlt.
6. Das abschließende Gespräch am Ende jeder STI-Sitzung klärt den Erregungs- und Spannungszustand des Betreffenden und

sorgt dafür, dass das Erschreckende und noch nicht Abgeschlossene im Therapieraum zurückbleiben kann. Das Kind darf nicht »aufgemischt« auf die Straße geschickt werden. Die Tresorübung und motorische Abfuhr dienen diesem Vorgang.

1.1 Ablauf der STI

Die Rekonstruktion des traumatischen Erlebens erfolgt in fünf Durchgängen. Bevor diese begonnen werden dürfen, müssen im »Null-Durchgang« der sichere Ausgangs- und Endpunkt einer traumatischen Sequenz definiert und zeichnerisch festgehalten werden.
Material: Ein leeres DIN-A3-Blatt
Bleistift, Radiergummi, Buntstifte, Spitzer

Die Rekonstruktion erfolgt in folgenden Durchgängen:

0. Sichere Ausgangs- und Endpunkte
1. Visueller Sinn in Schwarz-Weiß
2. Visueller Sinn in Farbe
3. Auditiver Sinn
4. Körpersinne (Geruch, Geschmack, taktil, kinästhetisch, Schmerz, Temperatur ...)
5. Gefühle und Gedanken

Im Folgenden wird zur Veranschaulichung der Methode ihre Durchführung in einem konkreten Fall dargestellt. Es handelt sich dabei um einen achtjährigen Jungen, der im Alter von drei Jahren eine orale Vergewaltigung durch einen Verwandten auf einer öffentlichen Toilette erlebte.

0: Sicherer Ausgangs- und Endpunkt

»Wann war alles noch in Ordnung?« Zuerst wird ein leerer Rahmen in die linke untere Ecke gezeichnet, in den dann die erhobene Szene eingezeichnet wird.
»Wann hast du dich wieder sicher gefühlt?« Diese Szene wird in den Rahmen in der rechten unteren Ecke eingezeichnet.
Bei diesen beiden Bildern dürfen auch schon Informationen aus allen sinnlichen und perzeptiven Kanälen einfließen, denn es ist wichtig, dass sie gut vorstellbar und spürbar sind (Darstellung S. 124 f.).

1: Visueller Sinn in Schwarz-Weiß

»Wir stellen uns jetzt vor, dass wir das, was zwischen diesen beiden Zeitpunkten passiert ist, wie in einem Comic-Heft sehen können. Zuerst zeichne ich mit dem Bleistift alle Bilder, bis wir am sicheren Endpunkt angekommen sind. Die Farben und alles, was zu hören war, machen wir dann erst später.«
»Hier war also alles noch in Ordnung. Was ist danach passiert – was sollen wir in den nächsten Rahmen zeichnen?«
In diesem ersten Durchgang entsteht der Weg zwischen Ausgangs- und Endpunkt, der in den weiteren Durchgängen nur noch ausgeführt wird. Sind wir am sicheren Endpunkt angekommen, wiederhole ich zügig all die gegebenen visuellen Informationen:
»Pass gut auf, ob ich alles richtig mache oder ob dir noch etwas einfällt! Am Anfang, als alles noch in Ordnung war, da …«
Nach dem sicheren Endpunkt schließe ich ab mit:
»Hat das jetzt so weit alles gestimmt oder war irgendetwas falsch oder hat gefehlt?« (Darstellung S. 126 f.)

2: Visueller Sinn in Farbe

»Der zweite Durchgang dreht sich um die Farben, die bei all dem wichtig waren, z. B. von der Kleidung, den Haaren oder Körperteilen.« Kind und TherapeutIn klären die Farben, greifen zu den Farbstiften und malen die Bilder arbeitsteilig aus.
Sind bei diesem Durchgang Affekte auslösende Farben dabei, wie z. B. die blauen Lippen der erstickenden Mutter oder das rote Blut bei einem Unfall, so wiederhole ich alle visuellen Informationen aus den bisherigen beiden Durchgängen von Anfang bis Ende am Schluss dieses Durchgangs.
(Hier nicht darstellbar)

3: Auditiver Sinn

»Wir beginnen jetzt wieder am Anfang, als noch alles in Ordnung war. Was war da zu hören? Was wurde geredet oder welche Geräusche gab es?« Gesprochenes in Sprechblasen eintragen, Geräusche möglichst genau erfassen und comicähnlich in das Bild eintragen (Quietsch, Bumm …). Bild für Bild vorangehen!

Nach diesem Durchgang wird von mir die gesamte visuelle und akustische Information wiederholt bis zum sicheren Endpunkt. Dabei ist es wichtig, Geräusche entweder treffend zu benennen oder möglichst genau zu imitieren. (Darstellung S. 128 f.)

4: Körpersinne

»In diesem vierten Durchgang geht es um alles, was du sonst noch wahrgenommen oder gespürt hast, z. B. Schmerzen, Kälte, Berührungen, Gerüche oder Geschmack oder Bewegungsempfindungen.« Diese Wahrnehmungen werden am Bildrand schriftlich festgehalten. Vorsicht: Diese Wahrnehmungsebene liegt nahe an den Gefühlen. Darum gibt es sowohl die Gefahr, Emotionen mit aufzunehmen, die in diesem Durchgang aber noch nicht dran sind, als auch besonders belastende oder schambesetzte Momente (z. B. Eindringen bei Vergewaltigung) auszulassen. Hier sachlich nachfragen: »Was hast du körperlich gespürt, als sein Penis eindrang?« Abschließend wiederhole ich die Gesamtinformation. (Darstellung S. 130 f.)

5: Gefühle und Gedanken

»Wir beginnen wieder bei dem Bild, als noch alles in Ordnung war. Wie hast du dich da gefühlt? Und welche Gedanken sind dir durch den Kopf gegangen?« Gefühle in roter Schrift, Gedanken in blauer an den Rand der Bilder schreiben. Genauso wie bisher nicht spiegeln oder darauf eingehen, sondern zügig und sachlich festhalten. (Darstellung S. 132 f.)

Anmerkung: Aus drucktechnischen Gründen konnten Gefühle und Gedanken hier nicht farblich unterschieden werden. Gedanken hier in gestrichelten Gedankenblasen, Gefühle am Bildrand unterstrichen.

Es folgt dann die Wiederholung der Gesamtinformation als chronologische Zusammenfassung der gesamten Trauma-Erfahrung. Als sinnvoll hat sich die abschließende Frage nach dem schlimmsten Moment erwiesen: »Was war für dich der schlimmste Augenblick?« Es ist auffällig, dass die Betroffenen manchmal einen ganz anderen Aspekt des Gesamtgeschehens als besonders belastend erlebt haben, als wir das vermuten würden. Dies muss respektiert werden.
Durch diese Arbeit ist es zu einer kompletten Rekonstruktion des

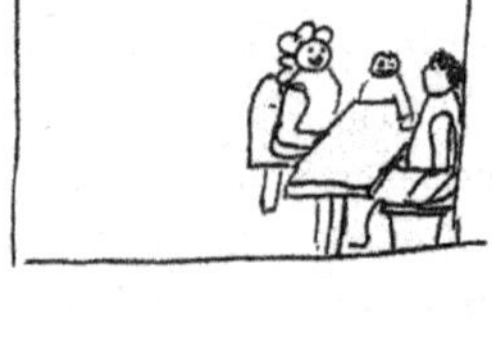

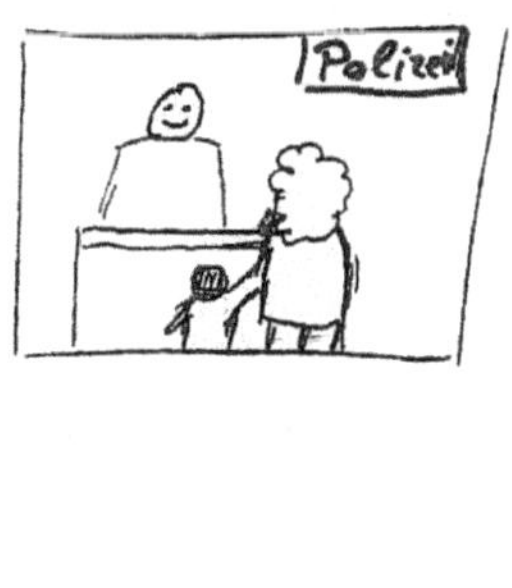
Polizei

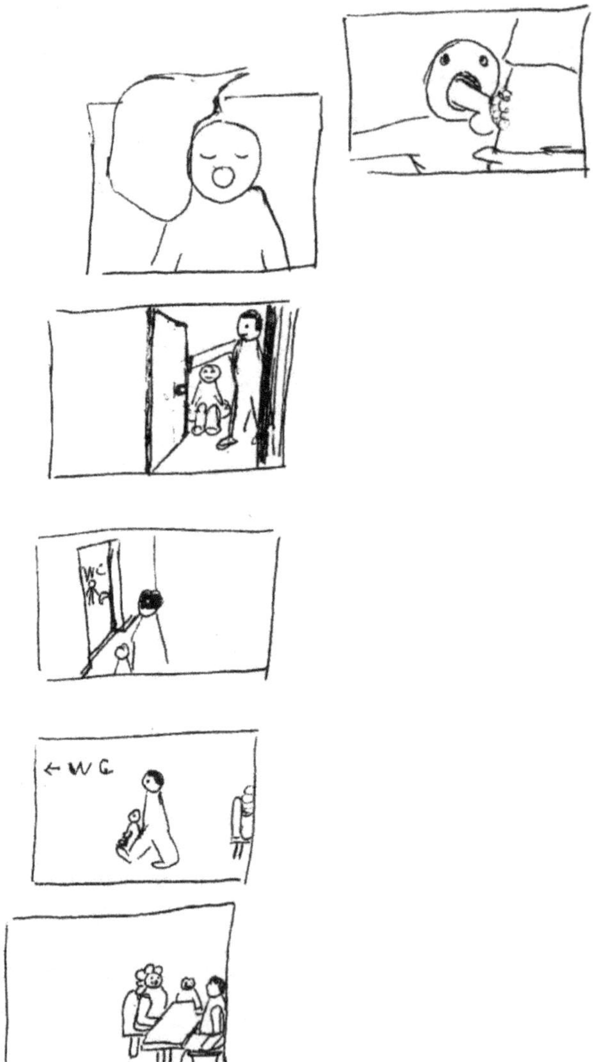
WC
← WC

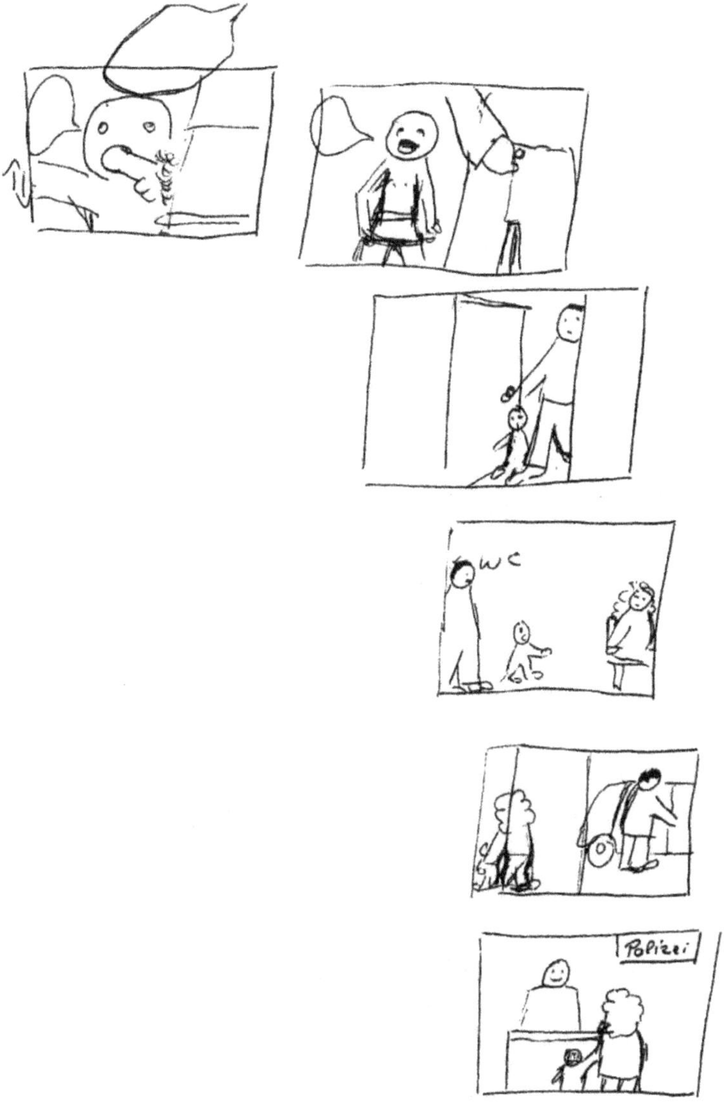
WC
Polizei

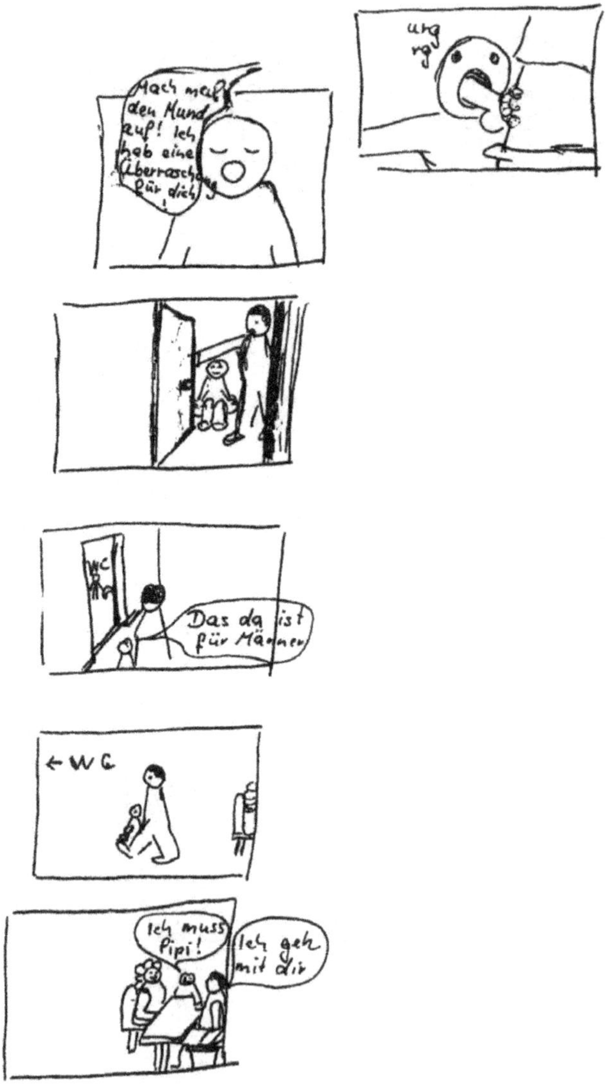
Ich muss Pipi!
Ich geh mit dir
← WC
WC
Das da ist für Männer
Mach mal den Mund auf! Ich hab eine Überraschung für dich!
urg rg

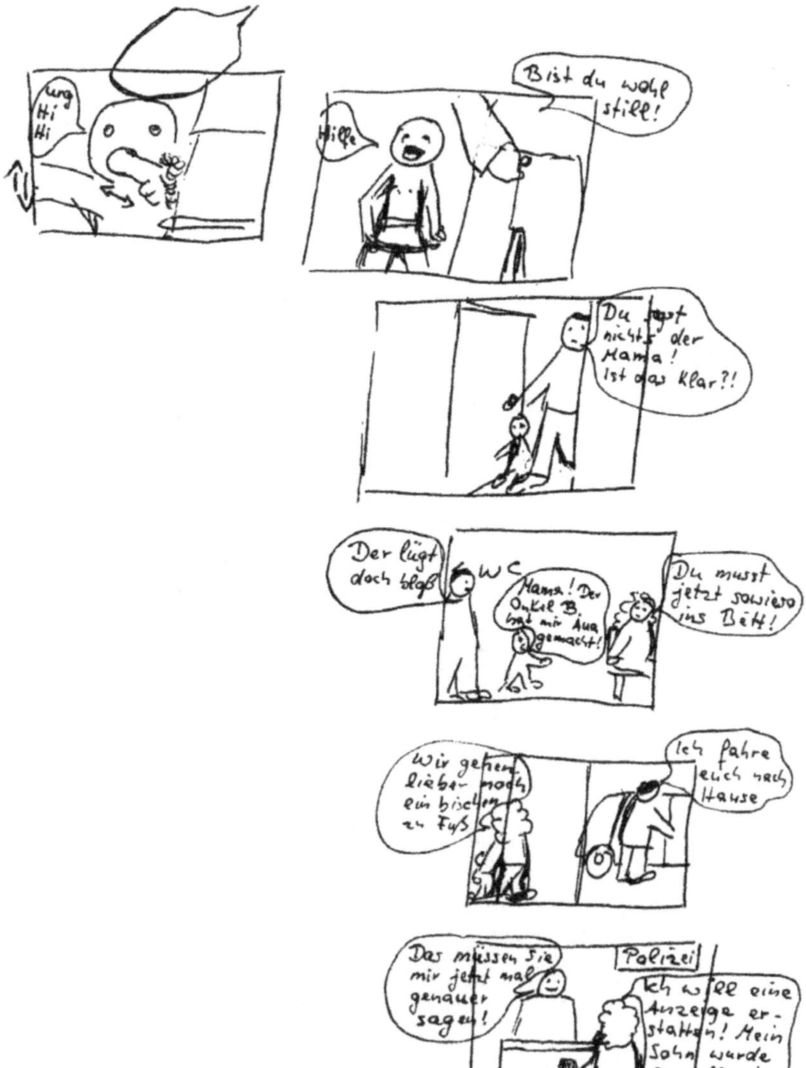
Hi Hi
Hilfe
Bist du wohl still!
Du sagst nichts der Mama! Ist das klar?!
Der lügt doch bloß
WC
Mama! Der Onkel B. hat mir Aua gemacht!
Du musst jetzt sowieso ins Bett!
Wir gehen lieber noch ein bischen zu Fuß
Ich fahre euch nach Hause
Das müssen Sie mir jetzt mal genauer sagen!
Polizei
Ich will eine Anzeige erstatten! Mein Sohn wurde sexuell missbraucht.

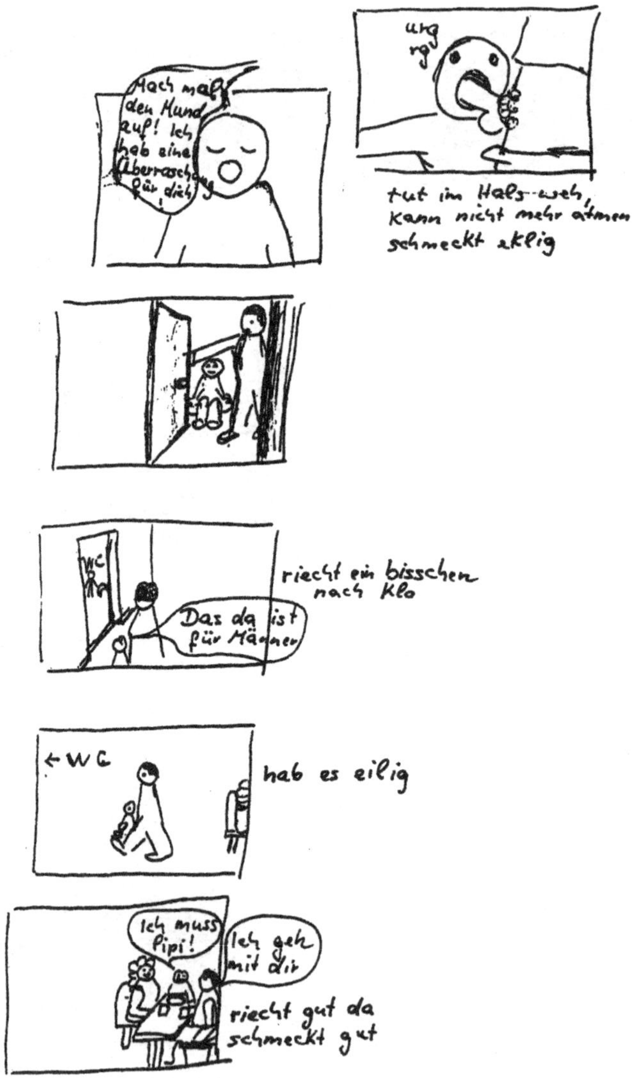
Mach mal den Mund auf! Ich hab eine Überraschung für dich
urg rg
tut im Hals weh, kann nicht mehr atmen schmeckt eklig
WC
riecht ein bisschen nach Klo
Das da ist für Männer
← WC
hab es eilig
Ich muss Pipi!
Ich geh mit dir
riecht gut da schmeckt gut

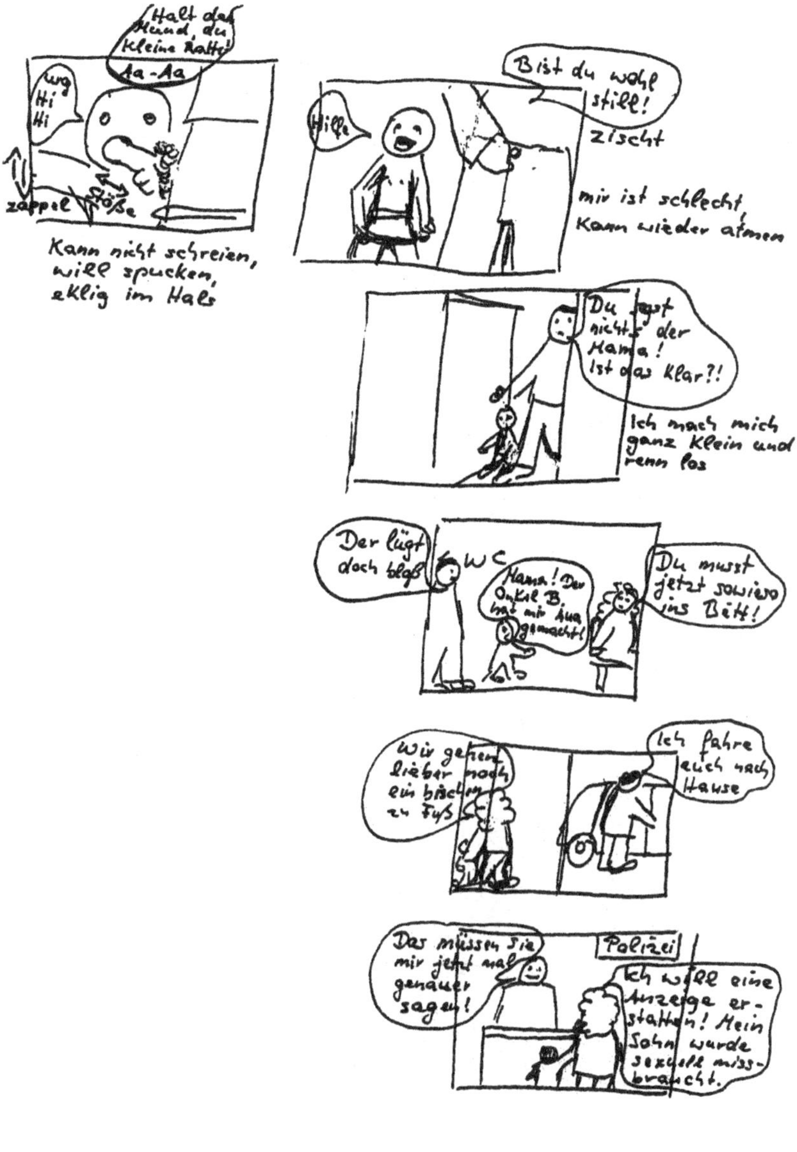
Halt daß Mund, du Kleine Ratte!
Aa-Aa
wg Hi Hi
zappel
Stöße
Kann nicht schreien, will spucken, eklig im Hals
Hilfe
Bist du wohl still!
zischt
mir ist schlecht, Kann wieder atmen
Du sagst nichts der Mama! Ist das Klar?!
Ich mach mich ganz Klein und renn los
Der lügt doch bloß
WC
Mama! Der Onkel B. hat mir Aua gemacht!
Du musst jetzt sowieso ins Bett!
Wir gehen lieber noch ein bißchen zu Fuß
Ich fahre euch nach Hause
Das müssen Sie mir jetzt mal genauer sagen!
Polizei
Ich will eine Anzeige erstatten! Mein Sohn wurde sexuell missbraucht.

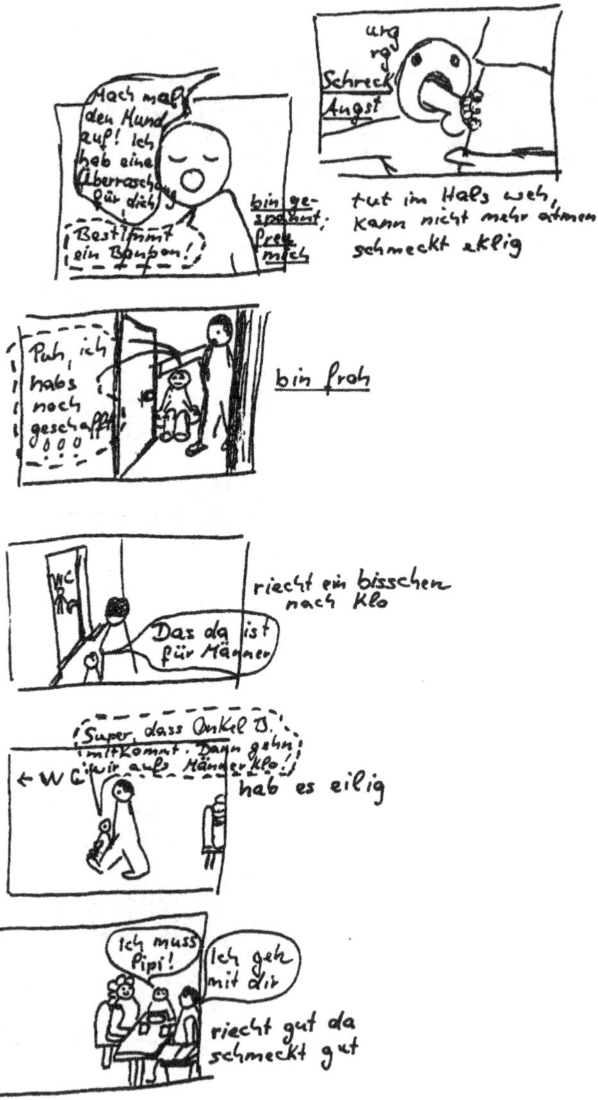
Mach mal den Mund auf! Ich hab eine Überraschung für dich!
Bestimmt ein Bonbon!
bin gespannt, freu mich
urg rg
Schreck
Angst
tut im Hals weh, kann nicht mehr atmen
schmeckt eklig
Puh, ich habs noch geschafft!
bin froh
WC
riecht ein bisschen nach Klo
Das da ist für Männer
Super, dass Onkel J. mitkommt. Dann gehn wir aufs Männerklo!
← WC
hab es eilig
Ich muss Pipi!
Ich geh mit dir
riecht gut da
schmeckt gut

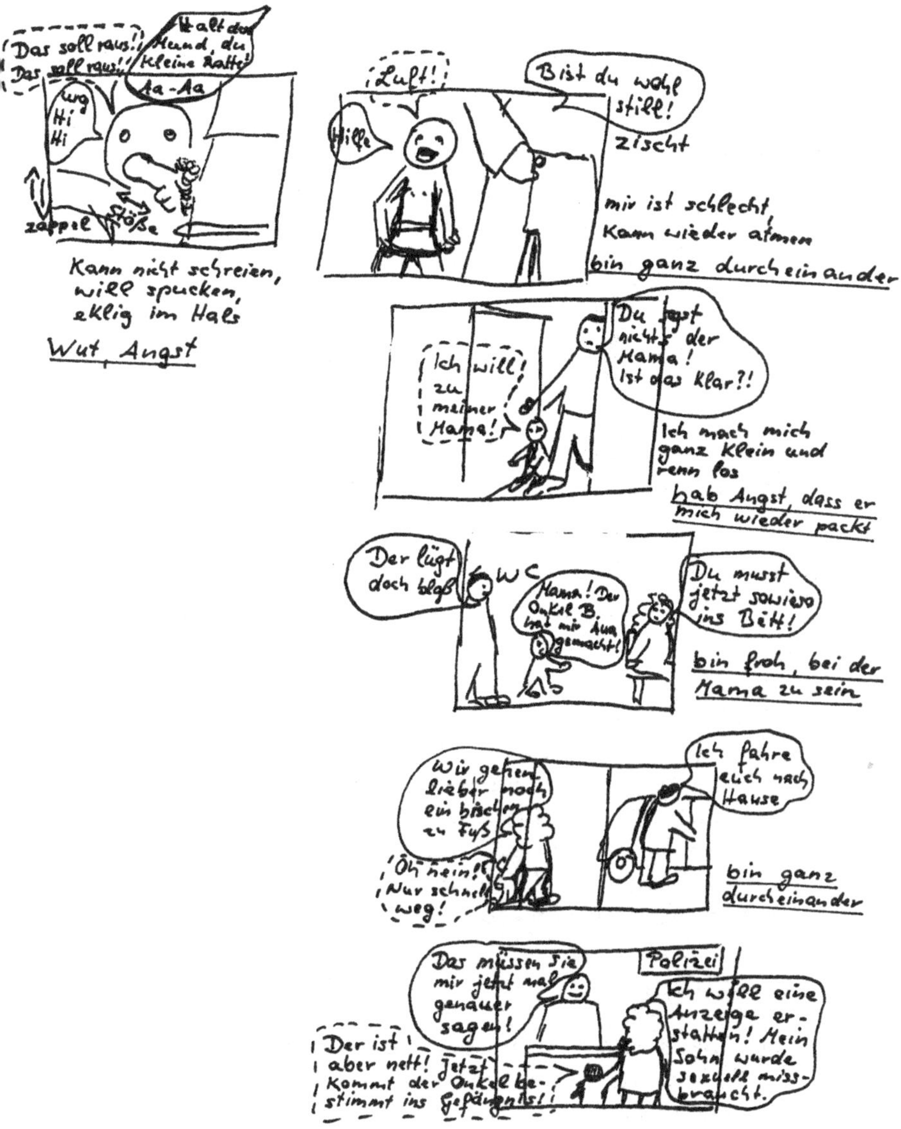
Das soll raus! Das soll raus!
Halt den Mund, du kleine Ratte!
Aa-Aa
weg Hi Hi
zappel
Stöße
Kann nicht schreien, will spucken, eklig im Hals
Wut, Angst
Luft!
Hilfe
Bist du wohl still!
zischt
mir ist schlecht, Kann wieder atmen
bin ganz durcheinander
Ich will zu meiner Mama!
Du sagst nichts der Mama! Ist das Klar?!
Ich mach mich ganz klein und renn los
hab Angst, dass er mich wieder packt
Der lügt doch bloß
WC
Mama! Der Onkel B. hat mir Aua gemacht!
Du musst jetzt sowieso ins Bett!
bin froh, bei der Mama zu sein
Wir gehen lieber noch ein bisschen zu Fuß
Oh nein! Nur schnell weg!
Ich fahre euch nach Hause
bin ganz durcheinander
Das müssen Sie mir jetzt mal genauer sagen!
Polizei
Ich will eine Anzeige erstatten! Mein Sohn wurde sexuell missbraucht.
Der ist aber nett! Jetzt kommt der Onkel bestimmt ins Gefängnis!

traumatischen Erlebens gekommen und zu einer Integration abgespaltener psychischer Ebenen. Darüber hinaus ist die traumatische Erfahrung in das Zeitkontinuum eingeordnet worden, als ein Erleben mit Anfang und Ende, mit einer Zeit davor und einer Zeit danach.
Am Schluss frage ich nach, was das Kind mit dem fertig gestellten Blatt anfangen möchte. Ich habe dabei erfahren, dass, vor allem bei sexuellen Trauma-Erfahrungen, viele ihr Blatt zerstören, z. B. verbrennen wollen und dies als Ritual der Reinigung oder des innerlichen Loslassens erleben. Andere mögen es, dass ich es für sie aufhebe. Niemand hat es bisher mit nach Hause nehmen wollen.
Als Zeitstruktur hat sich bewährt, für die erste Sitzung 90 Minuten anzusetzen. In der ersten Sitzung sollten zumindest der Durchgang 0 und 1 abgeschlossen werden. Meist erfolgt auch der Farb-Durchgang, manchmal auch noch der auditive. Am Ende der ersten Sitzung erlebt das Kind, wie ich unsere gemeinsame Arbeit bis zur nächsten Stunde in einen phantasierten Tresor bei mir einschließe.

Die Tresorübung

»Stell dir vor, dass es hier in meiner Praxis einen ganz sicheren Schrank gäbe, also einen Tresor, in den wir deine Arbeit jetzt bis zum nächsten Termin hineinlegen können. Wo soll dieser Tresor denn stehen? Und welche Art von Schloss soll er haben: Ein Nummernschloss, ein Vorhängeschloss …?«
Nachdem das Kind alles ausgemalt hat, falte ich das Blatt und sage: »So, wir falten jetzt das Blatt, gehen zum Schrank, machen seine Tür auf, indem wir … (z. B. die Zahlenkombination eingeben) … und legen das Blatt hinein. Dann schließen wir wieder die Tür und … (geben die Kombination ein) …«

Motorische Abfuhr

Jetzt, wo wir die Arbeit sicher bis zum nächsten Mal verpackt haben, können wir noch etwas für uns selbst tun. Die ganze Zeit haben wir gesessen und gearbeitet, ich möchte mich jetzt gerne bewegen. Du vielleicht auch? Auf was hättest du Lust?«
Greifen Sie den Vorschlag des Kindes auf, gehen Sie aber auch nach der eigenen Intuition. Sie werden sicherlich viel Anspannung in sich spüren, die am ehesten durch Schlagen, Treten, Schreien, also Kampf-

aktivierung, abzubauen ist. Wenn vom Kind nichts in diese Richtung kommt, ergreifen Sie ruhig die Initiative und tun Sie etwas für sich. Meistens wird das Kind dann gerne folgen.

Nach der STI

Die Bezugsperson, die das Kind in Empfang nimmt, ist darüber informiert worden, dass die STI an diesem Termin durchgeführt wird. Sie soll sich die darauf folgenden Stunden für das Kind freihalten, d. h. auch keine festen Termine mit dem Kind absolvieren. Wie immer nach Therapiestunden müssen aber Fragen zur Stunde und zum Befinden des Kindes unterbleiben. Wie immer darf das Kind aber natürlich von sich aus erzählen.

Die folgende Sitzung hat meist 60 Minuten; falls es noch eine dritte Sitzung zu dieser Rekonstruktion gibt, findet sie im üblichen 50-Minuten-Setting statt. Die letzte Stunde wird abgeschlossen mit der Frage nach dem Verbleib des Blattes und einem Abschlussritual. Dies kann einfach nur darin bestehen, dass das Blatt zu mir ins Archiv gebracht wird.

Spannungsabbau durch körperliches Ausagieren ist am Ende jeder Stunde erforderlich, damit das Kind in einem in sich gefestigten und ausbalancierten Zustand die Praxis verlässt.

1.2 Stil der Durchführung

Durch Stimme und Sprache soll keine emotionale Aktualisierung bewirkt werden. Deswegen formuliert man am besten in der 2. Person Singular.

Ob die Gegenwarts- oder Vergangenheitsform verwendet wird, hat sich als nicht entscheidend herausgestellt und kann insofern der Situation überlassen werden, z. B.: »Hier auf dem ersten Bild war also alles noch in Ordnung. Dann bist du ins Bett gegangen und hast geschlafen. Plötzlich merkst du, dass deine Mutter in der Tür steht …«

Die Sprache darf keinesfalls dramatisierend oder emotionalisierend sein. Es geht wie gesagt um eine freundliche aber sachliche Atmosphäre, in der zügig die gefragten Informationen zusammengetragen und zusammengesetzt werden.

Kind und Therapeut sitzen am besten über Eck. So kann der Therapeut die Reaktionen des Kindes am besten beobachten, ohne dass es sich beobachtet fühlen muss. Zudem werden durch diese Position nonverbal Nähe und Unterstützung ausgedrückt.

2. Die Prinzipien der STI

Die Wirkmechanismen der STI sind
- Sicherheitserleben aufbauen
- Von der künstlichen Desintegration zur Integration voranschreiten
- Konfrontation mit dem Erlebten

2.1 Sicherheitserleben aufbauen

Die sicherheitsgebenden Elemente in der STI sind mannigfaltig. Sie beziehen sich zum einen auf die Vorfeldarbeit mit den sozialen und individuellen Ressourcen:
- Überprüfen und Aufbau der objektiven Sicherheit des Kindes
- Überprüfen und Aufbau eines basalen inneren Bildes von Sicherheit
- Überprüfen und Aufbau der psychischen Ressource zur Aggressionsabfuhr.

Damit verringert man das Risiko, dass sich die durch die STI aufgebaute Innenspannung autoaggressiv gegen das Selbst richtet, ganz erheblich. Der innere Feind wird also externalisiert.

Zum anderen sind verschiedene Maßnahmen direkt im Konzept der STI selbst verankert, damit Kinder keinen Kontrollverlust über ihren affektiven Erregungszustand erleiden. Diese werden im Folgenden genauer erläutert. Da mehrere Maßnahmen gleichzeitig wirksam sind, ist die Gefahr einer Retraumatisierung bei fachgerechter Anwendung so gut wie ausgeschlossen. Bei den mehreren hundert Fortbildungsteilnehmern, die die STI anwenden, ist es nie dazu gekommen. Selbst wenn die STI – wie es ja während der Lernphase leicht vorkommen kann – nicht ganz fachgerecht durchgeführt wurde, kam es in einigen Fällen zu Abbrüchen (»Ich hab jetzt keine Lust mehr dazu! Das ist langweilig!« Kind steht auf und beginnt zu spielen), nie aber zu emotionalen Beschädigungen.

2.1.1 *Die Methode des Zeichnens*

Diese Methode stellt an sich schon eine enorme Entlastung dar: Sie verbindet die Vorteile der *Aichhorn*'schen Spaziergangtherapie[67] mit einer Externalisierung der Trauma-Erfahrung. Dadurch, dass das Erfahrene einen visuellen Niederschlag auf dem Papier da draußen findet, verliert es seine Abkapselung im Kopf. Dies wirkt auf die Kinder sehr entlastend. Zudem bekommt die Trauma-Erfahrung einen Realitätsgehalt, den man ihr bisher subjektiv nicht zugestehen konnte. Denn sowohl die Schutzmechanismen der Selbsttäuschung (»Meine Mama lebt eigentlich doch noch.«) als auch die der Vermeidung affektiver und kognitiver Dissonanzen (»Das kann gar nicht wahr sein – mein Papa ist doch so lieb.«) hindern den Betroffenen daran, der Erfahrung den vollen Realitätsgehalt zuzuordnen. Durch das Erscheinen auf dem Papier wird sie realer.
Manche Kinder würden lieber selbst zeichnen. Dies wäre im Prinzip nicht schlecht, wenn es dadurch nicht zu Verzögerungen und Abschweifungen käme. Dies soll nämlich auf jeden Fall vermieden werden. Bewährt hat sich, das Kind zwischendurch übernehmen zu lassen, wenn es etwas nicht verbal präzise anweisen kann. Besonders im Fall unaussprechlicher Vorgänge, z. B. bei Vergewaltigungen.

2.1.2 *Der 0-Durchgang*

Er ist von entscheidender Bedeutung für den Verlauf. Wenn die dazugehörigen Fragen nicht gestellt oder unvollständig ausgeführt werden, wird das Kind mit großer Wahrscheinlichkeit die Trauma-Rekonstruktion abbrechen. Das heißt dann, dass ein inneres Sicherheitssystem, nämlich das der Abwehr oder Vermeidung, eingreift, um das Kind vor Reizüberflutung zu schützen.
Der 0-Durchgang bildet die Basis der STI. Man kann sich die STI wie einen Brückenbogen vorstellen, dessen Fundamente das Ausgangs- und Endbild des 0-Durchgangs bilden.

---

[67] Aichhorn benannte neben dem Vorteil der Bewegung, den die STI nicht bietet, den Vorteil, dass man beim Spazieren etwas miteinander macht, ohne sich dabei gegenseitig ins Auge zu nehmen. Die Augen haben etwas anderes zu tun, als sich gegenseitig zu fixieren, was für unsere Zwecke sehr sinnvoll ist. Man könnte sich auch überlegen, ob die schlichte Beschäftigung der Augenmuskulatur, die ja direkt auf das vegetative Nervensystem einwirkt, auch einen gewissen Erklärungswert für die EMDR hat.

Dadurch wird dem Kind zum einen vermittelt, dass seine Trauma-Erfahrung nicht endlos war, d. h. das Erleben kann nun in das Zeitkontinuum von davor und danach eingeordnet werden. Dies ist ein wichtiger Beitrag dazu, die in der Amygdala eingefrorenen und eingekapselten Affekte mit kortikalen Assoziationsfeldern in Verbindung zu bringen und somit ein Stück aus der Abspaltung zu befreien. Zum anderen ist die Gewissheit sichtbar auf das Blatt Papier gebracht worden, dass die ganze Sache doch irgendwie »gut« ausgegangen ist. Dadurch wird ein enormer Sog ausgelöst, in den jeweiligen Durchgängen voranzuschreiten, bis man beim Endbild angelangt ist.
In diesem Zusammenhang ist es wichtig herauszustellen, dass das Endbild der STI keineswegs unterstellt, dass es dem Kind schließlich doch wieder gut gegangen ist. Darum darf auch niemals gefragt werden: »Wann ist es dir wieder gut gegangen?« Dies wäre entweder nicht beantwortbar oder würde nur Täuschungs- und Selbsttäuschungsverhalten aktualisieren. Es geht hier lediglich um die Tatsache, dass das Kind sich irgendwann wieder sicher gefühlt hat. Dieser Augenblick kann u. U. auch erst Jahre später eingetreten sein. Nur in diesem Sinne ist es zu verstehen, dass die ganze Sache doch irgendwie »gut« ausgegangen ist.
Sollte das Kind im 0-Durchgang kein sicheres Endbild benennen können, muss man die STI abbrechen und zurück zum Anfang gehen: Zu den objektiven Lebensverhältnissen, in denen es offensichtlich nicht genug Sicherheit erlebt.

2.1.3 Ton, Tempo und therapeutische Haltung

Sowohl der freundliche aber sachliche Ton als auch das zügige aber nicht hastige Tempo dienen der Affektkontrolle. Diese Haltung des Therapeuten wird von vielen Fortbildungsteilnehmern skeptisch betrachtet. Aufgrund unserer therapeutischen Grundausbildungen erwartet man vom Therapeuten doch eher eine einfühlsame und auf seine Affekte eingehende Haltung. Während diese therapeutische Grundhaltung ansonsten absolut richtig ist, muss ich strikt davor warnen, sie in der STI anzuwenden:
Damit würde man sicherlich ein Scheitern der STI provozieren. Im günstigsten Fall dadurch, dass das Kind abbricht, im schlechtesten Fall wäre aber auch eine Retraumatisierung möglich durch einen Kontrollverlust über den affektiven Erregungszustand mit reaktiver

Erstarrung, Dissoziation oder Agieren in Form von Kampf- oder Fluchtverhalten oder Reinszenierung.

Ich möchte zwar betonen, dass dies nach meinem Kenntnisstand noch nie bei den Therapeuten, die bei mir die STI gelernt haben, passiert ist, aber das Risiko bei einer Fehlanwendung ist vorhanden. Dies liegt daran, dass bei jedem Verweilen an erregungsträchtigen Stellen die dazugehörige Erregung auch unweigerlich steigen wird. Verweilen, Blickkontakt herstellen, Nachspüren, Rückmeldung zum affektiven Befinden einholen (»Wie geht es dir jetzt?«) haben zu unterbleiben. Stattdessen schreiten wir zügig von Bild zu Bild weiter, bleiben mit unseren Augen überwiegend auf dem Blatt, beobachten das Kind zwar, stellen aber keinen tiefen Augenkontakt her.

2.2 Von der künstlichen Desintegration zur Integration voranschreiten

Die STI macht sich einen natürlichen Schutzmechanismus zu Nutze, den das menschliche Gehirn spontan einsetzt, um Reizüberflutung und Übererregung unter seine Kontrolle zu zwingen: Es desintegriert gemeinsam auftretende oder zusammengehörige Sinnesreize, Affekte und Kognitionen. Dies passiert entweder schon während des Trauma-Ereignisses als Teil der Trauma-Reaktion in Form von Dissoziation und Schock-Amnesie oder als Trauma-Folge in Form von zunehmender Hemmung und Blockierung der kortikalen Assoziationen und Verbindungen.

Um im Bild der Brücke über dem Abgrund und ihrer Fundamente zu bleiben, erhält das Kind eine wichtige Botschaft: Nachdem wir nun die sicheren Fundamente gelegt haben und wissen, dass der Abgrund ein Ende hat und nach ihm wieder sicherer Boden liegt, bauen wir nun ein Bogengerüst von Fundament zu Fundament. Dafür nehmen wir das stabilste und belastbarste Material, was wir haben. Im Falle der Erfahrungsrekonstruktion ist das die visuelle Wahrnehmung in Schwarz und Weiß. Dies liegt daran, dass über diese Wahrnehmung im Allgemeinen die gesamte Strecke über dem Abgrund rekonstruiert werden kann. Sie gibt ein befriedigendes Narrativ her, das dann nur noch aufgefüllt werden muss.

Außerdem handelt es sich beim visuellen Sinn um einen Fernsinn. Er ist nicht so sehr leibnah und kognitiv gut zu kontrollieren. Dies gilt insbesondere deshalb, weil eine starke affektive Konnotation des visuellen Sinnes, seine Farbwahrnehmung, aus der ersten Rekonstruktion ausgeblendet wird.

Zwar stellt die Isolierung der visuellen Wahrnehmung und ihre Reduzierung auf Schwarz und Weiß eine enorme Entlastung dar, dennoch ist dieser Durchgang in den meisten Fällen der Belastendste. Obwohl ein starker Sog vom Endbild ausgeht, ist die Rekonstruktion, die im ersten Durchgang geleistet wird, harte Arbeit.

Von Durchgang zu Durchgang reichert sich dann die Rekonstruktion mit unzähligen Erinnerungsspuren an, die alle als potenzielle Trigger gelten müssen, bis sie schließlich komplett ist.

Obwohl die schwerste Arbeit sicherlich im ersten Durchgang geleistet wird, tauchen in den folgenden im Allgemeinen so erhebliche emotionale Belastungen auf, dass es klar wird, dass diese ohne die vorhergegangene Integration der Basisinformation einfach nicht erträglich gewesen wären. In diesen Momenten wird deutlich, wie hilfreich und grundlegend für die Wirkung der STI die schichtweise Zerlegung des Erinnerungskomplexes in die verschiedenen Durchgänge ist.

Durch die recht wortgetreue Wiederholung des Dargestellten seitens des Therapeuten nach jedem Durchgang findet sowohl eine zusätzliche Integration als auch eine zunehmende Adaption an das Erlebte und damit verbundene Erinnerungsängste statt.

Die in dem Kapitel III »Traumafolgen« ausgeführten neurophysiologischen Zusammenhänge lassen sich mühelos auf die desintegrierende Methodik und integrierende Wirkweise der STI anwenden: Wie dargestellt ist das Hauptziel der traumaphysiologischen und -psychologischen Verarbeitungsmechanismen das Dämpfen der kortikalen Erregung. Genau diesem Ziel dient auch die Methode der STI, denn was der traumatisierte Mensch spontan macht, das Dissoziieren, Blockieren und Degenerieren von kortikalen Assoziationen, greift die STI auf, zerlegt die Perzeption systematisch und baut sie Schicht für Schicht wieder zusammen.

2.3 Konfrontation

Unter Fachleuten besteht seit einigen Jahren Konsens, dass eine nicht verarbeitete traumatische Erfahrung auf dem Weg der Konfrontation geheilt werden sollte.

Dabei schließe ich mich ganz der von *Luise Reddemann* oft erhobenen Forderung an, dass es sich um einen schonenden Weg der Konfrontation handeln muss. Diese Forderung gilt umso mehr, als wir mit Kindern arbeiten. All das, was bis jetzt als Prinzipien der STI herausgearbeitet worden ist, dient diesem Anspruch auf Schonung. Aber selbstverständlich ist Konfrontation mit der Trauma-Erfahrung immer auch eine echte Härte, die man dem Kind zumutet. Sie bietet aber die Chance, einen wesentlichen Teil der Biografie, der aus dem Bewusstsein abgespalten werden musste, in das Lebenskontinuum zurückzuholen und zu integrieren.

Das Ziel der Konfrontation ist, die spontanen Vermeidungsmechanismen aufzulösen und das PTBS durch Integration in das Alltagsgedächtnis zu heilen.

Dies bedeutet auch, dass letzte Vermeidungstendenzen des Kindes aufgespürt und aufgelöst werden. Im Falle einer Vergewaltigung zum Beispiel wird das Kind von sich aus wahrscheinlich nicht die Gestalt des Penis (1. Durchgang), dessen Farbe (2. Durchgang), die Erregungslaute des Vergewaltigers (3. Durchgang), Geruch und Geschmack bei oraler Vergewaltigung oder die körperlichen Empfindungen beim Eindringen des Penis in Vagina oder Anus beschreiben. Hier sind gezielte Fragen sinnvoll. Es hat sich gezeigt: Wenn der Therapeut die letzten Vermeidungstendenzen durchgehen lässt, wird dies vom Kind sehr aufmerksam registriert. Einerseits mit Erleichterung, andererseits mit Enttäuschung und Resignation: »Aha, mein Therapeut packt das also auch nicht!«

3. Rahmenbedingungen der STI

3.1 Vorbereitung der Intervention

Neben den schon zuvor diskutierten Anforderungen an die sozialen und individuellen Voraussetzungen auf Seiten des Kindes bedarf es in der Vorbereitung einer konkreten Information der Bezugspersonen und des Kindes. Diese führe ich üblicherweise getrennt durch. Zunächst informiere ich die Bezugspersonen über Störungsbild und Psychodynamik der PTBS, sowie ein traumabezogener Hintergrund in der Biografie des Kindes sich abzeichnet. Des Weiteren stelle ich die Methodik der STI dar und frage nach dem Einverständnis der Eltern, sie zu einem angemessenen Zeitpunkt anzuwenden.

Das Kind informiere ich in der Stunde, bevor ich die Intervention geplant habe, über deren Ablauf. Die Information der Kinder wird in Form einer Fremderzählung und einer Demonstration angeboten: »Es war mal ein Kind bei mir, das hatte etwas Ähnliches erlebt wie du. Da haben wir etwas gemacht, was ich auch gerne mit dir zusammen machen würde. Schau mal, was wir beide damals zusammen gemacht haben: Wir haben uns ein großes Blatt Papier genommen und ich hab unten links einen Rahmen eingezeichnet, so wie den hier. Dann hab ich gefragt: Wann war noch alles in Ordnung? Und das hab ich dann so eingezeichnet. Als Nächstes hab ich unten rechts einen Rahmen hingemalt und gefragt: Wann hast du dich wieder in Sicherheit gefühlt? …«

Die Desintegration der Wahrnehmungsspuren stelle ich auch kurz vor, gehe aber nicht genauer darauf ein, weil das Kind sich dies im Allgemeinen sowieso nicht so gut vorstellen kann. Das Wichtigste ist die Botschaft, dass nicht alles auf einmal kommt und dass ich genaue Anweisungen geben werde, wann was erzählt werden soll.

Dem Kind wird außerdem versichert, dass ich es nach Abschluss der STI nicht mehr auf die Vorgänge ansprechen werde, es aber jederzeit von sich aus darüber mit mir reden darf.

Wenn die Bezugspersonen oder das Kind ihr Einverständnis nicht geben, darf die STI nicht durchgeführt werden. Sie haben i. d. R. gute Gründe für ihre Ablehnung, die über einfache Ängstlichkeit hinausgehen. Es ist aber sinnvoll, die Tür für später offen zu halten.

Selbstverständlich muss weiterhin der äußere Rahmen abgeklärt werden: Das Kind oder auch der Jugendliche sollte zum Beispiel gebracht und abgeholt werden. Danach sollten keine Termine mehr wahrgenommen werden, sondern die Zeit dem Kind zur Verarbeitung zur Verfügung stehen. Es sollen keine Fragen an das Kind gerichtet werden, aber es soll Zeit für Gespräche vorhanden sein, wenn es dies wünscht.

3.2 Die Nacharbeit

Die STI bringt nun keineswegs das Material, das in den folgenden Stunden durch- und wiedergekäut wird. Das Kind hat die Zusage bekommen, dass es nach Abschluss der STI von meiner Seite nicht mehr auf die Vorgänge angesprochen wird, und daran halte ich mich auch. Tatsächlich habe ich auch noch nicht erlebt, dass Kinder und Jugendliche noch einmal eingestiegen sind.

Dennoch hat die »getane Arbeit« einen erheblichen Einfluss auf die weitere Entwicklung des Kindes und den Verlauf der Psychotherapie. In vielen Fällen hat gerade erst die Wiederintegration des Traumas die eingefrorenen Affekte von Schmerz und Trauer freigesetzt. Manche Kinder und Jugendliche weinen in den folgenden Wochen sehr viel oder suchen nach Jahren des Schweigens Gespräche mit vertrauten Menschen über Personen, die sie verloren haben.

Die STI ist also kein Wunderwerkzeug oder Allheilmittel. Sie ist nur ein hilfreicher Schritt innerhalb der Therapie hin zu einer Reifung der Persönlichkeit. Nur in wenigen Fällen wird sie das zentrale oder gar einzige Mittel auf dem Weg zur Heilung sein.

3.3 Das Phasenmodell der STI

Aus dem bisher Gesagten ergibt sich eine zeitliche Staffelung, die im folgenden Modell zum Ausdruck kommt:

Kind:	Diagnostik	Spieltherapie	Trauma-Intervention	Spieltherapie	Ende
Eltern:	Gespräche	G G	G	G G G	G
Stundenanzahl:	4–6	ca. 10	1–3	offen..........	 5
Phase:	**I**	**II**	**III**	**IV**	**V**

Phase I: Anamnese, Exploration, Diagnose, Indikationsstellung (4 bis 6 Sitzungen)

Phase II: Spieltherapie, bei der aber schon traumabezogene Interventionen gezielt eingesetzt werden, um die STI vorzubereiten (Erfahrungswert: mindestens zehn Stunden)

Phase III: STI (meist zwei, in Ausnahmefällen drei Sitzungen)

Phase IV: Die Spieltherapie wird fortgesetzt und reagiert auf die durch die STI freigesetzten neuen Entwicklungsimpulse wie Trauer, Wut, Bewegungsfreude, Interessen und Fragen des Kindes

Phase V: Dem Ende der Psychotherapie kommt besondere Bedeutung zu. Darum wird es in mindestens fünf Stunden vorbereitet.

Meist wird die STI nur ein Bestandteil einer längeren Psychotherapie sein. In Einzelfällen kann sich die Behandlung auf Anamnesegespräch, Diognose, Durchführung der PTI, Kontrolltermin und Abschlussbesprechung beschränken.

VI. Spieltherapie

1. Der Begriff

Spieltherapie wurde als Begriff zum ersten Mal von der Psychoanalytikerin *Melanie Klein* in die Geschichte der Psychotherapie eingeführt[68]. In Analogie zur *Freud*'schen Methode des freien Assoziierens interpretierte sie die spontanen Handlungen und Spiele des Kindes als unmittelbare Abkömmlinge aus dem »Es«, die dementsprechend genauso ungebrochen als Material für psychoanalytische Deutungen dienen dürften.

Mit dieser folgenschweren Fehlannahme – die *M. Klein* unglücklicherweise auch noch an ihren eigenen Kindern meinte exemplifizieren zu müssen – stand die Geburt der Spieltherapie unter einem schlechten Stern. Die Versuche *Anna Freuds*, auf diese Entwicklung korrigierenden Einfluss zu nehmen, indem sie zu diesem Missverständnis öffentlich Stellung nahm und ihre eigene – um so vieles unprätentiösere aber menschlichere und klügere – Methode der Kinderanalyse und psychoanalytischen Pädagogik dagegenhielt[69], hatten keinen durchschlagenden Erfolg. Durch ihre Bemühungen sorgte sie lediglich ungewollt für einen zunehmenden Bekanntheitsgrad des *Klein*'schen Konzeptes.[70] Seit 1927 schwelten innerhalb der psychoanalytic community die schweren inhaltlich-methodischen Differenzen der von *Anna Freud* begründeten Ichpsychologie und ihrem Konzept der Kinderanalyse mit der *Klein*'schen Spieltherapie und später ihrer Objektbeziehungstheorie.

Der Begriff der Spieltherapie erfuhr seine große Renaissance in der *Rogers*-Schule der Klientzentrierten Psychotherapie. In scharfer und bewusster Abgrenzung gegen eine theorielastige Überformung der spontanen kindlichen Betätigung und ihrer fachlichen Wahrnehmung durch analytische Deutungsmuster hindurch ging es dieser Schule darum, dem Kind einen klar definierten Rahmen zur Verfügung zu

---

[68] M. Klein, Frühstadien des Ödipuskomplexes. Frühe Schriften 1928–1945

[69] Anna Freud, Einführung in die Technik der Kinderanalyse, Erste Auflage: Wien 1927

[70] Uwe Henrik Peters (1984), Anna Freud. Ein Leben für das Kind, S. 154

stellen, innerhalb dessen es frei seinen spontanen Bedürfnissen nachgehen könne. Die Aufgabe des Therapeuten bestand in der Realisierung der Therapeutenvariablen der Klientzentrierung: Wertschätzung und Empathie für den Klienten und die Authentizität des Therapeuten selbst.

Die *Rogers*-Schule stellte nicht nur eine deutlich andere methodische Vorgehensweise vor, sie machte vor allem ein ganz anderes Menschenbild zur Grundlage der Spieltherapie *(Axline)*. Der paradigmatische Schlagabtausch in der Kinderpsychotherapie fand vor allem zwischen den analytischen Schulen einerseits und der *Rogers*-Schule andererseits statt.

Gestalttherapie *(Pearls)* und Psychodrama *(Moreno)* sind spätere Entwicklungen und profitieren neben ihren ganz eigenen methodischen Grundsätzen und »Handwerkszeug« schon ganz entscheidend von den leidenschaftlichen Auseinandersetzungen zwischen den Ursprungsschulen. In diesen Schulen zeigt sich eine starke Bereitschaft, primär die Individualität des einzelnen Kindes zu respektieren und es möglichst weitgehend ohne feste Erklärungsmuster zu sehen und zu verstehen, andererseits aber wird das psychoanalytische Verständnis der frühkindlichen Entwicklung, der Psychopathologie und der Arbeit mit Übertragung und Gegenübertragung in der Therapie übernommen, ohne an Dogmen wie dem Ödipuskomplex zu kleben.

Insgesamt gesehen haben sich die Wogen mittlerweile eher geglättet. Die *Klein*-Schule scheint fast vom Erdboden verschwunden zu sein. Die psychoanalytische Kinderbehandlung hat ihren festen Platz, den sie dank ihrer gesetzlich anerkannten Ausbildungsinstitute behaupten wird. Die so genannten humanistischen Verfahren haben sowohl untereinander als auch vom analytischen Denken viel gelernt, sodass sich mir inzwischen ein pragmatisches und friedliches Miteinander unter dem gesetzlich verordneten Dach der Tiefenpsychologie entwickelt zu haben scheint. Dennoch ist die Zukunft dieser sehr kreativen humanistischen Verfahren in Deutschland aufgrund der unsäglichen Gesetzesregelung und ihrer negativen Auswirkungen auf die humanistischen Ausbildungsinstitute gefährdet.

Eine neue Front wird derzeit von Seiten der Verhaltenstherapie eröffnet, die bisher nie den Anspruch auf eine umfassende Kinderbehandlung erhoben hat, nun aber aufgrund der gesetzlichen Regelungen auch das Terrain der Kinderpsychotherapie für ihre Institute besetzt. In diesem Zuge wird die Wirksamkeit spieltherapeutischer Verfahren

generell in Zweifel gezogen *(Döpfner*[71]*)*, da sie nicht genügend durch kontrollierte Studien nachgewiesen worden sei.
Ich hoffe sehr, dass von Seiten der humanistischen und analytischen Verbände der Vorwurf der mangelnden Effizienz bzw. ihres mangelnden Nachweises weder ignoriert wird, noch dass er als Anlass genommen wird, in alte Grabenkämpfe zurückzufallen.
In den Zeiten einer allgemeinen Methodenintegration, an der sich vor allem die psychotherapeutischen Berufsverbände der Psychologischen Psychotherapeuten und der Kinder- und Jugendlichenpsychotherapeuten und die breit ausgebildete Behandlerschar der Diplompsychologen beteiligen, wären die alten Grabenkämpfe einfach nur anachronistisch. Ich wenigstens praktiziere eine breite Vielzahl an Methoden und beziehe dabei auch gerne verhaltenstherapeutische Trainings- und Verstärkerprogramme mit ein.
Wir »Humanisten« sollten auch mit Interesse zur Kenntnis nehmen, wie sich die Paradigmen innerhalb der Verhaltenstherapie schon lange hin zur Kognitiven Verhaltenstherapie weiterentwickelt haben und sich nun seit einigen Jahren – zumindest in Amerika – sogar an sog. »impliziten Kognitionen« abarbeiten. »Implizite Kognitionen« im Gegensatz zu »expliziten Kognitionen[72]« – das bedeutet nichts anderes als den Einstieg der Verhaltenstherapie in die Beschäftigung mit unbewussten Bildern und Prozessen als Ausfluss von unbewusst konditionierten Reizen. Damit wird es in absehbarer Zeit womöglich über die Basis gegenseitigen Wohlwollens und des Eklektizismus hinaus eine gemeinsame Begrifflichkeit geben, mittels derer fachlicher Austausch und gegenseitige Befruchtung noch besser gelingen wird.
Ich halte es für unabdingbar, dass wir als Spieltherapeuten unsere Konzepte, Fähigkeiten und Erfolge selbstbewusst formulieren und uns nicht verschreckt ob des unerwarteten *Döpfner*'schen Angriffs hinter dem Ofen verkriechen.
Die nun nachfolgenden Kapitel können auch unter diesem Gesichtspunkt gelesen werden.

---

[71] M. Döpfner, Wie wirksam ist Kinder- und Jugendlichenpsychotherapie?, in: Psychotherapeutenjournal 4/2003, S. 258 ff.

[72] Ende der neunziger Jahre begann in den USA eine breite experimentelle Forschung der Kognitiven Sozialpsychologie, der Gedächtnis- und der Kognitionspsychologie zu sog. Automatismen, Impliziten Kognitionen und Implizitem Gedächtnis. 1999 erschien das gesamte 54. Volume des American Psychologist ausschließlich zu diesem Thema.

2. Das spieltherapeutische Konzept

Verhaltenstherapeuten, die mit Kindern arbeiten – wobei sie sich das bisher im Allgemeinen selbst beigebracht haben (Berufserfahrung und Trainingsmanuale) –, sagen oft: »Eigentlich mache ich nichts anderes als du – ich spiele auch mit den Kindern.«

Dies weise ich entschieden zurück!

Der entscheidende Unterschied besteht darin, dass ich nicht mit Kindern spiele, um sie für bestimmte Ziele zu gewinnen (stabiles Arbeitsbündnis, Appliance, spezifische Lernerfahrungen in Trainings ...), sondern *damit* wir spielen.

Das Konzept der Spieltherapie macht sich das natürlichste Betätigungsfeld des Kindes, das Spiel, zu Nutze und arbeitet mit den fast unbegrenzten Möglichkeiten, die sich auf diesem Feld bieten.

Allgemein gilt, dass das Spiel so vielgestaltig wie das Leben selbst ist: Es kann sich dabei um den kreativen Fluss des spontanen Rollenspiels handeln oder um geregelte Gesellschaftsspiele, elektronische Wettkampfspiele oder auch um das Glücksspiel, das Erwachsene in seinen Bann schlägt. Spiel kann befreien, aber auch knechten, wenn es zur Sucht wird.

Versuche, das Wort »Spiel« zu definieren, fallen unbefriedigend aus, weil es Gegensätze in sich vereint.

Die Spieltherapie nutzt gezielt die angeborene menschliche Fähigkeit zum freien Spiel, die angeborene kindliche Freude am spontanen, impulsgesteuerten und scheinbar zweckfreien Spiel. Ein Kind erobert sich spielend die Welt, es macht sie sich in seinen Spielen verständlich, es sammelt seine wesentlichen Erfahrungen bezüglich seiner sozialen Stellung in Spielen mit anderen Kindern usw. usf.

Über diese wichtigen kognitiven und entwicklungsfördernden Aspekte hinaus nutzt die Spieltherapie die Tatsache, dass die kindliche Seele sich direkt im spontanen Spiel manifestiert:

Im freien Spiel zeigt das Kind also nicht, was von ihm erwartet wird, sondern nach was ihm zumute ist. Und wenn es doch zeigt, was es vermutet, was von ihm erwartet wird, dann nur deswegen, weil ihm danach zumute ist, lieber auf Nummer sicher zu gehen und den vermuteten Erwartungen zu entsprechen.

Die Spieltherapie benutzt nicht das Spiel als Vehikel, in dem man eigentlich etwas ganz anderes transportieren will, z. B. Trainings, hypnotherapeutische Übungen, Entspannungsverfahren etc. Es dient nicht als Lockmittel, um die Kinder bei der Stange zu halten, wenn es unangenehm wird. Es wird nicht als Belohnung für gute Mitarbeit eingesetzt.

Für die Spieltherapie ist das Spiel die via regia zur Seele des Kindes und zu deren Genesung.

2.1 Kinder spielen Seele

Es ist faszinierend, die Geburt des Spielens bei ganz kleinen Kindern zu beobachten: Schon bei vielen Eineinhalbjährigen stellen die Eltern eines Tages überrascht fest, dass das Söhnchen mit einem Löffel auf der Erde Auto spielt oder das Töchterchen versucht, seiner Puppe Essen zu geben (man beachte die Rollenklischees, die schon von den ganz Kleinen gelebt werden).

Was dem kleinen Menschen von innen heraus wichtig ist, das projiziert er aktiv in seine Welt hinein und formt sie dadurch.

Noch früher kann man die kindliche Seele in seinem Spiel beobachten. Vor allem im Interaktionsspiel mit Mutter oder Vater: Das Guckguckspiel beglückt ein Kind besonders, wenn es noch keine Objektkonstanz entwickelt hat, aber schon das erste Verständnis dafür erwacht ist, dass ein Gesicht, das eben noch geschaut hat, auch hinter den Händen nicht ganz weg sein kann. Das »Guckguck«-Spiel ist ein Oszillieren um diese noch unausgegorenen Erwartungen und Verlustbefürchtungen herum. Und es aktiviert beständig die biologischen Mechanismen des sozialen Lächelns und der Bindung. Dadurch erhält dieses Spiel für das Kind einen besonderen Reiz und eine tiefere Bedeutung, als wenn man z. B. einen Löffel verschwinden und auftauchen ließe.

Was auf dieser Entwicklungsstufe noch die Suche nach sensorischer Stimulation und perzeptiver Herausforderung ist, erweitert sich bald darauf um die Fähigkeit, die eigenen Bedürfnisse und Wünsche in die umgebenden Dinge und Beziehungen hineinzuprojizieren und sie dort stellvertretend zu befriedigen.

Kinder sind also ganz offensichtlich prädestiniert zum Spiel. Das verbindet den Menschen mit allen anderen Säugetieren. In der Zeit des Säugens und danach reifen die Jungtiere nicht nur unter dem starken Schutz des Muttertieres, der Eltern oder der Gruppe physiologisch heran. Zugleich beginnt die Phase intensiven Lernens im

Möglichkeitsraum des spielerischen Ausprobierens. Nichts ist ernst, nichts muss klappen, denn die Sorge tragen und den Schutz bieten die Mutter und ihre Gemeinschaft. Damit unterscheiden sich alle Säugetiere fundamental von den phylogenetisch früheren Lebensformen der Reptilien, Fische und Insekten. Bei diesen früheren Lebensformen muss im Augenblick des Schlüpfens, ja bei noch früheren Formen im Augenblick der Eiablage, der Nachwuchs ungeschützt klarkommen oder er geht ein. In diesen frühen Lebensformen ist noch kein Raum für individuelles Lernen im Schutz der Gemeinschaft vorgesehen. Noch nie hat man eine junge Eidechse gesehen, wie sie mit einer flatternden Fliege spielt und sie dann liegen lässt. Die überlebenswichtigen Funktionen müssen nach dem Schlüpfen verfügbar sein, denn das Tier steht sofort »auf eigenen Beinen«. Das heißt aber auch, die genetischen Programme müssen starr und unveränderlich sein, eben weil sie sofort funktionieren müssen. Wenn die Lebensbedingungen sich verändern, gelingen Veränderungen der Lebensweise dieser Spezies im Sinne der Anpassung – wenn überhaupt – allein über Mutation und Selektion, nie über Lernen[73].

Für Säugetiere, und insbesondere für Menschen, gilt ein völlig anderer kollektiver und individueller Lebensrhythmus. Für nichtmenschliche Säugetiere gilt, dass »Häschen« eine ganze Menge lernen kann, während »Hase« sich nur noch innerhalb der in der Kindheit erlernten Schemata weiter verbessern kann. Wenn sich die Lebensbedingungen ändern, besteht also die Chance, dass die jeweils junge Generation sich mit den sich verändernden Lebensbedingungen auseinander setzt, während die älteren Generationen sich nicht mehr anpassen können. Das Spiel der Jungtiere ist die Plattform, auf der es vielleicht dieser Spezies gelingen wird, unabhängig von alten Gewohnheiten neue Lösungen zu finden. Dadurch hat die Lebensform der Säugetiere einen enormen Selektionsvorteil erworben.

Beim Menschen ist aber das bekannte Sprichwort vom Hans, der nimmermehr lernen wird, was Hänschen nicht lernte, nur die Widerspiegelung »mittelalterlicher« Veränderungsfeindlichkeit.

Heute wissen wir, dass die Fähigkeit zu Entwicklung und Veränderung weit bis in das Erwachsenenalter hineinreicht. Mit dieser Fähigkeit unterscheidet sich der Homo sapiens von allen anderen Lebewesen.

---

[73] G. Hüther, Biologie der Angst

Neurobiologisch lassen sich solche Veränderungsprozesse durch Lernen auch bei Erwachsenen ohne weiteres nachweisen. Natürlich handelt es sich dann oft nicht um müheloses, spielerisches Lernen, sondern um gezieltes Trainieren, z. B. im Rahmen von Rehabilitationsmaßnahmen nach neurologischen Schädigungen. Aber dennoch: Auch ein Erwachsener kann Klavierspielen lernen! Und dafür muss schließlich auch ein Kind konsequent üben.

Auch die sehr ermutigenden traumapsychologischen Erfahrungen mit alten Menschen begründen einen relativen Optimismus, dass wesentliche Prägungen aus früherer Zeit, wie zum Beispiel angstbesetzte existenzielle Erfahrungen aus dem Krieg, noch in hohem Alter aufgelöst werden können.

Die Spezies Mensch hat also eine unübertroffene Fähigkeit zur Anpassung und Veränderung aufgebaut. Diese geht sogar so weit, dass sie sich nicht nur extremen (Sibirien vs. Tropen) Lebensbedingungen anpassen kann, sondern dass sie zu diesem Zweck extreme Lebensbedingungen an sich anpassen kann, indem sie sie gestaltet. Durch diese Fähigkeit der Gestaltung ist eine ganz neue Logik in das Weltgeschehen eingetreten. Durch die kortikale Weiterentwicklung (Großhirnentwicklung) sind neue kognitive, emotionale und motorische Fähigkeiten entstanden oder verfeinert worden, die der Logik des Gestaltens dienen: Ziele definieren, planen, kontrollieren, Arbeitsteilung, Fürsorglichkeit für Alte und Kranke, sich Dinge ausmalen können, Sehnsucht haben, Ehrgeiz, Stolz, Eifersucht, anfassen können, bearbeiten können, Handwerkszeug bzw. Waffen herstellen können ... Mit diesen Fähigkeiten konnte die Spezies Mensch starke und erfolgreiche Gesellungseinheiten im Überlebenskampf mit der Natur und danach gegeneinander[74] aufbauen.

Und eben diese sind die Fähigkeiten, die sich neben der motorischen, sensorischen und affektiven Aktivierung im freien Spiel der Kinder einstellen. Die Logik des Gestaltens prägt das freie Spiel der Kinder

[74] Mit dieser These beziehe ich mich auf die Theorie von Konrad Lorenz in »Das sogenannte Böse«, dass die aggressiven Kräfte in der Tierwelt ausschließlich dem natürlichen Überlebenskampf dienen. Innerartliche Aggression gebe es nur in Form des Terrainverteidigens. Nur wenn für eine Tierart der Überlebenskampf mit der Natur entschärft ist oder gar entfällt, wird sich unter diesen Sonderbedingungen das nun ungebundene aggressive Potenzial auf innerartliche Aggression verschieben und dort zu extremen Gewaltexzessen weit über die Terrainverteidigung hinaus führen.

durch und durch. Jeder Kindertherapeut kann davon Bände erzählen[75].

Es gibt wunderbare Bücher über Spieltherapie, die ihre Möglichkeiten, Techniken und Indikationen darstellen[76]. Ich will mich an dieser Stelle nur auf wenige Aspekte beschränken, die für den weiteren Gang dieses Buches von grundlegender Bedeutung sind:

- Die »zweite Realität«
- Aggression und Opfer-Täter-Umkehrung
- Regression und Fürsorglichkeit
- Verbesserung des Sicherheitserlebens

2.2 Die »zweite Realität«

Als mein älterer Bruder noch klein war, erst zweieinhalb Jahre, lebten wir in einem Schülerwohnheim, wo mein Vater als Diakon und Leiter der Einrichtung eingesetzt worden war. Meine Mutter gab als Diakonsfrau automatisch die Hausmutter ab, sodass mein Bruder also in der Großküche des Heims aufwuchs. Er verwandelte den Küchenboden zuweilen in einen gigantischen Spielplatz, zog Töpfe und Pfannen aus ihren Fächern, gestaltete mit ihnen Dörfer und Städte. Das Besteck gab hervorragende Autos und Eisenbahnen. Haushälterin und Hausmädchen konnten das Ganze nicht so lustig finden. Nicht nur, dass der Kleine ihnen sehr lästig zwischen den Füßen war, es war für die meisten Erwachsenen damals, Ende der fünfziger Jahre des letzten Jahrhunderts, inakzeptabel, dass ein Kind solche Flausen im Kopf hatte. Der Standardvorwurf der Haushälterin an meine Mutter lautete: »Wie können Sie dem Kleinen so etwas nur erlauben. Er spinnt doch jetzt schon genug. Was soll aus dem nur werden?!«

Das Wissen darum, dass Kinder nicht einfach kleine Erwachsene sind, hat im letzten halben Jahrhundert große Breitenwirkung erhal-

[75] Wer mit Psychodrama-Kindergruppen arbeitet, meint sich oftmals geradezu in vor- und frühmenschlichen Entwicklungsstadien der Gesellungseinheit zurückversetzt zu sehen: Solange die Kinder sich in ihren Rollen von Raubtieren oder Naturkatastrophen bedroht erleben, entfallen gruppeninterne Kämpfe völlig. Wenn diese äußeren Bedrohungen aber nicht existieren, entstehen schnell interne Rivalitäten. Im Kinderpsychodrama funktionieren viele gruppentherapeutische Interventionen nach diesen Urmechanismen, wie sie von Konrad Lorenz dargestellt worden sind.

[76] Zum Beispiel: A. Aichinger, W. Holl, Psychodrama mit Kindern. S. Weinberger, Kindern spielend helfen. V. Oaklander, Gestalttherapie mit Kindern und Jugendlichen.

ten. Es stammt ja eigentlich schon aus der Biedermeierzeit, hatte aber durch das extreme mentale Erziehungsprogramm des deutschen Faschismus einen herben Rückschlag erlitten.
Aber das Verständnis für die Faszination, der ein Kind in seinem Spiel erliegt, für die »zweite Realität«, die sich ein Kind in seinen Spielen erschafft, ist nicht gewachsen. Wenn wir dieses Verständnis entwickeln, wird schnell klar werden, worauf sich die Wirksamkeit der Spieltherapie gründet.
Wenn es Kindern nicht gelingt zu spielen – aus welchen Gründen auch immer –, sind sie einem erheblichen Entwicklungsrisiko ausgesetzt. Dann muss nämlich alles gleich gelingen, alles ist ernst und deswegen beängstigend und hemmend[77].
Ihnen fehlt die »zweite Realität«, der Möglichkeitsraum, in dem sie sich z. B. ein Verständnis für das erarbeiten können, was die Erwachsenen Merkwürdiges und Spannendes treiben. Dann fehlt ihnen aber auch die Gelegenheit zur stellvertretenden Befriedigung all ihrer Bedürfnisse, Wünsche und Pläne.
Niemand sage, dass dies ja nur eine fiktive Befriedigung sei!
Man glaubt nicht, wie befriedigend für Kinder diese Art von Dichtung ist. Denn die »zweite Realität« ist mehr als Fiktion. Sie gewinnt ihre besondere Wirksamkeit aus dem Handeln und Gestalten von Realität. Erst Handeln und Gestalten bringen sie hervor.
So wird ein Spieltherapieraum im Laufe einer Stunde oft einer völligen Metamorphose unterworfen: Wo anfangs ein Tisch mit Stühlen stand, ist eine Höhlenlandschaft in kargem Gebirge entstanden; wo zu Beginn eine Schaukel hing, hat sich ein tiefes Meer aufgetan, über das ein Motorflugzeug in halsbrecherischem Flug dahinsaust; was zuvor nichts als Sand war, ist jetzt eine stolze Burg …
Die Logik der »zweiten Realität« ist, dass die Phantasie die Alltagsrealität gestaltend durchdringt und so eine neue Realität schafft.
Für die Therapie mit traumatisierten Kindern tritt ein spezieller Ausschnitt aus der Bandbreite möglicher spontaner Aktivierungen in den Vordergrund. Es handelt sich dabei um die instinktiven motorischen Programme der Stressantwort: kämpfen, fliehen, täuschen und erstarren. Sie tauchen im Verhalten des traumatisierten Kindes

[77] Allerdings kommt bei deprivierten Kindern eine allgemeine Retardierung der cortikalen Entwicklung hinzu, da ihnen sowohl die Anregung als auch die Möglichkeit für eigenständiges Handeln, Erforschen und Kommunikation vorenthalten worden ist.

gut erkennbar auf und sie scheinen in einem engen Bezug zu realen individuellen Erfahrungen zu stehen.

Darum ist das freie Spiel auch die via regia zu traumatischen Erfahrungen und Bearbeitungsprozessen des Kindes. Dies gilt umso mehr, wenn diese dem kindlichen Bewusstsein nicht zugänglich sind.

Je älter ein Kind wird, desto mehr löst sich seine »zweite Realität« von der Notwendigkeit des realen Handelns und Gestaltens ab und wird zu einem inneren Möglichkeitsraum. In der normalen Persönlichkeitsentwicklung gewinnt die reine Imagination an Präsenz und innerer Gestaltungsmacht. Aber wie wenig sogar beim Erwachsenen die innere Gestaltungsmacht in der Imagination tragen kann, wenn es wirklich darauf ankommt, wird deutlich, wenn die inneren Bilder angstvoll und verwirrend sind. Sind die Erwartungen und Vorstellungen eines Erwachsenen von Düsternis, Ängstigung und Hoffnungslosigkeit geprägt, ist er diesen Stimmungen ausgeliefert. Spontan bleiben ihm nur wenige Möglichkeiten, mit diesen inneren Zuständen aktiv umzugehen: Er kann sich in Intellektualisierung, Umtriebigkeit oder zum Beispiel Arbeitssucht flüchten, auch Alkohol und andere Drogen bieten sich an. Aber er hat kaum spontane Selbstheilungskräfte, denn die persönliche Gestaltungsmacht in der Imagination in Zeiten von Angst und Unglück sind minimal.

In diesem Punkt unterscheide ich mich also tendenziell von Luise Reddemann und Cornelia Appel-Ramb, die den Fokus auf die reine Imagination legen. Allerdings mache sie auch deutlich, dass dies frühestens ab der Vorpubertät klappen kann (C. Appel-Ramb, S. 190 f., 2002).

Dagegen ist es beeindruckend zu sehen, was passiert, sowie man der »zweiten Realität« bei diesem Erwachsenen wieder zu ihrem Recht verhilft: Wenn er sich erst einmal traut, seiner inneren Verwirrung und Ängstigung im Therapieraum durch Handeln Ausdruck zu geben, ihnen also eine Gestalt zu geben, so setzt dies unmittelbar vitale Ressourcen der Selbstheilung und Lebenskraft frei. Denn im geschützten Möglichkeitsraum der »zweiten Realität« wird das menschliche Grundbedürfnis zur aktiven Gestaltung wieder freigesetzt.

Auch für Erwachsene wäre ab und zu eine freie spielerische Betätigung etwas sehr Gesundes. Gestalt- und Psychodramatherapeuten erleben den befreienden Wechsel von der Gesprächsebene auf die Ebene des Handelns und der Darstellung und wieder zurück. Die Festlegung auf das erwachsene Gespräch in der therapeutischen

Beziehung stellt immer ein Ausklammern basaler Prozesse der Kommunikation, der Selbstentwicklung und der Selbstfindung dar. Das »Kind im Manne« kommt in unserer Kultur generell zu wenig zu seinem Recht, obwohl es doch der – wenn auch verborgene – Kern der Persönlichkeit ist[78].

Luria[79], einer der drei Begründer der kulturhistorischen Schule der jungen Sowjetunion und einer der weltweit ersten Neuropsychologen, hat sowohl für die menschheitsgeschichtliche als auch für die kindliche Entwicklung der Denkfähigkeit folgende Theorie aufgestellt:

Denken ist verinnerlichte Sprache; Sprache ist verinnerlichtes Handeln. Das Handeln stellt also die Wurzel der kognitiven Entwicklung dar und formt via Sprache[80] die Denk- und Erkenntnisfähigkeit bzw. das jeweilige kulturhistorische Bewusstsein der Menschen.

An einem konkreten Beispiel der kindlichen Entwicklung bedeutet das: Ein Baby kräht, schreit und weint vielleicht tausend Mal nach seinen Bezugs- und Pflegepersonen. Wenn diese relativ zuverlässig kommen, mit dem Baby sprechen und sich um es kümmern, erlebt es gleich eine Menge basaler Befriedigungen: Das Nähe- und Zuwendungsbedürfnis wird befriedigt, evtl. Hunger oder andere körperliche Missempfindungen gestillt, das Bedürfnis nach sensorischer Stimulation wird gedeckt, und aus dieser sensorischen Stimulation ergeben sich für den Säugling recht bald bestimmte Kontingenzen: Dieser Stimmklang bedeutet dieses optische Gesichtsschema, bedeutet diesen Geruch und Körperdüfte, bedeutet diese Weichheit und Festigkeit, bedeutet diese typischen taktilen und propriozeptiven

---

[78] Allerdings darf man nicht glauben, dass Gesellschaften außerhalb der westlichen Zivilisation weniger verkrampft erwachsen sein wollen. In Mosambik erweist sich spieltherapeutische Behandlung von Kindern als gänzlich undurchführbar, da sich ein Psychologe, der mit Kindern spielen will, maßlos vor der Dorfgemeinschaft diskreditiert: Ein Erwachsener darf nicht spielen. Diese verblüffende Erfahrung musste Boia Efraime Junior machen, der in Ostberlin/DDR seine therapeutische Ausbildung erhalten hatte und dann in seine Heimat zurückkehrte, wo er ein Projekt für ehemalige Kindersoldaten aufbaute und damit bekannt wurde.

[79] A. R. Luria, F. J. Judowitsch, Die Funktion der Sprache in der geistigen Entwicklung des Kindes. Düsseldort 1973. A. R. Luria, Das Gehirn in Aktion, Reinbek 1998

[80] Im Gegensatz zu J. Piaget, mit dem Luria engen fachlichen und freundschaftlichen Austausch pflegte, weist Luria der Sprache eine zentrale vermittelnde Funktion im Prozess der Interiorisation zu.

Bewegungserfahrungen ...[81] Und mit der Zeit schälen sich mit diesen Kontingenzen je unterschiedliche Lautkombinationen heraus: Die eine Kontingenz sagt immer: »Sag mal ›Mama‹!«, die andere »Sag mal ›Papa‹!« und die dritte vielleicht »Sag mal ›Oma‹!« So binden sich die ersten Wörter mit der Zeit an die Kontingenzkomplexe von Handeln und Sensorik.

Das Kind ist in diesen Kontingenzkomplexen keineswegs passiver Empfänger von Zuwendung, Pflege und Stimulation. Jedes Kind gestaltet diese Komplexe aktiv mit, allein schon dadurch, wie und wann es den Erwachsenen herbeiruft, ob und wie es ihn anlächelt etc. Je aktiver das Kind diese Komplexe mitgestaltet, desto leichter wird es diese Aktivität auch auf seine angeborene Fähigkeit zum Lautieren und damit zur Gestaltung des Lautierens übertragen. Sprache beginnt also in Handlungszusammenhängen zu wachsen. Sie ist zunächst nur die spezielle lautliche Begleitung konkreter Handlungen und Wahrnehmungen durch die Pflegepersonen, die aufgrund vieler Wiederholungen ein lautliches kortikales Muster bilden. Erst wenn diese Muster kortikal fest installiert sind, lösen sie sich vom konkreten sinnlichen Handlungszusammenhang ab. Dann kann man das Kind fragen: Wo ist die Puppe? Auch wenn diese gar nicht da ist und trotzdem wird das Kind wissen, wovon wir sprechen und die Puppe suchen gehen.

Wenn man zwei Listen erstellen würde, die eine über die ersten Wörter des Kindes, die andere über die Situationen, die das kleine Kind am deutlichsten über Handlung und Sensorik erlebt, so käme man vermutlich auf völlig deckungsgleiche Listen:

Mama, da!, Papa, hamham ... Es folgen die individuellen Bezeichnungen für Flasche, Ball, Puppe, Auto ... Das Baby wird aber kaum jemals ein Wort für das Mobile, das über seinem Bett hängt und das es täglich dutzende Male betrachten kann, benutzen. Da muss dann ein »dada!« genügen. Dies liegt daran, dass es außer der visuellen Stimulation, die dem Kind durchaus Vergnügen bereiten kann, nichts an Handlungsmöglichkeiten zu bieten hat. Noch deutlicher ist dieser Zusammenhang bei Bildern, die an der Wand hängen: Die Reduktion der Stimulation auf das Visuelle und zudem noch Zweidimensionale und Entfernte bewirkt, dass das Baby keinerlei Handlungsmöglich-

[81] Damit grenze ich mich mit Dornes von der psychoanalytischen These ab, dass Säuglinge lediglich zur Wahrnehmung von Teilobjekten in der Lage seien. M. Dornes, S. 79 ff.

keiten hat. Solche Stimulationen bleiben dem Kind völlig äußerlich und schlagen sich lange nicht in seiner Sprache nieder. Erst, indem zweidimensionale Bilder im Laufe des zweiten Lebensjahres an seine Handlungserfahrungen geknüpft werden, können visuelle Symbole erkannt werden. Darum zeigen Babybücher eben einen Ball, ein Auto, eine Puppe, einen Löffel ...

Denn erst indem es mit diesen Gegenständen schon umgegangen ist, kann es für ihre zweidimensionale Darstellung ein entsprechendes kortikales Übersetzungsmuster im Kopf installieren.

Je konkreter die Handlungserfahrung, umso leichter die sprachliche Benennung, umso leichter die Übertragung auf die zweidimensionale Darstellung und schließlich sogar auf die kognitiven Symbole der Zeichensprache von Schrift und Zahlen. Je besser diese Übersetzungsmuster angelegt sind oder eingeübt werden, umso automatisierter werden sie und umso mehr lösen sie sich von der konkreten Handlungserfahrung. Spätestens Schulkinder können dann Bilder betrachten, mit denen sie keine eigenen Handlungserfahrungen verbinden können und trotzdem aus diesen Bildern einige Vorstellungen ziehen. Daraus wird deutlich, dass auch das räumlich-visuelle Denken aus den konkreten Handlungserfahrungen herauswächst.

Vor *Luria* gab es übrigens schon Pädagogen, die aus ihrer eigenen Handlungserfahrung heraus genau dieses Entwicklungsprinzip – aus dem Handeln wächst Sprache und schließlich Denken – zum Prinzip der Pädagogik machten. Man denke zum Beispiel an die italienische Ärztin *Maria Montessori*, die neben dem Prinzip des individuellen Lernens das Prinzip des begreifenden Erkennens zur Grundlage ihres pädagogischen Werkes machte.

Was hat nun all dies mit der zweiten Realität zu tun?

Die »zweite Realität« ist entwicklungspsychologisch sehr früh anzusiedeln: lange vor der abstrakten Symbolisierung der Schrift- und Zahlsprachen, aber auch vor der Symbolisierung durch Sprache oder durch zweidimensionale Darstellungen.

Das Handeln und Gestalten liegt an der Wurzel der psychischen Entwicklung.

Und damit ist es neben der sensorisch-körperlichen Wahrnehmung das stabilste psychische System, das uns zur Verfügung steht!

Seine angstfreie Entfaltung – und genauso die angstfreie Entfaltung des sprachlichen Systems – findet am leichtesten auf der Ebene der »zweiten Realität« statt.

Wenn die Sprache versagt, wenn das Denken heillos verwirrt ist, wenn die Gefühle und Affektzustände unerträglich geworden sind: *Dann geht immer noch handeln und gestalten im Möglichkeitsraum.* Sicherlich funktioniert diese Ebene nicht immer spontan. Aber hier bieten sich die besten Ansatzpunkte, sie wieder in Gang zu setzen. Auf diese Ebene kann man zurückgreifen, wenn es ansonsten ganz eng geworden ist.

Als junge Theologiestudentin geriet ich in die unvermutete Lage, mitten im Ferienkurs Hebräisch eine Kommilitonin wegen eines schizophrenen Schubes in die Psychiatrie einliefern zu müssen. Als ich sie einige Tage später besuchen durfte, traf ich sie stark sediert und unfähig zum Reden und zur Kontaktaufnahme an. Wir gingen in den Garten hinaus und setzten uns unter einen Kastanienbaum. Dort begann ich nach einiger Zeit der Ratlosigkeit, ihr aus den herabgefallenen Kastanien ein Männchen zu basteln. Das Mädchen, das bis dahin apathisch in sich versunken gewesen war, ergriff es und hielt es ganz fest. Als ich das zweite Männchen fertig hatte, begannen die beiden vorsichtig, sich gegenseitig zu besuchen, miteinander spazieren zu gehen und sich scheu zu berühren. Gesprochen haben wir dabei wohl gar nicht, aber allmählich begannen wir, Geräusche und Laute von uns zu geben. Obwohl wir uns bei alldem nie in die Augen schauten, war eine ganz intensive Atmosphäre um uns herum entstanden. Wir gingen beide anders, als wir gekommen waren[82].

Ja, was war da passiert? Heute würde ich sagen, wir haben eine »zweite Realität« geschaffen. Zuerst ich und dann stieg sie mit ein. Durch unser gemeinsames Handeln und Gestalten kam (irgend-) etwas wieder in Fluss. Der Schritt in die »erste« Realität war ihr mental nicht möglich, aber das Angebot dieser zweiten Realität half ihr, ein Schrittchen aus ihrer Verkapselung herauszukommen. Es wurde ein Stückchen Lebendigkeit möglich, das vorher nicht da war. Mehr nicht – aber auch nicht weniger.

Anhand eines Falles aus meiner Praxis möchte ich dieses Prinzip illustrieren:

[82] Nach diesen Ferien kehrte ich nach Marburg zurück und nervte die Hochschulverwaltung so lange, bis sie mir das Doppelstudium Psychologie zusätzlich zur Theologie gewährte. Ich wollte wissen, was da passiert war.

Fallbeispiel Michael (11 Jahre)

Michael ist ein Kind mit einem ausgesprochenen hyperkinetischen Syndrom, dessen Entwicklung bis auf die Säuglingszeit zurückzuverfolgen ist. Zu diesem Unglück kam ein regelmäßiger sexueller Missbrauch durch zwei verwandte junge Männer zwischen seinem dritten und vierten Lebensjahr. Meinen Versuch, ihn spieltherapeutisch zu behandeln, stellte ich nach einem halben Jahr ein, da er weder von diesem Angebot bzgl. seiner Problematik profitierte noch der Eindruck bei mir entstanden war, dass er viel mit den im Therapieraum gebotenen Möglichkeiten anfangen konnte. Er drehte eigentlich nur im immer wiederkehrenden Rhythmus seine Bahnen (motorisch hieß das Hin- und Herlaufen und Schaukeln, und mental-verbal verharrte er in der Welt der Computerspiele), ohne zum Spielen zu kommen. Ich begann daraufhin mit ihm und seinen Eltern das klassische Konzentrationstraining für HKS-Kinder nach *Döpfner*, und kurz danach leiteten wir die Medikation mit Ritalin ein. Beide Maßnahmen zeitigten erhebliche Erfolge und brachten der Familie eine spürbare und dringend notwendige Entlastung. Interessanterweise begann sich das Wesen des Jungen sehr rasch deutlich zu ändern: Er wurde beziehungsfähig, zeigte seine Sensibilität, wurde kreativ, verlor ein Stück seiner Fixierung auf die Computerwelt und begann auch andere Bereiche des Lebens wahrzunehmen. Das Ziel unseres kognitiven Trainings war es, dass er Möglichkeiten einübte, seinen Gedankenstrom zu lenken und sich Strategien der Problemlösung anzueignen. Nach Abschluss dieses Trainings wollte ich überprüfen, inwieweit wir diese erworbenen kognitiven Fähigkeiten auch in Bezug auf freie Phantasietätigkeit aufbauen könnten. Ich gab ihm also weiterhin Aufgaben, aber diesmal mit imaginativen Inhalten: Stell dir vor, du stehst an einem Strand (Fabrik, Wald), was siehst du, was hörst du, was riechst du ... was passiert? Diese Aufgaben fielen ihm zunächst ungeheuer schwer. Erst indem er begann, die inneren Bilder »nach außen« auf Papier zu bringen, also zu malen, konnte er sie auch unter Kontrolle bekommen, sie vertiefen und weiterentwickeln.

Erst jetzt begann ich mit ihm, die Trauma-Bearbeitung vorzubereiten: Die Phantasiereise »Reise zum sicheren Ort« geriet zu einem mittelmäßigen Desaster, denn der arme Junge konnte nun zwar dieser Phantasiereise formalkognitiv folgen – was ein enormer Fortschritt war –, landete aber inmitten eines tiefen Waldes in einem »Messerhaus«, einer dunklen, ekelhaft stinkenden Räuberhöhle. Da solche Bilder ja selbst erschreckende und erschütternde Wirkung entfalten können, lasse ich sie niemals stehen, sondern bearbeite sie. In Michaels Fall hat er diesen scheußlichen Ort gemalt, ihn mir genau erklärt und seine Assoziationen dazu mitgeteilt.

Den nächsten Versuch mit dem Motiv des »sicheren Ortes« führte ich nicht in einer Haltung von Entspannung und Versenkung durch, sondern in Form eines Gespräches, dass er nämlich diesmal einen anderen Weg einschlage und dieser ihn zu einem ganz anderen Ort führe. Tatsächlich ging Michael wieder mit und diesmal führte ihn der Weg zu einem »Hochsicherheitstrakt«, ein schwer bewehrter und bewaffneter Bunker. Je länger er sich mit, diesem Bild beschäftigte, desto deutlicher wurde ihm, dass die attraktive Wehrhaftigkeit eine abstoßende Realität verbarg: In diesem Hochsicherheitstrakt trieben sich widerliche Kerle herum, es stank dort unsäglich, und wer dort hineingeriet, wurde nicht mehr hinausgelassen. In diesem Bild schienen die ersten Verbindungen zu seinen biographischen Missbrauchserfahrungen auf. Anstatt diese weiterzuverfolgen, blieb ich strikt auf der Symbolebene und fragte ihn, wo er denn stattdessen lieber hingehen wolle. Michael sah nun eine Pizzeria vor sich, in der es wunderbar duftete und nette Leute saßen. Der Pizzabäcker war fröhlich und oben auf dem Dach leuchtete eine tolle Leuchtreklame. Mit Begeisterung begann Michael all das zu malen und mir zu beschreiben. Aber wie das Leben so spielt, er wurde von der »Realität« wieder eingeholt: Der lange Schatten des Hochsicherheitstraktes fiel auf die Pizzeria, die widerlichen Kerle waren eifersüchtig geworden und wollten die fröhlichen Menschen vernichten. Sie begannen einen Krieg, dem die Pizzeria und ihre Gäste schutzlos ausgeliefert waren.

An dieser Stelle kamen wir nicht weiter: In Michaels Phantasie rollte nun eine Angriffswelle nach der anderen über die Pizzeria hinweg – ohne Hoffnung.

Für die Logik der Therapiemethodik bedeutete dieser Vorgang Folgendes: In der reinen Phantasiereise, in der Haltung von Entspannung und Versenkung war Michael gänzlich schutzlos seinen inneren Impulsen ausgesetzt. Der Wechsel auf die Ebene von Gespräch und Zeichnen hat ihm deutlich mehr Möglichkeiten der Kontrolle und Steuerung gegeben, scheiterte aber auch schließlich an der verinnerlichten Überzeugung, dass es letztlich doch nur Opfer und Täter gibt und nichts anderes.

Aus diesem Grunde stand jetzt ein erneuter Wechsel der Ebenen an, um ihm bessere Kontrollmöglichkeiten zu geben: der Wechsel auf die Ebene der »zweiten Realität«. Das heißt, Michael baute den Hochsicherheitstrakt und die Pizzeria im Therapiezimmer auf. Durch das Bauen, Planen, Gestalten und Ausstatten der beiden Seiten erlebte sich Michael als hochgradig aktiv und kompetent, er spürte, wie er selbst alles bestimmen und steuern konnte. Als dann der Kampf begann, waren die Pizzeria-Leute längst nicht mehr so schutz- und arglos wie zuvor. Listig hatten sie heimlich Sprengladungen am Hochsicherheitstrakt angebracht und andere raffinierte Waffen entwickelt, die die widerlichen Kerle in Verwirrung versetzten. Schon in der ersten Therapiestunde auf der Ebene der »zweiten Realität« kehrte sich die Dynamik um: Der Hochsicher-

heitstrakt wurde gesprengt, die widerlichen Kerle liefen schreiend davon, die Leute in der Pizzeria feierten eine rauschende Siegerparty. In den folgenden zwei Stunden saß der inzwischen zwölfjährige Bub bei mir und formte aus Knete Pizzas und Eis im Hörnchen, bastelte einen Holzofen für den Pizzabäcker und schwelgte glücklich in seinen olfaktorisch-gustatorischen Phantasien über Pizza, Schokoladeneis und Ofenduft.
Der nächste Versuch mit der Phantasiereise zum »sicheren Ort« führte Michael in seine Pizzeria, zu den fröhlichen Leuten und leckeren Düften – und weit und breit war kein Hochsicherheitstrakt mehr zu sehen.

Die »zweite Realität« bietet dem Kind einen schier unendlichen Möglichkeitsraum: Es kann heute eine wunderschöne Prinzessin sein, aber morgen schon ein kühner Cowboy; oder es kann heute ein rasanter Stuntman auf Crash-Fahrt sein, obwohl es gestern noch die großartigsten Gebäude erdacht und aufgebaut hat und vorgestern sich als Mäuschen in seiner Höhle versteckt hielt …
Wichtig für die richtige Handhabung der zweiten Realität ist aber auch, dass sie dennoch viel über die Wirklichkeit lehrt: Wenn der Cowboy den Rinderdieb erschossen hat, kann der nicht gleich wieder aufstehen und weiterspielen, als wäre nichts passiert. Aber mit Heilung oder Rollenwechsel kann man das Problem lösen. Wenn ein Außerirdischer phantastische Waffen hat, ist das in Ordnung, aber man muss sich darüber verständigen, welche Fähigkeiten er hat, und sich daran halten. Die Ebene der »zweiten Realität« ist also nichts für strukturlose Phantastereien. Sie bietet den Kindern einen so weiten Raum für Äußerungen, für Entfaltung und nicht zuletzt Projektionen, dass man die ganze psychosexuelle Entwicklungslehre der Psychoanalyse in den Spielen der Kinder wiedererkennen kann: Ob Symbiose, Oralität, Analität, Ablösung und Wiederannäherung (nach *Mahler*), Triangulierung, infantile Genitalität, Latenz, ob die verschiedenen Angstniveaus von Angst vor Vernichtung bis hin zu adäquaten Ängsten, ob die verschiedenen Stufen der Identitätsbildung von Identitätsfragmentierung bis hin zur Ich-Identität, ob das Kontinuum der Autonomie-Entwicklung oder die Stufen der Objektbeziehungen, ob die verschiedenen Abwehrmechanismen[83] …, dies

[83] Der aufmerksame Leser wird bemerkt haben, dass ich den Ödipuskomplex unerwähnt lasse. Ich halte ihn für ein falsches Theorem, das nur vor gesellschaftshistorischem Hintergrund seiner Entstehung zu verstehen ist.

alles findet in den spontanen kindlichen Spielen mühelos seine Metaphern und steht damit der Behandlung offen. Und dennoch ist nichts eindeutig, nichts in seiner Bedeutung sicher. Und selbst wenn wir uns sicher sind, haben wir Behandler kein Recht, unsere Deutung dem Kind mitzuteilen.

Wer glaubt, man muss das Kind per Deutung aus der »zweiten« in die »erste Realität« transferieren, kann leicht alles kaputtmachen: Aus dem kreativen unbeschwerten Fluss wird Hemmung, aus der spontanen Selbstaktualisierung wird im Extremfall Gehirnwäsche, wie man es bei *Melanie Klein*[84] beobachten musste.

Wir Spieltherapeuten können zwar viel erkennen, aber wir sollten es nur selten benennen.

Da die »zweite Realität« nicht nur ein schier unendlicher Möglichkeitsraum für die Kinder ist, sondern auch für uns Therapeuten, hat das Reden auf der Ebene der »ersten Realität« – z. B. über biografische Zusammenhänge, Traumaerfahrungen, schwere Kränkungen etc., aber auch Deutungen psychodynamischer Zusammenhänge – in der Spieltherapie zwar seinen Stellenwert, aber es ist nicht das erste Mittel der Wahl. Denn glücklicherweise bietet uns die »zweite Realität« neben den selbstheilenden Kräften des Spieles auch ein schier unendliches Interventionsrepertoire an, mit dem wir direkt die Seele des Kindes erreichen.

2.3 Intervention und freies Spiel auf der Ebene der »zweiten Realität«

Einen ersten Einblick in die Interventionsmöglichkeiten der Spieltherapie möchte ich mit einem recht dramatischen Fall geben, weil ich ja hier die These vertrete, dass gerade schwere Fälle von Strukturschädigungen durch die traumabezogene Spieltherapie erreicht werden können.

---

84 Die Therapieprotokolle von M. Klein in »Eine Kinderentwicklung« von 1921, die zudem aller Wahrscheinlichkeit nach auch noch gefälscht sind, weil es sich bei dem angeblichen Therapiekind Fritz um ihren Sohn Erich gehandelt haben muss, schildern in aller Offenheit Deutungen wie: In Wirklichkeit willst du wissen, was in meiner Vagina steckt! – Anlass für diese Aussage war, dass »Fritz« in Melanie Kleins Handtasche geschaut hatte.

Fallbeispiel Selma (10 Jahre)

Das Kind einer Borderline-Mutter entstammt einer Großfamilie, die von Tyrannei und Gewalt bis hin zu innerfamiliärem Mord geprägt ist. Auch die noch junge Selma und ihre Mutter misshandelten sich gegenseitig heftig. Selma verließ mit neun Jahren freiwillig ihre Familie und zog in ein Heim ein.

Während Selma zunächst das Heim für das Paradies hielt, kehrte sich nach etwa einem halben Jahr diese Bewertung um: Selma begann nun, die Mutter zu idealisieren und das Heim zu verteufeln – allerdings fand dieser Prozess verborgen hinter einer hochgradig angepassten Fassade statt, sodass die Erzieher nicht im entferntesten ahnten, was da auf sie zurollte. Als die Psychotherapie ein Jahr nach der Aufnahme des Kindes begann[85], zeigte sich, dass Selma mittlerweile nicht nur begonnen hatte, ihre Erzieher zu hassen, sondern sie zeigte ernsthafte mörderische Impulse gegen sie, während die Mutter in ihrer Wahrnehmung zwischenzeitlich vom Teufel zum Engel mutiert war.

Im Gegensatz zu ihren heftigen Gefühlen in der Therapie erschien Selma ihren Erziehern immer noch als reizendes, höfliches Mädchen, das sich offensichtlich hervorragend in die Wohngruppe eingefügt hatte.

Selmas Therapieverlauf soll hier sowohl ein Beispiel für eine spieltherapeutische Intervention bieten als auch ein Beispiel für die heilende Kraft des freien Spieles.

Ich konnte mich mit Selma relativ schnell auf die zwei Essentials der Borderline-Problematik einigen, ohne diesen Begriff jemals in den Mund genommen zu haben:

1. Der krasse Gegensatz zwischen Schein und Sein, zwischen Außen und Innen, zwischen Verhalten und Gefühlen.
2. Die Aufspaltung und das Kippen der Wahrnehmung, d. h. die Unmöglichkeit, die Welt in verschiedenen Grauabstufungen, schwarzweiß gestreift, gepunktet oder kariert zu sehen. Alles fällt in die krassen Gegensätze von Schwarz versus Weiß, Böse versus Gut auseinander.

   Schwieriger war es schon zu thematisieren, dass sich diese Aufspaltung ab einem bestimmten Punkt auch wieder in ihr krasses Gegenteil umkehren kann.

Über den dritten Wirkmechanismus sprach ich nicht ausdrücklich mit ihr, sondern beobachtete dessen Auswirkungen auf mich über den Weg der Gegenübertragung:

3. Die Sehnsucht, sich mit dem Guten unauflöslich zu verbinden, in ihm aufzugehen.

---

[85] Selmas Diagnostik fand drei Monate nach ihrer Heimaufnahme statt und fiel damit also in die idealisierende Phase. Sie wird im 6. Kapitel dargestellt.

Über diese Mechanismen sollte man eine Verständigung erreichen, aber man muss ihre Wirkungsweise gemeinsam in vivo beobachten, damit das Kind es als eigenes reales Erleben zunächst einmal integrieren kann. Dazu können bestimmte spieltherapeutische Interventionen dienen.

Spieltherapeutische Intervention

Ich bat Selma, im Therapiezimmer verschiedene Plätze für »weiß« und »schwarz«, »schwarz-weiß gemustert« und Grauabstufungen zu bestimmen und dann die Erlebnisse der letzten Woche zuzuordnen. Sie wählte zwei verschiedene Polster, auf die sie entsprechende Stichwortzettel verteilte. Dabei wurde Folgendes deutlich: Je näher diese Erlebnisse mit ihr selbst verbunden waren, umso weniger konnte sie sie differenziert wahrnehmen. Alles, was ihr einerseits in der Familie und andererseits in ihrer Wohngruppe passiert war, sammelte sich fein säuberlich getrennt auf den Plätzen für weiße oder schwarze Erlebnisse an. Eines dieser besonders schwarzen Heim-Erlebnisse griff ich heraus und bat sie, mir mittels Stellvertretern die Situation einmal vorzuspielen. Im Therapieraum entstand nun eine Tischszene, in der ihre Erzieher ihre Ferienbeurlaubung mit ihr besprachen und ihren Ärger auf ihre Mutter wegen nicht eingehaltener Absprachen zum Ausdruck brachten: »Kann man sich denn nie auf Absprachen mit ihr (Selmas Mutter) verlassen?« Äußerlich zeigte sich Selma weiterhin höflich und brav und blieb am Tisch sitzen, innerlich aber stürzte sie in eine Hölle mörderischer Gefühle und Visionen gegen ihre Erzieher ab.
Auslöser für den Hass war das subjektive Erleben, dass sie den negativen Gefühlen der Erzieher gegen ihre Mutter ganz und gar hilflos ausgeliefert war und in diesem Augenblick Lähmung und Schmerz empfand. Wie so oft waren also auch bei Selma der Hass und die visualisierte Zerstörung eine Reaktion auf vorausgegangenes intensives, schmerzendes Hilflosigkeitserleben. Es ist eine Art Selbsthilfemechanismus, der vom Unterbewussten gesteuert wird. Für viele Kinder sind lähmende Hilflosigkeitsgefühle so entsetzlich und unerträglich, dass sie durch pulsierenden Hass und Omnipotenzphantasien gerne verdrängt werden. Ob es sich um diesen Mechanismus handelt, lässt sich am leichtesten durch einen Rollenwechsel in der gespielten Szene (d. h., der Therapeut übernimmt die Rolle des Kindes) und die eigene körperlich-affektive Resonanz in dieser Rolle ausfindig machen.
Bis dahin handelte es sich noch um eine psychodramatische Rekonstruktion eines Realerlebnisses. Jetzt erfolgte die entscheidende spieltherapeutische Intervention:

»Könnte es irgendjemanden oder irgendetwas geben, was dich in diesem Moment hätte trösten und beschützen können?«
Selma erinnerte sich an ein Kätzchen, das ihr sehr ans Herz gewachsen war, nun aber schon tot war. Dieses hatte es früher als tröstlich erlebt. Da wir aber nicht nur einen weichen, tröstlichen, sondern auch einen starken, mächtigen Schutz für sie brauchten, ließen wir das Kätzchen zu einer mächtigen Raubkatze heranwachsen. Groß wie ein Löwe hockte das Schutztier nun neben der kleinen Selma-Stellvertreterin am Esstisch und fauchte und knurrte den »bösen« Erzieher wütend an. Ja, es sollte ihn sogar beschimpfen und ordentlich ängstigen. Unter diesem Schutz wuchs der kleinen Selma-Stellvertreterin in mehreren Durchgängen allmählich Sprache zu: Sie begann ihren Erziehern Vorhaltungen zu machen, schlug irgendwann die Faust auf den Tisch und stürmte hoch erhobenen Hauptes aus der Küche – mit dem Tiger im Schlepptau, der sich noch einmal bedrohlich fauchend umdrehte und alle zum Zittern brachte.
Diese rein symbolische Spielhandlung brachte für Selma einen solchen Befreiungsschub, dass sie in den Tagen darauf begann, ihrer Erzieherin in Sachen Mode Widerworte zu geben. Sie erlebte dabei zu ihrem maßlosen Erstaunen, dass sie mit ihrem Ärger und ihren Argumenten auf Verständnis stieß und ihre Interessen gegenüber den entsetzlich gefürchteten Respektspersonen erfolgreich vertreten konnte.

Durch Selma wurde mir erst klar, wie extrem wichtig modische Vorstellungen und Abgrenzungen für das Selbsterleben eines Mädchens sein können. Meine früheren Versuche, ihr durch Gespräche und einübendes Rollenspiel in dieser Sache genug Selbstbewusstsein für die Konfrontation mit der Erzieherin zu vermitteln, waren kläglich daran gescheitert, dass Selma im Augenblick der vorgestellten Konfrontation innerlich völlig zusammenklappte.
Auf dem Boden extremen Hilflosigkeitserlebens ist das therapeutische Modellieren in Bezug auf die »erste Realität« (Soziales Kompetenztraining) sicherlich eine Überforderung. Stattdessen muss wohl zuerst auf der Ebene der »zweiten Realität« das eigentliche Bedürfnis nach Schutz und Trost im Augenblick der Konfrontation befriedigt und Rollenumkehr realisiert werden. Selmas Persönlichkeitsentwicklung hatte auf jeden Fall ihren ersten Tigersprung erlebt.

Einige Zeit später, Selma hatte inzwischen viele Erfahrungen mit ihrem neuen Selbstbewusstsein gesammelt, verkündete sie zu Beginn einer Therapiestunde, sie wolle heute Hexe spielen. Sie spielte an diesem Tag eine wunderschöne, doch bitterböse Hexe, die die edle und eingebildete Königin (meine Rolle) zuerst verängstigte, dann entmachtete und hypnotisierte und schließlich in ihrer Wehrlosigkeit abstach, um ihren Kindern »Hexenkraut und *Weinberg*haut« zu servieren.
Vor kurzem noch war sie doch so ein fügsames und angepasstes Kind gewesen – das aber im Verborgenen von Hassgefühlen beherrscht war. Damals hatte sie mir zwar ihre heftigen Empfindungen gezeigt, die kurz vor einem unkontrollierten Affektdurchbruch standen – aber doch nie Ablehnung gegen mich, sondern nur gegenüber nicht Anwesenden. Die Beziehung zu mir als Therapeutin hatte sie also ebenfalls fein säuberlich heilig gehalten, mich idealisiert und damit auch die Therapie dem Spaltungsgeschehen nach dem Motto »Hier die liebe gute Frau Weinberg – dort die bösen Erzieher«, »hier die liebe Selma – dort die böse« unterworfen.
Jetzt hatten wir also den Punkt erreicht, an dem Selma auch mir gegenüber ihre frühere Fassade aufgeben konnte. Sie zeigte gerade mir unverhüllt ihre schrecklichen, mörderischen Seiten – und sie hatte einen Mordsspaß dabei. Der Tiger war ein zweites Mal gesprungen.
Der weitere Verlauf der Therapie erwies, dass sich Selma in ein lebhaftes, robustes und temperamentvolles Mädchen gewandelt hatte, das einen klaren Blick für seine eigene Zukunft entwickelte und das ich überraschend schnell aus der Therapie entlassen konnte.

Warum ist dieses Hexen-Spiel nicht ausgeartet? Wozu sollte das überhaupt gut sein?
Nun, Selma hat im freien Spiel auf der Ebene der »zweiten Realität« einen Weg gefunden, ihre Spaltung in Schein und Sein, Fassade und Affekt in der Beziehung zu mir als ihrer Therapeutin zu überwinden. Sie erlebte es als große Befreiung, dass Inneres und Äußeres ohne Angst und Schuldgefühle zu ihrer Persönlichkeit zusammenwachsen konnten. Das Mädchen, das auf dem schlimmen Weg in eine Borderline-Erkrankung war, hat diesen Weg verlassen. Natürlich waren damit nicht alle ihre Probleme gelöst. Eigentlich hatten wir damit nur die Voraussetzung geschaffen, dass überhaupt irgendein Problem gelöst werden konnte.

2.4 Aggression und Täter-Opfer-Umkehrung

Darf ein Therapeut überhaupt so ein gnadenloses Spiel zulassen? Ja, er darf – er muss sogar, denn wenn ein solches Spiel auftaucht, dann ist das meist ein Zeichen für einen tief in der Amygdala verkapselten Affekt aufgrund traumatischer Erfahrungen von hilfloser Ausgeliefertheit gegen Übergriffe. Das natürliche und für die seelische Heilung wichtige Pendant ist das Bedürfnis nach Rache im Sinne von Auslöschen des Bösen, wenn nicht sogar danach, die erlebte Qual Stück für Stück zurückzuzahlen (Sadismus). Dies darf nur im spieltherapeutischen Raum und nur unter strikter Trennung der »ersten« von der »zweiten Realität« ausgelebt werden.

Das heißt: Die Wirklichkeit muss ganz klar vor diesen Affekten und Aggressionen geschützt werden! Wenn dies nicht gelingt, kommt es zu einer Fortsetzung der ewigen Schuldspirale, in die nun auch der Therapeut und das Kind hineingezogen würden.

In Selmas Fall hat sich der sadistische Affekt ja noch in engen Grenzen gehalten. Im weiteren Verlauf dieses Buches werden wir wesentlich sadistischeren Affekten, Spielen und Handlungen begegnen, die für gequälte Kinder typisch sind.

Mit diesen muss ein Spieltherapeut umgehen können, wenn er mit früh und anhaltend traumatisierten Kindern arbeiten will.

Damit wir Therapeuten menschlich in der Lage sind, mit aggressiven Affekten und Handlungen zu arbeiten, sind folgende grundsätzliche Überlegungen hilfreich:

Aggression gehört zu den vitalsten Lebenskräften, die uns zur Verfügung stehen. Sie befähigt uns, uns aktiv durchzusetzen und zur Geltung zu bringen.

Aggression ist also eine wichtige Kraft und insofern ist sie gut.

Es ist einer der großen Vorteile der Spieltherapie, dass das Kind – und sogar teilweise der Therapeut – nach Herzenslust aggressiv sein darf!

Es kommt »nur« darauf an, *wie* man aggressiv ist. Das ist die therapeutische Kunst.

Damit es so richtig knallen kann, braucht es klare Grenzen. In den verschiedenen spieltherapeutischen Schulen gibt es in zwei Begrenzungen Übereinstimmung:

1. Wir tun uns nicht gegenseitig weh.
2. Wir machen nichts kaputt.

Ich selbst halte es aber darüber hinaus für absolut hilfreich und in der Arbeit mit traumatisierten Kindern für fast unerlässlich, zwei weitere Grenzen zu praktizieren:

3. Ich lasse mich nicht abwertend anreden oder behandeln.
4. Jeder darf seine Rolle verlassen, wenn er sich nicht mehr darin wohl fühlt.
   Diese Freiheit gilt auch für mich als Therapeutin.

Die dritte und vierte Grenze sind sicherlich erklärungsbedürftig, während ich den Umgang mit den ersten beiden Grenzen als bekannt voraussetze[86].
Aggression wird überwiegend verbal geäußert. Es können herabsetzende Äußerungen gegen mich als Therapeutin sein oder aber auch ein Herumkommandiertwerden, mit dem ich mich unwohl fühle. In jedem Fall ist es sinnvoll, schnell zu reagieren und das Kind in seiner Positionsfindung mir gegenüber zu stoppen. Auf der Ebene der ersten Realität ist es absolut wichtig, dass das Kind mich achtet und als stark erlebt. Sonst geht die Sicherheit im Therapieraum sofort verloren! Das Kind ist dann der Stärkere von uns beiden und muss für seine eigene Sicherheit selbst sorgen. So kann Traumatherapie keinesfalls gelingen.
Ich unterbreche dann gleich und sage freundlich aber bestimmt:
»Warte mal, ich mag das eigentlich nicht, wenn du so mit mir sprichst! Ich möchte schon, dass wir etwas höflich miteinander sind. Natürlich nicht übertrieben höflich, aber so, dass wir uns beide wohl fühlen können.«
Gleichzeitig steckt in solchen verbalen Attacken aber auch eine emotionale Botschaft. Dann will das Kind vermutlich etwas testen, was mit Rollenumkehr zu tun hat. Dieses Bedürfnis ist verständlich und wichtig und soll befriedigt werden. Deswegen biete ich im gleichen Atemzug eine Verwirklichung des Bedürfnisses auf der Ebene der »zweiten Realität« an:
»Aber wir könnten natürlich spielen, dass da jemand wäre, der ganz viele Befehle gibt (bzw. schimpft), und ich könnte ja jemanden spielen, der immer alles tun muss (bzw. nie was richtig macht).«
Dieses Angebot wird in den meisten Fällen sehr gerne angenommen. Es gibt aber auch Kinder, die ihren ursprünglichen Impuls stillschwei-

[86] Für den Umgang mit Grenzsetzungen s. z. B. Sabine Weinberger, S. 209 ff.

gend übergehen, die also ihre aggressive Seite noch keinesfalls wahrhaben können. Beide Entscheidungen sind zu akzeptieren.
Wenn man so mit Aggressionen arbeitet, ist es sehr wichtig, dass für das Kind die Wechsel zwischen »erster Realität« und »zweiter Realität« glasklar werden, z. B. mittels Spielstopp oder Regieanweisungen, und dass sie – vor allem zu Beginn einer Therapie – relativ häufig stattfinden. Diese Maßnahmen helfen dem Kind, in der »ersten Realität« verankert zu bleiben und gleichzeitig den »Als-ob«-Charakter der »zweiten Realität« kennen zu lernen.
Nach diesem Muster sollte man auch vorgehen, wenn man tätlich angegriffen oder etwas kaputtgemacht wird. Das Prinzip ist immer dasselbe:
Auf der Ebene der »ersten Realität« geht das nicht – aber in der »zweiten Realität« ist alles möglich.
Mit der Hilfe von Stellvertretern, Verkleidungen und Symbolen lässt sich das ganze Repertoire schnell erschließen: Herr und Diener, Lehrerin und Dummkopf, Löwenbändiger und verwaistes Löwenkind, Boxchampion und Feigling …
Die Aggressionen, die jetzt möglich sind, werden inhaltlich und emotional hoch prägnant. Indem sie nun zur Darstellung kommen dürfen, können sie meist in die kindliche Persönlichkeit integriert werden und sich von einer destruktiven in eine konstruktive Kraft wandeln. Die Spieltherapie hat in dieser Hinsicht ein breites Betätigungsfeld und ein reichhaltiges Angebot.
Das Bedürfnis, etwas kaputtzumachen, kann aber übermächtig sein. Für diesen Fall ist es sinnvoll, etwas »Echtes« da zu haben, das zerstört werden darf, z. B. alte Telefonbücher, trockenen Ton etc. Bei mir sind es alte Caro-Dosen, von denen in jeder Stunde nur eine zerstört werden darf. Therapeut oder Kind können aber auch etwas malen, das anschließend kaputtgemacht werden soll[87]. Entscheidend ist an diesem Vorgang, dass das destruktive Bedürfnis ernst genommen und gewürdigt wird und man gemeinsam nach einer Möglichkeit sucht, es innerhalb der Regeln auszuleben.
Die Spieltherapie macht dem Kind ganz klar fühlbar, was unsere deutsche Sprache unglücklicherweise so unklar ausdrückt: Wenn es böse ist, dann ist es deswegen nicht böse!

[87] Vorsicht allerdings bei Bildern, die das Kind aus Frustration oder Minderwertigkeitsgefühlen zerstören will! Dabei handelt es sich um eine völlig andere Dynamik.

Das soll heißen, wenn es wütend ist, dann darf es das sein und darf es auch zeigen, ohne als böse angesehen zu werden. Wichtig ist, dass wir ihm dabei helfen, den vitalen Affekt auf eine vitale Art auszudrücken, ohne dass es dabei Böses tun muss.

Wenn man all dies berücksichtigt, wird schnell deutlich, was für eine phantastische Macht die Aggression ist. Wie viel Spaß man mit ihr haben kann. Wie sie einen aufbaut und lebensfroh macht. Kämpfen und Schreien sind Eustress!

Es ist schade, dass in unseren gegenwärtigen gesellschaftlichen Diskursen über Gewaltfreiheit diese Dimension des Themas gar nicht gewürdigt wird.

Es ist schade, dass so vielen Kindern ihre aggressiven Kräfte mittels pädagogischer Hemmungsprozesse auf der Verhaltensebene abtrainiert werden und sich dies dann in mangelnder Lebendigkeit und Lebensfreude ausdrückt.

Es ist schade, dass aggressiven Kindern nach wie vor das Etikett anhängt, böse zu sein, anstatt dass ihnen geholfen wird, ihre destruktive Energie oder Wut in konstruktive Kanäle zu lenken.

Früh und anhaltend traumatisierte Kinder oder/und Kinder, die Sadismus erlebt haben, werden allerdings mit diesem Angebot noch nicht ausreichend behandelt. Diese Kinder können in eine Endlosspule von aggressiven Spielhandlungen geraten, oder sie starten aus dem Nichts massive Attacken gegen den Therapeuten, oder sie bleiben zwar auf der Ebene der »zweiten Realität«, gestalten aber ihre Spielhandlungen so erschreckend, dass man es als TherapeutIn kaum aushält. Dies geschieht besonders leicht, wenn das Kind oder man selbst eine ausgesprochene Opferrolle spielt.

Hier müssen dann die traumabezogenen spieltherapeutischen Interventionen einsetzen, die im übernächsten Kapitel beschrieben werden. An dieser Stelle soll ein kurzer Hinweis auf die letzte Regel für die Aggression im Therapiezimmer genügen: Jeder, auch der Therapeut, darf aus seiner Rolle aussteigen, wenn er sich nicht mehr wohl fühlt. Das aus der personzentrierten Arbeit bekannte »organismische Erleben« oder die aus der Tiefenpsychologie bekannte Gegenübertragung sind für den Therapeuten der entscheidende Fingerzeig, wann die therapeutische Beziehung in eine Schieflage gerät und sich womöglich eine retraumatisierende Situation einstellt.

2.5 Regression und Fürsorglichkeit

Auf der Ebene der »ersten Realität« außerhalb des Therapiezimmers schätzt man nicht nur keine aggressiven, sondern auch keine regressiven Kinder: unselbstständige Mamasöhnchen, Greiner, kindische Spielkinder ... Wenn Kinder klammern, in babyhaftes Verhalten zurückfallen oder sich nichts zutrauen – das sind alles schwere Prüfungen für Eltern wie Erzieher.

Im Therapiezimmer allerdings stellt dies alles kein so großes Problem dar: Dadurch, dass das Kind hier seiner Alltagsanforderungen enthoben ist, kann es seinen eigentlichen Bedürfnissen nachgehen und sie gestalten.

Durch diese Formulierung des »seine Bedürfnisse Gestaltens« wird schon deutlich, dass ich mich nicht so sehr als Objekt einer Mutterübertragung ansehe. D. h., ich biete mich selbst nicht an als diejenige, die all seine Bedürfnisse befriedigen wird. Regressive Bedürfnisse können auch ausgelebt und befriedigt werden, indem ich das Kind in deren Gestaltung begleite und ihm dafür Vorschläge mache. Der Vorteil dieser Möglichkeit ist,

- dass sich das Kind nicht so stark an mich bindet und ich dadurch auch nicht zwischen Mutter und Kind gerate – eine Konstellation, die ich für äußerst abträglich für den Therapieerfolg halte;
- dass ich das Kind nicht darin bestärke, mich als Realperson im rosaroten Licht zu sehen und damit Idealisierungs- und Spaltungsmechanismen begünstige;
- dass diese Therapie wahrscheinlich kürzer ist als eine Therapie, die Regression auf der Ebene der »ersten Realität« begünstigt;
- und dass ich als Therapeutin ein gutes Stück mehr innere Freiheit behalte.

Aber auch hier gilt, dass auf der Ebene der »zweiten Realität« alles möglich sein muss:

Das Kind darf Baby sein und rundum versorgt werden, solange wir uns in Rollen bewegen. Es darf sogar seine Sehnsucht nach dem ungeborenen Zustand ausleben, und wir können in Ruhe abwarten, bis es auf die Welt kommen will und wann und wie es sich weiterentwickeln wird.

Fallbeispiel Susi

Susi war über neun Jahre ihres Lebens schwer vernachlässigt und hospitalisiert worden. Dies war nur möglich, weil das Heim, in das sie mit zwei Jahren traumatisiert, verwahrlost und chronisch krank aufgenommen worden ist, schwerste gruppen- und individualpädagogische Fehler machte. Zusätzlich wurde das epilepsie- und stoffwechselkranke Kind nicht annähernd adäquat medizinisch versorgt. Als Susi schließlich mit neun Jahren schwerst retardiert in eine Pflegefamilie aufgenommen wurde, erlitt sie anfallsartig extreme aggressive Rauschzustände, in denen sie jedes Mitglied ihrer Pflegefamilie und ihrer Klasse hemmungslos angriff und verletzte und immer wieder die Einrichtung ihres Zimmers zerstörte. Diese Zustände hielten tage- und wochenlang an und kippten dann unversehens in einen Zustand ausgeprägter Anhänglichkeit und Zärtlichkeit. Wenige Tage oder Wochen später begann das grausame Spiel von vorne, sodass die gesamte Familie in einem verheerenden Auf und Ab der Gefühle durchgeschleudert wurde.

In der Therapie, die in den ersten Wochen nur in Anwesenheit der Pflegemutter durchgeführt wurde, fanden wir zunächst gemeinsam heraus, dass der Aggression stets ein winziger Moment vorausging, in dem sich das Kind völlig verlassen und weggestoßen fühlte. Daraufhin erst brach sich ihre Frustration in Wut- und Hassgefühlen Bahn. Allein die Erkenntnis dieses Mechanismus brachte schon eine deutliche Erleichterung. Das Kind, das damals noch als geistig behindert galt, stellte sich mit meiner Hilfe eine »Trickkiste« zusammen, in die alle Tricks hineinkamen, die bei großer Verzweiflung und Einsamkeit helfen konnten. Susi wendete diese Trickkiste eigenständig höchst erfolgreich an, sodass die Lehrerin in Momenten, in denen Susi begann auszutickern, nur rief: »Susi, denk an deine Trickkiste!«, ohne zu wissen, was eigentlich darin war.

In der Therapie erfolgte daraufhin eine Phase von Rollenspielen mit sadomasochistischen Inhalten, in denen deutlich wurde, dass die Bindungsmechanismen auf den/die Starken und Grausam-Zärtlichen gerichtet worden waren. Als sie allmählich begann, sich mit der Rolle des Starken und Guten zu identifizieren, die die Schwachen beschützt[88], lösten sich zeitgleich die alten Bindungsmuster auf und richteten sich auf die Pflegemutter.

Danach brach sich auf der Realebene eine irrsinnige Anspruchserwartung der Pflegemutter gegenüber Bahn: Susi wollte sie für sich ganz allein, weder ihre leiblichen Kinder noch ihr Mann durften ihr nahe sein. Sie konnte sie nur als scharfe Konkurrenten wahrnehmen und ver-

[88] Wie dies möglich wurde, wird im nächsten Kapitel im Abschnitt »Aufbau guter innerer Instanzen« dargestellt.

hielt sich jetzt aus diesem Grund zuweilen sehr aggressiv, oftmals aber auch voller Verzweiflung unglücklich. Sie äußerte vehement, im Bauch der Pflegemutter liegen zu wollen und überall bei ihr sein zu können. Dies griff ich in der Therapie auf: »Du möchtest so gerne in Mamas Bauch sein und immer bei ihr sein. Was meinst du, geht das wohl in Wirklichkeit?« – »Nee – aber das ist blöd!« – »Du hast recht, in Wirklichkeit geht das gar nicht. Und in Wirklichkeit braucht die Mama auch mal Zeit für andere und auch mal für sich. – Aber bei uns im Spielzimmer, da können wir uns das alles so bauen, wie du dir das wünschst.« Und dann gestalteten wir mit viel Liebe im Therapiezimmer einen großen Mutterbauch, in den Susi hineinschlüpfen konnte. Ich blieb draußen und erzählte die Geschichte dazu: »Es war einmal eine liebe und gute Frau, die war schwanger. Am Anfang war das Baby so winzig, dass man es gar nicht sehen konnte. Aber dann ...«.
Susi blieb vier Wochen ganz überwiegend im Bauch, richtete sich dort sehr gemütlich ein und genoss die Dunkelheit und Wärme und meine Erzählungen über die Mama und ihr ungeborenes Baby. In der fünften Woche baute sie sich eine Gebärmutter mit Ausgang, streckte zwischendurch den Kopf hinaus und entschied sich am Ende der Stunde hinauszuschlüpfen. In den folgenden Wochen changierte Susis Spielalter zwischen null und 24 Monaten, was natürlich ganz neue Anforderungen an mich als Therapeutin stellte. Ab da übernahm ich selbst die Mutterrolle und spielte die fürsorgliche, liebevolle, stolze und zuverlässige Mutter, die von dem wilden Baby auf manche Probe gestellt wurde. Aus dem Baby wurde im Laufe der folgenden Wochen ein Kindergarten- und schließlich ein Schulkind, wobei Susi immer wieder einmal in ein jüngeres Alter zurückfiel. Diese Rückfälle nahm ich dann nicht unkommentiert hin, sondern klärte es mit dem Kind im Rahmen eines »Spielstopps«, wie sich dieses Bedürfnis jetzt sinnvoll ins Spiel integrieren ließe. Susi entschied sich einmal z.B. für einen Rollenwechsel, sodass sie zwischendurch ein Baby spielen konnte, das zu Besuch bei der vierjährigen Hauptperson war.
Schon bald nach Beginn des Regressionsspiels verzichtete Susi zunehmend auf ihre extremen Ansprüche an die Pflegemutter, sodass sich in der Pflegefamilie allmählich ein gedeihliches Miteinander herausbildete. Aus der gewalttätigen, geistig behinderten, retardierten Susi wurde ein nettes, fröhliches, lernbehindertes, aber lernfreudiges Kind, das weder äußerlich noch innerlich wiederzuerkennen war.

Methodisch gesehen gibt es zwei Essentials, die dieses Regressionsspiel sehr erleichtern:

- Der Therapeut macht immer wieder den Rollencharakter klar – z. B. durch Spielstopps mit Regieanweisungen. Dadurch kann er sich als reale Person frei von regressiven Ansprüchen halten.

- Symbolische Nahrung und Versorgung ist bei weitem befriedigender als echte. Deswegen hat sie, unter psychotherapeutischen Gesichtspunkten, wesentlich größeren Nährwert als echte Mahlzeiten im Therapieraum. Holzscheiben als Butterbrote, Kuchen aus Sand oder Hamburger aus Knete können wir unendlich viele ohne Skrupel verzehren – bis wir platzen.

2.6 Spieltherapeutische Interventionen zur Überprüfung und Verbesserung des Sicherheitserlebens

Während die STI ein Verfahren zur gezielten Reintegration bewusster Trauma-Erfahrungen ist, sind die hier dargestellten Interventionsformen indirekte Methoden, um die unbewusste traumaspezifische Wahrnehmungs- und Erlebensweise des Kindes sowohl transparent zu machen als auch, im zweiten Schritt, zu beruhigen, zu stabilisieren und ein Stück zu heilen. Sie zielen vor allem darauf ab, das Sicherheitserleben des Kindes aufzubauen, sodass es in die Lage versetzt wird, die Abwehrmechanismen der Vermeidung und Spaltung aufzugeben.

Neben das spieltherapeutische Erleben von Sicherheit tritt ein weiterer wichtiger Aspekt: Das Kind erfährt, dass es ein Anrecht auf Schutz hat. Früh und anhaltend traumatisierte Kinder empfinden dieses Anrecht in keiner Weise. Für diese Kinder werden weitere Interventionen unverzichtbar sein, die diesen Aspekt noch deutlicher herausarbeiten. Diese speziellen Interventionen werden im nächsten Kapitel vorgestellt. Als Therapeutin kann ich ihnen in dem rein symbolischen Spiel auf der Ebene der zweiten Realität ihr Recht spürbar machen, ohne in irgendeiner Weise biografische Bezüge oder moralische Erörterungen zu bemühen. Dies ist besonders wichtig bei kleinen Kindern, die aufgrund der jetzigen Rechtsprechung nicht sicher vor möglichen Übergriffen geschützt werden können. Durch diese Methoden kann ein Kind etwas sehr Wichtiges lernen, ohne dass ihm möglicherweise gar nicht vorhandene Gefährdungen suggeriert werden: Dass nämlich, wer Übergriffe erlitten hat oder wieder drohen sieht, neben dem Erstarren, Täuschen oder Dissoziieren ab jetzt die weitere Möglichkeit hat, um Hilfe zu rufen und aktiv nach Schutz zu suchen. Das bedeutet nichts anderes, als kindgerecht den Kampf auf der Ebene der »ersten Realität« aufzunehmen.

Die spieltherapeutischen Interventionen zur Überprüfung und Verbesserung des Sicherheitserlebens beginnen mit folgender Aufforderung:

a) »Bau mir in diesem Zimmer einen Ort, an dem du dich ganz sicher und geborgen fühlen kannst!« Diese Anweisung findet bei mir inzwischen in fast allen Therapien, sogar mit Jugendlichen, schon irgendwann während der ersten drei Kontakte statt. Für die Umsetzung dieser Anweisung braucht es keinesfalls ein komplett eingerichtetes Spielzimmer, allerdings braucht man natürlich genügend Materialien, die sich zum Bauen verwenden lassen. Die Kinder und Jugendlichen greifen diese Anweisung sehr gerne auf, obwohl es in Ausnahmefällen auch lange dauern kann, bis sich jemand das zutraut. Aber schließlich entsteht auch bei den Zögerlichsten ein Gebilde – und es ist noch nie – nie! – dasselbe Gebilde zweimal entstanden! Es sind sehr persönliche Bauwerke, die viel Aufschluss über die innere Verfassung des Erbauers geben. Ein Junge baute mir z. B. ein Klo, das ohne irgendwelche Wände wie auf dem Präsentierteller dargeboten wurde. Ein Beispiel für einen völlig ungeborgenen Ort.
   Die meisten Kinder bauen Häuser oder Höhlen, manchen gelingt von vorneherein ein zuverlässiger und Sicherheit spendender Bau, vielen Kindern gelingt dies aber nicht: wacklige oder löchrige Konstruktionen, dachlose Bauten oder lichtlose enge Verliese … Ob sich ein Kind in seinem Ort wohl fühlt, stellen wir im zweiten Schritt fest:
   »Geh mal hinein und mach es dir gemütlich … Wie gefällt es dir?« Eine lichtlose enge Höhle kann dann u. U. genau das Richtige für das Kind sein – oder beklemmend und beängstigend. In jedem Fall bekommen wir weitere Aufschlüsse über das innere Erleben des Kindes.
   Entweder bekundet das Kind an seinem Ort Unwohlsein, dann ermutigen wir es, zu verändern, was es stört, oder es ist zufrieden.
b) Darauf folgt die zweite Intervention:
   »Stell dir vor, ein Regen würde aufziehen. Wie geht es dir jetzt in deiner Höhle (bzw. Haus o. Ä.)?« … Auch hier ermutigen wir das Kind, sein Bauwerk so zu verändern, dass es sich vor Regen sicher fühlen kann.
   Dieser Schritt wird durch das Heraufziehen von Sturm und Kälte ergänzt.

Für Kind und Therapeut ist es ein fröhliches und befriedigendes Erlebnis, die Entstehung einer sicheren Wohnstatt und ihre zunehmende Wetterfestigkeit mitzuerleben. Oftmals ist diese Wohnstatt Ausgangspunkt für weitere spontane Spiele, in die diese Intervention dann unmerklich übergeht.

c) Sollte das Kind von vorneherein ein stabiles Gebilde hergestellt haben, übe ich auf der Ebene der »zweiten Realität« mehr Druck aus:
»Stell dir vor, in der Gegend würden sich irgendwo Räuber rumtreiben, die auskundschaften wollen, wo sie einbrechen können. Was würde passieren?«
Sollte es sich aber um ein durch einen Überfall traumatisiertes Kind handeln, formuliere ich diese Intervention etwas offener: »Stell dir vor, in der Gegend würden sich üble Gesellen herumtreiben. Was würde wohl passieren?« Diese Formulierung gibt dem Kind genügend Freiheit, sein traumatisches Realerlebnis aus dem Spiel auszuklammern.
Mit diesem zusätzlichen Schritt habe ich unter traumapsychologischen Gesichtspunkten einen Wechsel auf der Ebene der Verursachung vollzogen, weg von Naturvorgängen bzw. Katastrophen hin zu »Man-made-Desaster«. Diesen Schritt gehe ich aber wie gesagt nur, wenn das Kind selbst zuvor gute Ressourcen im subjektiven Sicherheitsempfinden und Gestalten seiner Welt gezeigt hat.

Fallbeispiel Kilian

Kilian war mit seinen Eltern in jungen Jahren aus einem asiatischen Land in die BRD eingereist. Als er mir mit neun Jahren vorgestellt wurde, gab die Mutter an, dass er sehr schüchtern sei, Angst vor den Nachbarskindern habe, sich fast als Opfer anbiete. Andererseits interessiere er sich extrem für das Thema Dinosaurier und identifiziere sich in seiner Phantasie stark mit dem mächtigsten Exemplar. Anlass der Vorstellung sei aber gewesen, dass Kilian ihr von einem »Film im Kopf« erzählt habe: Einbrecher dringen in die Wohnung ein, in das Schlafzimmer, in dem er selbst mit seinen Eltern in einem Bett liegt. Sie richten ihre Gewehre auf ihn, schreien und reißen den Vater aus dem Bett. Kilian habe das alles ganz klar vor sich gesehen, aber auch genau gewusst, dass er das nicht im Fernsehen gesehen hatte. Er war verwirrt und verängstigt – und seine Eltern waren regelrecht geschockt: Kilian hatte ihnen haargenau eine Situation berichtet, die er mit eineinhalb Jahren (!) mit seiner Familie in der alten Heimat erlebt hatte. Die Eltern waren durch den Überfall auf ihr Haus so traumatisiert worden, dass sie nie wieder darüber gesprochen hatten, nachdem sie kurz darauf nach Deutschland ausgereist waren. Selbst jetzt noch war der Vater zunächst entschieden dagegen, Kilian wegen dieser Sache zur Psychologin zu schicken: Lieber weiter totschweigen! Tatsächlich schaffte er es später nicht, bei mir über die Schwelle zu treten, weil er in diesem Moment die ausgestandene Todesangst wieder zu spüren begann.

Einerseits fiel bei Kilian eine ausgesprochene Spielhemmung auf, als ich ihm die Möglichkeit zum freien Spiel gab, andererseits baute er aber auf meine »Bau-mir-…«-Anweisung hin ein sehr stabiles, formschönes und gemütliches Haus mit luftigem Dach, das er sich bei der Regen-Instruktion als Halb-Glas-halb-Ziegel-Konstruktion vorstellte. Er fühlte sich bei der Arbeit und in seinem Haus sichtlich wohl und war sehr stolz darauf. Aufgrund der solchermaßen unter Beweis gestellten guten Ressourcen – trotz der Spielhemmung – vollzog ich den Schritt in Richtung seines Man-made-Desasters und gab die Üble-Gesellen-Instruktion (also die entschärfte Variante). Kilian wusste sofort, dass die Kerle bei ihm einbrechen wollten, aber damit wurde er passiv und starr. In dieser konfliktgeladenen Situation wusste er nicht mehr weiter, hatte keine Handlungsorientierung. Darum führte ich ihn weiter:

»Was glaubst du, ist dein Haus stabil und sicher genug gegen Räuber?« Dadurch kam wieder Leben in den Jungen. Er rief: »Nein, ich lad mir lieber Freunde ein!« und holte sich drei große Kuscheltiere ins Haus (eine typisch östliche Lösungsvariante). Meine nächste Frage »Braucht ihr vielleicht noch etwas, damit euch nichts passieren kann?« wäre vielleicht schon nicht mehr nötig gewesen, denn jetzt kam ein regelrecht explosives Spiel in Gang: Auf der Ebene der »zweiten Realität« bewaffneten sich die Hausbewohner. Die Räuber wurden dermaßen vermöbelt, schließlich gefesselt und schikaniert und zum Schluss in ein Gefängnis geschmissen, dass man den blassen stillen Kilian gar nicht mehr wiedererkennen konnte.

Bei Kilian war ein Knoten geplatzt. Er ist mit diesem überwältigenden Spiel-Erlebnis so weit gekommen, dass ich tatsächlich auf die STI verzichten konnte. Denn als er wiederkam, war er offen und fröhlich, er wirkte gelassen und verschmitzt zugleich. Er war sehr stolz darauf, dass ihn seine Mutter zwischenzeitlich über die damaligen Ereignisse ins Bild gesetzt hatte: »Ich bin jetzt der Einzige von uns, der sich traut, daran zu denken!«

Aus Kilians Beispiel ist die eigenständige Bedeutung der »Bau-mir-…«-Intervention zu ersehen. Zugleich haben wir bei ihm einen Beleg dafür gesehen, dass das Trauma-Gedächtnis völlig anders funktioniert, als das Alltagsgedächtnis: Die sensorischen Eindrücke stark angstbesetzter Situationen werden präzise abgespeichert. Das Abrufen dieser Gedächtnisinhalte unterliegt nicht der bewussten Kontrolle, findet ohne Kontextangaben statt und ist hoch angstbesetzt. Diese neuropsychologischen Abspeicherungen und Verarbeitungen können schon in ganz frühem Alter, sogar früher noch als bei Kilian, stattfinden.[89]

Weil dies so ist, ist es so grundlegend falsch, von Suggestions-Experimenten in Alltagssituationen und Theorien über das Alltagsgedächtnis weitgehende Rückschlüsse auf die Manipulierbarkeit kindlicher Aussagen über traumatische Erfahrungen, insbesondere sexuellen Missbrauch, zu schließen, wie es in der Forschungsgruppe um *Steller* und *Volbert* gemacht wird.

Die »Bau-mir-...«-Intervention ist in den meisten Fällen sowohl von diagnostischem Interesse als auch als sehr hilfreicher Start in die Kinderpsychotherapie zu verwenden.

[89] M. Steller, Forensischer Aussagepsychologie als angewandte Entwicklungs- und Kognitionspsychologie – Kritik suggestiver Aufdeckungsarbeit am Beispiel einer kindlichen Zeugin aus den Wormser Massenprozessen. In: Praxis der Rechtspsychologie, Sonderheft 1, DPV Bonn, 2000; R. Volbert, M. Steller, Aussagefähigkeit von Kindern. Entwicklungspsychologische Aspekte der forensischen Aussagepsychologie. In Kröber und Dahle (Hg.), Sexualstraftaten und Gewaltdelinquenz, S. 235–257, Kriminalistik-Verlag, Heidelberg 1998

VII. Spieltherapeutische Prozessdiagnostik

Nachdem Wirkungsweise und Besonderheit der spieltherapeutischen Behandlung deutlich geworden sind, soll es auf dieser Grundlage nun noch einmal vertieft um das Thema der Psychodiagnostik, und zwar als Verlaufsdiagnostik, gehen. Es soll also nicht um eine grundlegende Einführung in die psychologischen Methoden der Informationserhebung[90] gehen, sondern lediglich um bestimmte Aspekte der Prozessdiagnostik, die mir für die Arbeit mit früh und anhaltend traumatisierten Kindern wichtig geworden sind.
In der diagnostischen Erstuntersuchung spielt neben einer möglichst detaillierten Anamnese die Verhaltensbeobachtung durch die gegenwärtigen Bezugspersonen und schließlich Exploration und psychodiagnostische Verfahren die entscheidende Rolle[91].

1. Anamnese und das Phänomen der Täuschung

Wenn man mit früh traumatisierten Kindern und Jugendlichen arbeitet, wird man es oft genug nicht primär mit den leiblichen Eltern, sondern mit Pflegeeltern oder Erziehern zu tun haben. In diesen Fällen ist meist eine umfangreiche Akte durch das Jugendamt erstellt worden. Auf diesem Weg kommt man manchmal an entscheidende Informationen heran, die einem die Betroffenen selbst nie und nimmer gegeben hätten. So schien es in einem Fall einer grausamen Gewalttat einer Mutter gegen ihr jüngstes Kind im Rahmen einer psychotischen Dekompensation zunächst, dass diese aus heiterem Himmel über eine heile Familie hereingebrochen war. Es gab aber schon

[90] Eine ausführliche Einführung gibt W. Krucker, Diagnose und Therapie in der klinischen Kinderpsychotherapie, 2000.

[91] Noch einmal sei an dieser Stelle auf das knappe Übersichtswerk von Landolt (2004) verwiesen, in dem er die derzeit in den USA angewandten Fragebogenverfahren zur Diagnostik der PTSD vorstellt.

eine Akte des Jugendamtes zu dieser Familie, weil sie ihr von der Polizei aufgrund folgenden Vorfalls gemeldet worden war: Die Mutter war in der Fußgängerzone aufgegriffen worden, nachdem Passanten die Polizei herbeigerufen hatten. Ein weitgehend entkleidetes vierjähriges Kind spielte dort, an einem Novembertag, ein Musikinstrument, scheinbar ohne in Begleitung eines Erwachsenen zu sein. Die aufgeregten Passanten vermuteten, dass das Kind wohl zum Betteln geschickt worden sei. Die Polizei notierte, dass die Mutter sich in der Menge der herbeigelaufenen Zuschauer zu verstecken suchte und einen desorientierten, verwirrten Eindruck machte.

Das Jugendamt besuchte auf diese Meldung hin die Familie und fand dort alles in Ordnung. Die Mutter kümmerte sich ganz offensichtlich liebevoll um ihre Kinder. Der Vater, der mit der Begebenheit in der Fußgängerzone sicherlich gar nichts zu tun gehabt hatte, vertrat sehr offensiv die Auffassung, dass öffentliches Auftreten und Musizieren dem Kind in seinem Selbstbewusstsein nur gut tun könne. Er sah keinerlei Anlass zur Verwunderung und fasste das Eingreifen der Passanten, der Polizei und des Jugendamtes als persönliche Belästigung seiner Familie auf. Auch nach dem Ausbruch der Psychose und der Gewalttat blieb der Vater bei dieser Einschätzung.

Aus psychodiagnostischer Sicht ergibt sich dadurch ein starker Hinweis, dass die psychotische Dekompensation keineswegs überraschend über eine heile und glückliche Familie hereingebrochen ist, sondern dass hier ein Familiensystem bestand, das aktiv die Merkwürdigkeiten der Mutter ignorierte oder uminterpretierte und sie in dem einen Fall, als sie offensichtlich wurden, die Mutter vor möglichen Hilfsmaßnahmen abschottete. Es bestand in einem äußerst dominanten Vater und einer sich äußerst hilflos fühlenden Mutter, die von ihrem Mann gelenkt und »beschützt« wurde. Nach außen hin aber eine glückliche Familie – bis zur grausigen Tat.

Trotz dieser manchmal überraschenden Einblicke aufgrund der Aktenlage und der amtlichen Vorinformationen haben wir bei früh und anhaltend traumatisierten Kindern doch insgesamt sehr wenig Vorstellungen von ihrem alltägliche Erleben. Das liegt daran, dass wir, die Helfer, fast alle der so genannten bürgerlichen Mittelschicht entstammen, der Armut, Not, Verwahrlosung, offene Brutalität, ungeschminkter Alkoholismus etc. fremd ist.

Pädosexualität gibt es zwar in allen Gesellschaftsschichten. Aufgrund der kulturbedingten intensiven Tabuisierung und Strafverfolgung

wird sie in allen Schichten absolut verdeckt praktiziert. Durch die Tatsache einer allgemeinen Tabuisierung und Verdeckung entzieht sie sich per se unserer Vorstellungskraft. Es bedarf einer individuellen bewussten Auseinandersetzung und Anstrengung, um dieser kollektiven Blindheit zu entkommen. Dies gilt zum Beispiel auch für die wohlkaschierten Suchterkrankungen in der Mittelschicht. Und dies gilt auch für einen anderen für die Mittelschicht typischen Bedingungsfaktor früher und anhaltender Traumatisierung:
Gezielte seelische oder körperliche Grausamkeiten werden in unbeobachteten Augenblicken von einem Elternteil praktiziert und stehen in einem völligen Gegensatz zu seinem sonstigen Verhalten dem Kind gegenüber, das üblicherweise herzlich oder zumindest wohlwollend ist. Der Schein ist perfekt, weil die TäterInnen im Allgemeinen selbst an ihn glauben. Spielen die Ehepartner keine aktive oder duldende Rolle in dem traumatisierenden Geschehen, können sie selbst lange (unter Umständen lebenslang) dieser Täuschung unterliegen.
Und schließlich unterliegen wir Helfer auch einer persönlichen Selbsttäuschung: Das, was ich selbst an traumatischen Erlebnissen hatte – und davon haben auch wir Helfer genug – und nicht verarbeitet habe, verändert meine Wahrnehmung dieser Themen bei anderen Menschen fundamental. Ob ich z. B. diese Themen in andere hineinprojiziere oder Hinweise auf diese Themen ignoriere – in jedem Fall gebe ich unbewusst der professionellen Beziehung einen sach- und fachfremden Verlauf.
Anamnestische Gespräche haben also aufgrund von Fremdheit, Täuschung und Selbsttäuschung in vielen Fällen ein echtes Erkenntnisproblem. Und nach dem alten Grundsatz »Was ich nicht weiß, kann ich auch nicht erkennen« und »Was ich nicht weiß, macht mich nicht heiß« funktioniert auch heute noch die Blindheit in vielen psychologischen Anamnesegesprächen. Wirkliche Abhilfe bieten folgende Maßnahmen:

- Eigene Traumatisierungen in Selbsterfahrung aufarbeiten;
- Sich über die Unterschiede von Lebenswelten bewusst sein, statt als Experte für Lebenswelten auftreten, d. h. bereit sein, sich von den Betroffenen »belehren« zu lassen;
- Täterforschung (Günther Deegener, 1995; Anita Heiliger, 2000) rezipieren, weil nur so das Unvorstellbare vorstellbar wird;
- Opferforschung rezipieren, weil man so die versteckten Hinweise besser heraushören lernt.

2. Exploration und erste Interventionen

Die oben aufgeführten Maßnahmen gelten selbstverständlich genauso für das Gespräch mit Kindern und Jugendlichen.
Das anfängliche Gespräch mit jungen und älteren Kindern führe ich in Anwesenheit der Person, die die Therapie initiiert hat und mit der ich meist schon ein separates Gespräch geführt habe.
Ich bereite die Exploration mit zwei Elementen im Erstkontakt vor: Erstens beginne ich damit, dass ich mich ihnen selbst vorstelle, vor allem meine Arbeit. Dabei fällt dann recht bald der Satz: »Zu mir kommen viele Kinder, die nicht mehr so recht glücklich sein können. Manche sind oft wütend oder auch traurig. Manche haben auch wirklich schlimme Dinge erlebt, und das kann man ja nicht so einfach vergessen.« An dieser Stelle kann es schon zu ersten Reaktionen kommen, wie z. B. betretenes Nicken oder die joviale Feststellung, dass man selbst glücklicherweise schon alles wieder vergessen habe.
Zweitens frage ich das Kind im weiteren Verlauf, was ihm denn Mama oder Papa gesagt hat, warum sie zu mir kommen.
Das ist eine gute Gelegenheit, einen Einblick in die Kommunikationsweise der Familie zu bekommen. Zudem kann die Bezugsperson noch einmal ihre Sorgen und Hoffnungen an dieser Stelle zum Ausdruck bringen. Besonders Jugendliche nutzen diese Gelegenheit, da sie hier nach ihrer eigenen Meinung gefragt werden. Jugendliche sind allerdings oftmals auch schon bei dem Erstkontakt mit den Bezugspersonen dabei, den ich dann ähnlich einleite, wie hier für die Exploration beschrieben.
Das Gespräch, gemeinsam mit Bezugsperson und Kind, dauert in der Regel nur fünfzehn bis dreißig Minuten, danach verlässt die Bezugsperson den Spielraum, es sei denn, das Kind wünscht weiter ihre Anwesenheit. Dies lasse ich im Allgemeinen zu, obwohl ich weiß, dass dadurch die verbalen und spielerischen Äußerungen des Kindes sehr stark eingefärbt und kontrolliert werden. Aber erstens fühlt sich dieses Kind ganz offensichtlich nicht sicher genug bei mir und braucht zusätzlichen Schutz, und zweitens ist dies eine Gelegenheit, die Beziehung von (meist) Mutter und Kind zu beobachten.
Bei kleinen Kindern bis etwa fünf Jahren verzichte ich i. d. R. auf dieses zweite Element, weil ich glaube, dass die Frage »warum kommst du?« sie leicht im Kontakt zu mir irritiert. Für die Kleinen ist es

schlicht und einfach so, dass sie mich besuchen kommen, dass die Bezugsperson in der ersten Stunde meist bei ihnen bleibt und dass ich mich oft mit dieser in Anwesenheit des Kindes eine Weile über die Probleme in der Familie kindgerecht unterhalte. So erfährt das Kind en passant, während es schon einmal den Therapieraum erkundet, dass ich in sehr viele schwierige Dinge eingeweiht bin und das Vertrauen von Mama oder Papa genieße.

Die beiden oben aufgeführten Gesprächselemente helfen, den Weg zu einem Gespräch über mögliche belastende Erfahrungen frei zu machen, ohne einen Druck in diese Richtung auszulösen.

Obwohl alle durch Bezugspersonen traumatisierten Kinder aktiv Beteiligte im Reigen von Täuschung und Selbsttäuschung sind, gilt es doch, dass je älter die Betroffenen sind – insbesondere bei Jugendlichen –, desto eher werden wir schon in den ersten Kontakten Beschreibungen oder Hinweise auf Trauma-Erfahrungen von ihnen selber hören, wenn wir sie danach fragen.

Kinder aber vermeiden in der Regel eine frontale Annäherung an traumatische Erfahrungen. Deswegen sind die üblichen, ressourcenorientierten Themen wie Interessen und Hobbys, Freunde, Schule und soziale Beziehungen innerhalb der weiteren Familie ein guter Einstieg in die Exploration traumatisierter Kinder. Eine erste, indirekte Annäherung an das Angsterleben ist die Frage nach einem der zentralen PTBS-Symptome, dem Schlafverhalten:

Einschlafen, Träumen, nächtliches Erwachen und der Erholungswert des Schlafes sind Themen, zu denen sich Kinder und Jugendliche gut äußern können. Oftmals erleben sie besonders dort einen echten Problemdruck und sind froh, darüber reden zu können. Besonderen Wert muss die Exploration auf die Inhalte der Einschlafängste und Albträume legen, wenn diese denn erhoben werden. Je nach den erzählten Angstbildern können wir nämlich unsere ersten spieltherapeutischen Interventionen planen und durchführen, die für die Kinder von großer Entlastung sind.

Im Folgenden wird ein Fall geschildert, in dem das Phänomen der Selbsttäuschung so stark ausgeprägt war, dass lange Zeit keine Angstexploration möglich war.

Fallbeispiel Emanuel (7 Jahre)

Der siebenjährige Junge stammte aus einer wohlhabenden und sehr gebildeten Familie. Die Eltern hatten sich getrennt, und Emanuel besuchte seinen Vater regelmäßig. Dies wurde von seiner Mutter ausdrücklich gefördert, weil ihr Junge sehr am Vater hing und weil sie der Meinung war, dass ein Junge seinen Vater brauche. Allerdings kam es bei diesen Besuchen immer wieder zu kleineren Verletzungen des Kindes, über deren Zustandekommen Vater und Kind sich ausschwiegen. Emanuel entwickelte Einschlafängste und eine Durchschlafstörung mit Schlafwandeln. Um das Einschlafen zu erleichtern und das Schlafwandeln ungefährlicher zu machen, wurden im Kinderzimmer und im gesamten Wohnraum der Familie über Jahre alle Lichter über Nacht angelassen. Nur wenn es gleißend hell war, traute sich der Junge einzuschlafen und fand sich im Dämmerzustand des Schlafwandelns zurecht, ohne in Panik aufzuwachen.

Als das Kind schließlich mit eindeutigen Würgemalen vom Vater zurückkam, begann die Mutter den Kontakt einzuschränken und therapeutische Hilfe zu suchen.

Im Erstkontakt und in den sich anschließenden Wochen noch zeigte sich das Kind als strahlendes, sehr charmantes Wesen. Es verehrte ganz offensichtlich seinen Vater, dessen beinharte Männlichkeitsvorstellungen es mir begeistert demonstrierte und verteidigte. Ein wichtiges Thema war z. B., dass nur »Weicheier« beim Boxtraining Boxhandschuhe anziehen. Echte Männer würden beim Boxsack und auch gegeneinander nur mit bloßen Fäusten kämpfen.

In Emanuels Fall ergab der erste Explorationsversuch, dass er gar keine Schwierigkeiten oder gar Ängste bei sich sehen konnte. Das gleißende Licht sei nur so eine Angewohnheit, die er jederzeit aufgeben könne. Die ganze Exploration seiner Ängste musste also warten, bis er in der Lage war, seine Abwehrhaltung (charmantes Strahlen in Verbindung mit soldatischer Härte) in der therapeutischen Begegnung abzulegen[92].

Dann ergab sich folgendes Gespräch:

»Emanuel, sag mal, wie findest du das denn, dass man abends einschlafen muss?«

»Scheiße!« – »Was würdest du denn lieber tun?« – »Wach bleiben und fernsehn oder lesen. Oder bei der Mama im Wohnzimmer bleiben.« – »Du kannst es, glaube ich, auch nicht so leiden, wenn das Licht ausgemacht wird?« – »Nein, das darf die Mama nicht!« – »Was würde denn dann passieren?« – »Das geht eben nicht!« – »Es gibt viele Kinder, die sehen dann was, was sie nicht sehen wollen.« – »Ich hab zum Beispiel

[92] Die sich für diesen Vorgang bietenden Möglichkeiten werden im späteren Abschnitt spieltherapeutischer Interventionen bei unbewusster Traumatisierung beschrieben.

mal von Elefanten geträumt.« – »Und wie hast du den Traum gemocht?« – »Scheiße, ich bin aufgewacht und hab echt Angst gehabt!« – »Magst du mir den Traum mal erzählen?« – »Nee, der war nicht so schön.« – »Könnte es sein, dass, wenn du ihn mir erzählst, du dann wieder etwas Angst haben musst?« Emanuel springt auf und bearbeitet den Boxsack mit bloßen Fäusten.

Nachdem ich Emanuel sich eine Weile habe abreagieren lassen, komme ich beiläufig auf das Problem mit dem Albtraum zurück. Durch eine Fremderzählung vermittle ich ihm, dass er nicht das einzige Kind mit Albträumen ist, und was wir konkret gegen einen Angsttraum machen können:

Fremderzählung: »Es war mal ein Junge bei mir, der war aber schon etwas älter als du, der hatte fast jede Nacht Angstträume. Das war schon komisch, weil er doch ein echt cooler Typ war und super sportlich. Ich nenne ihn jetzt mal Max, denn du weißt ja, dass ich die Namen der Kinder, die zu mir kommen, nicht verrate. Deswegen gebe ich ihm jetzt einen falschen Namen. Max hatte vor allem einen schlimmen Traum, in dem ihn ein schwarzes Monster mit kalten Augen anstarrte und plötzlich ansprang. Und weißt du, was wir dann hier gemacht haben? Wir haben hier mit den Polstern dieses Monster nachgebaut und es ganz schwarz eingekleidet. Dann haben wir ihm die fiesen kalten Augen gemalt und aufgeklebt. Und dann haben wir uns überlegt, was wir mit diesem Monster am liebsten machen wollen. Max hat sich den Schlauch da geholt und es ordentlich durchgeprügelt. Ich hab es ordentlich in den Hintern getreten und Max hat es mit einem Riesenkrawum kaputtgemacht. Und das hat wirklich Spaß gemacht!«

Es war klar, dass Emanuel sofort Feuer und Flamme war, das auch einmal mit seinen Elefanten zu probieren. So ging also eine kurze Angstexploration im Zusammenhang mit seiner Schlafsymptomatik in eine intensive Angstintervention über.

Dieses Verhältnis ist für die Arbeit mit Kindern typisch. Es macht keinen Sinn, mit Kindern ausgiebig ihre Ängste eruieren zu wollen und sie damit womöglich lange ihren Affekten auszusetzen, um ihnen zu zeigen, dass die Ängste doch aushaltbar sind. Nur sicher gebundene Kinder können etwas stärkere Ängste in einem passiven Zustand – und eine aufgezwungene Gesprächssituation erleben Kinder als passiv – integriert ertragen. Ansonsten setzen sofort die instinktiven Stressreaktionen ein: Aktivität bis Kampf, Flucht, Täuschen oder Erstarren. Es sind die natürlichen und berechtigten Mechanismen, um eine unkontrollierbare Angstentwicklung zu vermeiden. Auch bei Emanuel haben wir diesen Mechanismus beobachten können, als er sehr schnell aus der Exploration ausstieg und sich am Boxsack austobte. Es macht keinen Sinn, dieses unerwünschte Verhalten als Vermeidungsverhalten zu etikettieren. Stattdessen ist es ein wichtiges Signal, dass wir am Punkt angekommen sind und wir nun dem Kind Zeit lassen müssen, sein Erregungsniveau zu regulieren[93]. Daraufhin kommen wir wieder zu diesem Punkt zurück, möglichst aber durch eine indirekte Annäherung, die dem Kind genug Sicherheitsabstand lässt und sehr schnell Handlungsorientierung gibt. Durch die Fremderzählung z. B. greifen wir unsererseits den natürlichen Mechanismus der instinktiven Stressreaktion »Kampf« auf und bieten aktiv einen konkreten Weg an, dem Angstthema kämpferisch zu begegnen. Also auch hier verzichten wir auf ein explorierendes Vertiefen des Angsterlebens, sondern leiten körperliche Aktivität ein.

Ein solches Arbeiten mit der Angst fördert die Bereitschaft des Kindes, in der Folge auch über reale Angsterlebnisse zu sprechen, ungemein. Auch bei Emanuel tauchten nach und nach immer mehr ängstigende Erinnerungen um den Vater herum auf.

In ähnlicher Weise können auch die anderen Symptome, wie intrusive Erinnerungen und Bilder, Momente großer Erregung und Kontrollverlustes etc., abgefragt werden.

Biografische Angaben zu traumatisierenden Ereignissen werden wir von kleinen Kindern und früh und anhaltend traumatisierten Kindern kaum in der Exploration erhalten. Kleine Kinder sind sowieso noch intensiv ihren spontanen Bedürfnissen und Impulsen verhaftet und reagieren dementsprechend auch in ihrer Art der Erinnerung völlig anders als Herangewachsene. Diese können schon »Erinnerungsarbeit« leisten, d. h. auf Anfrage hin sich an Begebenheiten erinnern, die ihnen spontan jetzt nicht eingefallen wären oder die ihnen sogar unangenehm sind. Durch Reifungsprozesse und kulturelle Förderung haben sie sich eine kognitive Systematik und Steuerungsfähigkeit angeeignet, die den Kleinen noch gänzlich fehlt. Zudem haben frühe Trauma-Erfahrungen ja auch meist vor dem sicheren Erwerb der Sprache stattgefunden und sind auch von dort her kaum oder gar nicht in Verbindung mit Sprache abgespeichert worden.

Traumatische Erinnerungen bei kleinen Kindern und bei früh und anhaltend traumatisierten Kindern tauchen also spontan, ungebeten

---

[93] Diesen Mechanismus des alternierenden Hinein- und wieder Hinausschwingens aus der Angsterregung wird von Peter Levine als »Pendulation« beschrieben.

und sprachfrei, d.h. rein sensorisch-affektiv auf, sodass sie schon aus diesen Gründen meist nicht verbal mitgeteilt werden. Zudem ist das Grundvertrauen und die Bindung an die wichtigsten Bezugspersonen bei früh traumatisierten Kindern so stark erschüttert, dass sie sich kaum trauen können, ihre Angst und ihre Schwäche zu kommunizieren. Denn wie gesagt: Weinende, klagende oder schreiende Kinder sind immerhin Kinder, die sich noch eine Hilfe erhoffen. Verängstigte und verunsicherte Kinder, die aber keine Hoffnung auf Schutz und Trost mehr haben, sind unauffällig, denn sie greifen notgedrungenermaßen auf die Mechanismen der Täuschung und Erstarrung zurück. In aller Regel kommt die massive Angstsymptomatik kleiner Kinder bzw. deren psychovegetative Symptome erster nach einem Wechsel in behütete Verhältnisse zum Ausbruch.
Wir Fachleute sollten uns nicht einbilden, dass wir aufgrund unserer Ausbildung wüssten, was innerlich in Menschen abgeht, was Schein und was Sein ist. Die Natur ist nicht dümmer als unser Verstand. Wenn man gerichtspsychologische Gutachten über das Kindeswohl bei Kleinkindern liest, kann man immer wieder sehen, wie gut ausgebildete Kolleginnen und Kollegen genau auf diese Mechanismen hereinfallen. Auch ich selbst traue es mir nicht zu, in der Anfangsphase einer Behandlung zu entscheiden, was Schein und was Sein ist. Aus all diesen Gründen müssen wir uns für diese Fälle viel Zeit nehmen, damit sie sich entwickeln können. Die Exploration zu Beginn der Behandlung dient im Allgemeinen also nicht der Aufdeckung traumatischer Erfahrungen (oder gar Ereignisse). Sie dient dazu, das jetzige Befinden des Kindes oder Jugendlichen verstehen zu lernen und auf dieser Grundlage erste stabilisierende Interventionen anzubieten.

3. Erwartungen von außen an Exploration oder Therapie

Relativ häufig, vor allem bei vermutetem sexuellen Missbrauch an kleinen Kindern, wird an den Therapeuten die Erwartung gestellt, er solle aufdecken und nachweisen, was wirklich passiert sei. Gegen diese Erwartung muss man sich ganz deutlich abgrenzen, d. h. die Bezugspersonen von vorneherein gezielt »enttäuschen«:
»Ich kann Ihre Erwartung an mich sehr gut verstehen. Aber ich arbeite nicht detektivisch und kann auch keine Beweise erbringen. Meine Aufgabe ist es allein zu verstehen, wie es dem Kind jetzt geht, und sein seelisches Befinden zu stabilisieren. Ich kann die Behandlung nur übernehmen, wenn Sie das akzeptieren können.«
Allerdings ist es meine Erfahrung, dass durch die ganzen stabilisierenden Maßnahmen es häufiger dazu kommt, dass Kinder sehr genau zu erzählen beginnen, was ihnen passiert ist. Deswegen füge ich an:
»Es kann zwar dazu kommen, dass Ihr Kind zu reden beginnt oder dass ich anderweitig ein klares Bild darüber bekomme, was zu seinem Schutz getan werden müsste. Dann beziehe ich auch vor Gericht dazu Stellung. Aber dies kann ich keinesfalls versprechen, und es ist nicht mein Ziel, Ihr Kind zum Reden zu bringen.«
Meine Auffassung ist, dass Kinder generell – und erst recht kleine Kinder – für ihre seelische Heilung und Entwicklung unbedingt Schutz und Geborgenheit brauchen. Dies ist auch die wesentliche Botschaft der im Weiteren dargestellten spieltherapeutischen Interventionen. Weil diese Interventionen aber nur auf dem Hintergrund realer Sicherheit glaubwürdig sind und funktionieren können, bin ich durchaus bereit, vor Gericht zur möglichen Gefährdung des Kindes und dem Kindeswohl Stellung zu beziehen.
Allerdings befinden wir uns gesellschaftlich mittlerweile in einer Situation, in der es dem Kleinkind gar nichts nützt, wenn es der Mutter gegenüber deutliche Aussagen macht, denn die Darstellungen der Mütter werden in sehr vielen familiengerichtlichen Verfahren, insbesondere von Gerichtspsychologinnen, als nicht glaubwürdig angesehen. Selbst wenn das Kleinkind mir als Therapeutin gegenüber deutliche Äußerungen macht und ich diese dem Gericht weitergebe, wird dies vor Gericht häufig genug nicht anerkannt. Selbst im unwahrscheinlichen Fall, dass ein kleines Kind der fremden Gerichts-

psychologin gegenüber etwas Einschlägiges bemerkt, habe ich immer wieder erlebt, dass diese Äußerung für »unglaubwürdig« gehalten und deswegen in ihrer Empfehlung zum Kindeswohl sowie im familiengerichtlichen Entscheid einfach ignoriert wurde.
Insofern muss man als Therapeut sowieso die Hoffnungen und Erwartungen (meist) der Mutter auf Aufdeckung und gerichtsrelevante Unterstützung von vorneherein auf ein realistisches Maß zurückstutzen.
Hoffnung kann man in dieser pathogenen Situation nur aus der Erfahrung ziehen, dass durch die Zeit vieles ans Licht kommt: Der Schein kann meist auf die Dauer eines langen familienrechtlichen Verfahrens nicht aufrechterhalten werden. Die Täter decouvrieren sich oftmals selbst, vor allem weil das Kind und die Mutter im Laufe der Therapie stabiler und mutiger werden.

4. Exploration und Fehlinformation durch Kind oder Mutter

Wie problematisch die Befragung eines kleinen Kindes werden kann, möchte ich an folgendem Fallbeispiel schildern:

Fallbeispiel Paula

Paula wurde mit fünf Jahren zur Therapie bei mir angemeldet. Sie sei schon seit zwei Jahren im Verhalten der Mutter gegenüber sehr schwierig, widerspenstig und lüge viel. Sie esse viel zu wenig und sei grundsätzlich mäkelig. Der Vater hatte die Familie vor zwei Jahren verlassen und Paula seitdem kaum mehr gesehen. Allerdings habe Paula die Großeltern väterlicherseits sehr häufig und auch über Nacht besucht. Nach diesen Besuchen sei sie aber stets sehr aggressiv und zugleich weinerlich gewesen. Schließlich erzählte sie der Mutter, dass »der Opa will, dass ich seinen Schniedel anfasse«. Sie schilderte der Mutter mehrere solcher Situationen, die daraufhin den weiteren Kontakt zu den Großeltern unterband. Dies führte zu erheblichen Schwierigkeiten mit Paulas Vater und dem Jugendamt.
Bevor die Therapie begann, teilte Paula der Mutter mit, dass nun auch der Freund der Mutter so etwas mit ihr gemacht habe, und schilderte

auch diese Begebenheit genau. Die Mutter konnte sich zwar nicht erklären, wie das rein zeitlich möglich gewesen sein sollte, wollte sich aber dann doch von ihrem Freund trennen.

In der Exploration während des Erstkontaktes sagte ich meinen üblichen Satz: »Zu mir kommen viele Kinder, die recht traurig oder wütend sind. Und manchmal ist ihnen auch was Schlimmes passiert.« Und ich fügte die – sonst im Erstgespräch nicht übliche – Frage an: »Ist dir vielleicht auch etwas passiert, was du gar nicht gemocht hast?« Paula schaute mich daraufhin ganz groß an, neigte den Kopf leicht zur Seite und sagte voller Leid: »Der xx (Freund der Mutter) wollte, dass ich seinen Schniedel anfasse!« Sie sagte es mit einem solchen mimischen, stimmlichen und gestischen Ausdruck, wie ein normaler Mensch sich ein gequältes Kind vorstellt. Und mir wurde ganz anders dabei: Noch nie hatte ich erlebt, dass ein kleines Kind in der ersten Begegnung »zur Sache« kam. Noch nie habe ich erlebt, dass ein traumatisiertes Kleinkind sein Leid unmissverständlich ausdrückt. Ganz im Gegensatz zu meinem gewohnten Vorgehen fragte ich nicht die genaue Situation nach, denn ich befürchtete, dass dieses Kind mir ohne weiteres sehr plastische Schilderungen von Vorgängen produzieren könnte, die nie stattgefunden haben und dass ich sie damit auf eine Schiene schicken würde, von der sie kaum mehr herunterkommen könnte.

In dieser Phase wurde die Mutter sehr erheblich von ihrem Freund misshandelt, was Paula direkt mitbekam und sehr verwirrt und erschreckt hatte. Paula schilderte dieses Vorkommnis nur graduell anders, d. h. nur mit einem Stück weniger leidvollem Ausdruck – aber die Misshandlung der Mutter hatte sie ja nun einmal ganz eindeutig miterlebt.

Je länger ich Paula kannte, umso offensichtlicher wurde es, dass sie permanent ihr eigener Zuschauer war, sich und anderen durchgängig etwas vorspielte, von dem sie vermutete, dass es ihre Gefühle seien oder dass solche Darstellungen und Gefühle jetzt beeindrucken könnten[94]. Gleichzeitig war ihr spontanes Spiel hochgradig sexualisiert und erotisiert.

Es hatte mehrere Monate gedauert, bis Paula einfach nur als Paula ins Zimmer treten konnte, bis sie zu sich selbst gekommen war. Erst nachdem diese Selbstfindung stabil war, wollte ich schauen, ob wir über ihre möglicherweise traumatischen Erfahrungen mit dem Opa und dem Freund der Mutter arbeiten könnten – aber da war für Paula innerlich alles in eine Ferne gerückt, aus der sie es wirklich nicht mehr zurückholen wollte. Und das ist auch in Ordnung so, solange das Kind sich wieder frei weiterentwickeln kann, sich freuen und sich (z. B. schulisch, familiär, im Freundeskreis) engagieren kann.

Nachdem die Mutter sich für ein Jahr von ihrem Freund getrennt hatte

[94] Annemarie Dürssen hat dieses Verhältnis eines Kindes zu sich selbst als das Grundmerkmal einer hysterischen Persönlichkeit beschrieben.

> bzw. ihn nur noch ohne ihre Kinder sah, begann die Wiederannäherung an ihn. Paula reagierte in dieser Zeit in keiner Weise verängstigt oder irritiert. Ganz im Gegenteil blühte sie in dieser Phase auf, weil ihr die Schule viel Freude machte und sie erstmals in ihrem Leben bei den Klassenkameraden eine tolle soziale Position einnahm, ohne sich dafür schauspielerisch zu verausgaben. Sie äußerte mir gegenüber mehrmals, wie traurig sie sei, dass der Papa sie nicht besuche, aber auch, dass sie keinesfalls mehr zu ihren Großeltern gehen wolle.

An Paulas Beispiel möchte ich deutlich machen:
Aussagen von Kindern müssen grundsätzlich ernst genommen werden!
In absoluten Ausnahmefällen, wie ich ihn hier beschrieben habe, kann ein Kind in einen solch unkindlichen Zustand eines »falschen Selbst« geraten sein, der den Erwachsenen gerade hohe Glaubhaftigkeit vorspiegelt. Dann können die Aussagen zwar immer noch stimmen, aber sie können auch durchaus im Dienste bestimmter Funktionen gemacht werden. Ein solches Kind hat kaum Unrechtsbewusstsein, in seinem Empfinden sind es selbst und die Wirklichkeit nicht viel mehr als eine Konstruktion. Hier bahnt sich eine schwere psychopathologische Entwicklung an, in die unbedingt eingegriffen werden muss. Auf dem Wege einer strikt personzentrierten Spieltherapie mit enger Begleitung der Mutter (in Paulas Fall begann die Mutter eine Eigentherapie), denn dieser Schaden entsteht ja im Allgemeinen in der Mutter-Kind-Beziehung, kann ein solches Kind am besten wieder in sich selbst hineinwachsen und zu sich selbst finden. Dieses Ziel ist absolut vorrangig vor einer Trauma-Exploration und -Bearbeitung!
Als ich den ersten Entwurf zu diesem Kapitel schrieb, schloss ich das Fallbeispiel Paula mit folgendem Satz ab:

> »Bei Paula vermute ich, dass die Beschuldigung des Großvaters zu Recht stattfand, habe aber die Vermutung, dass sie den Freund der Mutter zu Unrecht beschuldigte. Aber *wissen* tue ich es natürlich nicht.«
> Jetzt, nach einer Therapiepause, innerhalb der sich fast das alte Spannungsniveau bei dem Kind wieder eingestellt hat, spricht es ganz klar und ohne Theatralik von den sexuellen Übergriffen des Freundes. Nach der endgültigen Trennung der Mutter von ihrem Freund ist Paula nun auch in der Lage, ihre Erlebnisse traumatherapeutisch aufzuarbeiten.

Damit ist Paula für mich zu einem Paradebeispiel dafür geworden, dass, wer im Arbeitsgebiet »Sexueller Missbrauch an kleinen Kindern« arbeitet, damit leben muss, lange im Trüben zu fischen – nichts Genaues weiß man nicht. Aber dass uns das nicht davon abhalten darf, die Aussagen der Kinder sehr ernst zu nehmen!

Insofern ist Paula aller Wahrscheinlichkeit nach gerade kein Beispiel für eine Falschbeschuldigung, sondern ein Beispiel dafür, dass ich vermutlich fälschlicherweise aufgrund ihres »falschen Selbst« einen Teil ihrer Aussagen für eine Falschbeschuldigung hielt.

Nach meiner Erfahrung ist es nur äußerst selten der Fall, dass in ein Kind von Seiten der Mutter in dieser Sache zu viel »hineingeredet« und dass es in seinen inneren Bildern manipuliert wird[95]. Einen Fall erlebte ich noch in meiner Zeit als Heimpsychologin, als ein junges Mädchen seinen Vater des sexuellen Missbrauchs beschuldigte. Viel später stellte sich heraus, dass der tatsächlich stattgefundene Missbrauch durch den Lebensgefährten der Mutter verübt worden war und die Mutter ihre Tochter dazu angehalten hatte, den Vater zu beschuldigen. Dies ist in meiner jetzt immerhin 22-jährigen therapeutischen Arbeit mit Kindern, gerade auch im Feld des sexuellen Missbrauchs, der einzige mir sichere Fall, in dem es bei einem Kind zu einer durch die Mutter manipulierten Falschbeschuldigung des Vaters wegen sexuellen Missbrauchs gekommen ist.

Den einzigen weiteren Fall von Falschbeschuldigung erlebte ich bei einem neunjährigen Kind alkoholkranker Eltern, das zusätzlich zu einer Verwahrlosung jahrelang die sexuellen Eskapaden des Vaters mit diversen Frauen vorgeführt bekam. Bei dem Mädchen entwickelte sich ein tiefer Ekel gegen und zugleich eine ungesunde Fixierung auf Sexualität. In einem Moment tiefer Verzweiflung, Wut und Verlassenheitsgefühle beschuldigte sie ihren Vater des Missbrauchs. Im Laufe der Therapie nahm sie diese Beschuldigung zurück.

Bei beiden Beispielen von Falschbeschuldigung fällt auf, dass es sich sehr wohl um – anderweitig – sexuell traumatisierte Kinder gehandelt hat.

Den gegenteiligen Fall erlebte ich, als Strafrichter, Gerichtspsychologin, Jugendamt und Familienrichter sich ganz sicher waren, dass

[95] Inflationäre, aber doch ungewollte Manipulationen sind jeweils nach Sexualmorden an Kindern zu verzeichnen. Da diese ja üblicherweise von identifikationsfernen Personen verübt werden, werden alle Kinder im weiten Umkreis des Verbrechens mit scharfen Warnungen vor unbekannten Männern verrückt gemacht. Dies kontrastiert sehr mit dem sonstigen Schweigen über die wahren Gefahrenherde im direkten Umfeld.

weder Mutter noch Kind glaubwürdig seien. Tatsächlich rief mich sogar eine Amtsärztin aus eigenem Antrieb an, um mir mitzuteilen, dass die Mutter paranoid und der Beschuldigte »ein ganz reizender Mann« sei. Die Mutter war auch wirklich eine auffällige und amtsbekannte Paranoikerin, und ihr siebenjährige Junge neigte erheblich zu Fehlbeschuldigungen und Übertreibungen. Darum wurden seine Aussagen über eine orale Vergewaltigung durch seinen Onkel im Alter von vier Jahren und all die dazu passenden Symptome wie häufige Übelkeit, intrusive Erinnerungen, Angstträume, Einschlafschwierigkeiten, aggressives Verhalten und Unruhe für Produkte der mütterlichen Überfürsorglichkeit und ihres Verfolgungswahns etikettiert. Der Junge arbeitete aber nach einem halben Jahr Psychotherapie (mit allen stabilisierenden Interventionen und intensiver Beschäftigung mit der Unterscheidung zwischen wahr und nicht wahr) in zwei Sitzungen insgesamt hundertfünfzig Minuten hoch konzentriert an dem Vergewaltigungserlebnis mittels der STI. Besonders die Durchgänge des Auditiven, der Körpersensorik und der Gefühle waren ihm dabei wichtig und belasteten ihn spürbar. Obwohl ich bis zu diesen Sitzungen nicht so recht wusste, was ich von den besagten Schilderungen zu halten hatte, war mir danach sehr klar, dass dieses Kind tatsächlich von »dem reizenden Mann« brutal oral vergewaltigt worden ist. Dafür spricht auch, dass die psychosomatische Symptomatik völlig verschwand und heftige affektive Empfindungen nur noch auftauchten, wenn er Männern begegnete, die ihn an seinen Onkel erinnerten. Natürlich ist es in diesem Fall besonders schwierig, »die Wahrheit« herauszufinden. Aber warum muss man das überhaupt?[96] Warum greifen in diesem Fall die Vertreter der Gesellschaft so gerne und schnell zu Etikettierungen wie »unglaubwürdiges Kind«, »manipulative Mutter«, »reizender Mann«, anstatt zuzugeben, dass wir gerade bei kleinen Kindern oft nicht nachweisen können, was passiert ist, aber auch in Zweifelssituationen ihr Schutz Vorrang haben muss, um ihnen eine gute weitere Entwicklung und möglicherweise Heilung zu ermöglichen.

Falschbeschuldigungen – die ohnehin selten sind – kommen im Laufe einer Therapie aus ganz anderen Gründen zustande:

[96] Da kleine Kinder als nicht zeugnistauglich gelten, sind Strafverfahren, die ja zu Recht nach dem Grundsatz in dubio pro reo entschieden werden, sowieso nur in seltenen Fällen sinnvoll.

Fallbeispiel Sara[97]

In der Phase nach ihrer schweren Erkrankung, als sie das erste Mal Fürsorge und Schutz durch ihre Erzieher intensiv und bewusst erlebt hatte, ließ die inzwischen zwölfjährige Sara im Rahmen der Therapie allmählich in ihren harten Abwehrstrategien nach. Sie wurde weicher und aufnahmebereiter. In dieser Zeit kam es zu einem sehr ernsthaften Gespräch zwischen uns, in dem sie ihren Erzieher beschuldigte, sie zu prügeln. Ich war verdutzt, weil ich so etwas bei diesem Mann, mit dem ich nun schon seit Jahren zusammenarbeitete, nicht erwartet hätte. Wie immer bei solchen Fällen bat ich das Kind, mir das einmal genauer zu schildern. Ab da wurden die Angaben seltsam vage und Sara wollte bald das Thema wechseln. Ich kam aber doch auf dieses Thema zurück und erzählte von mir, die ich auch schon einmal meine Kinder auf den Po oder auf die Finger gehauen habe, als sie noch kleiner waren, und dass es solche Schläge gäbe oder auch heftige Prügel. Sara beendete das Gespräch damit, dass es wohl eher wie bei mir gewesen sei.
In der nächsten Woche kam sie recht bedrückt und gestand mir, dass das »gelogen« gewesen sei, als sie ihren Erzieher beschuldigt habe: »Das Komische ist, dass er noch keinen einzigen von uns gehauen hat. Ich weiß gar nicht, warum ich das gesagt habe.« Sara haderte ganz offensichtlich mit sich selbst, sodass ich ihr den Mechanismus der Projektion erklärte:
»Manchmal werden Gefühle und Bilder in uns wach, die wir eigentlich gut verbunkert hatten. Sie stammen eigentlich aus der Vergangenheit, aber das merkt man ihnen nicht an. Dann hat man das Gefühl, dass jemand aus der Gegenwart der Böse ist, obwohl der gar nichts dafür kann. Könnte es vielleicht so gekommen sein?«
Sara sprach auf diese Erklärung sehr gut an. In den folgenden Wochen entwickelte sich ein zunehmend freundliches und schließlich inniges Verhältnis zu ihren Erziehern.

[97] Sara wurde schon am Ende des I. Kapitels, S. 62, als ein Beispiel für ein früh und anhaltend traumatisiertes Kind vorgestellt.

5. Diagnostische Verfahren und mögliche Hinweise auf traumatisches Erleben

Neben der Anamnese führe ich standardmäßig mehrere Zeichentests (Mensch-Zeichentest, Baum-Zeichentest, Haus-Zeichentest, Familie in Tieren oder Verzauberte Familie), freie Bilder, den Sceno-Test und einen Bilder-Erzähltest durch. Fakultativ ziehe ich je nach Fall weitere Verfahren hinzu. Beispielhaft für psychodiagnostische Verfahren in ihrer Relevanz für unser Thema stelle ich die testdiagnostischen Beobachtungen bei Selma dar, von der schon in Kapitel VI die Rede war.

Fallbeispiel Selma (10 Jahre)[98]

Als Selma von ihren Erziehern zu mir zur Psychodiagnostik gebracht wurde, also noch in der Phase ihrer Idealisierung des Heimes, war sie sehr übergewichtig und träge, wirkte aber ausgeglichen. Sie nahm gut Kontakt auf, malte gerne und ideenreich und ließ sich auf die projektiven Verfahren ein. Die Verhaltensbeobachtung der Erzieher ergab, dass sich Selma sehr gut in ihre Wohngruppe eingefügt habe und sich schulisch anstrenge. Sogar den strikten Ernährungs- und Bewegungsplan mache sie mit, weil sie selbst nicht mehr fett sein wolle. Dies alles stand in einem erstaunlichen Gegensatz zur Anamnese, wie ich sie in Kapitel VI geschildert habe. Zum Zeitpunkt der Erstuntersuchung wusste ich allerdings vom familiären Hintergrund nur, dass sich Selma und ihre Mutter exzessiv gegenseitig misshandelt hatten, dass die Mutter angegeben hatte, es habe auch in ihrer eigenen Familie viel Gewalt gegeben und dass eine ihrer Schwestern ermordet worden war.

Zeichentests und freies Bild ergaben keinerlei Auffälligkeiten, außer dass es alles sehr harmonische Bilder waren.

Sceno: Selma baut eine Idylle mit einem Garten, Tieren, Haus und Familie auf. Der Aufbau selbst ist völlig unauffällig. Da ich am Ende des Aufbaus immer die Frage stelle: »Und was würde jetzt wohl passieren?«, spielt Selma, dass die zwei kleinen Kinder mit der Mutter und dem Hund im Garten spielen. Der Hund erschreckt das Baby, sodass es stürzt und sich eine Gehirnerschütterung zuzieht. Später sei aber alles wieder gut.

[98] Selma wurde schon im VI. Kapitel vorgestellt.

Columbus: In diesem schon erwähnten Bilder-Projektions-Test projiziert Selma folgende Geschichten in die fünf Bildtafeln, die ich für sie ausgewählt habe[99]:

Tafel 1) Mutter, Vater und Kinder sind beim Essen. Eins sitzt unterm Tisch, weil es spielen will. Die Eltern haben es nicht gemerkt. Sie lassen was runterfallen, zum Beispiel ein Glas, und das Kind ist verletzt. Oder die Mutter schwingt mit dem Fuß und stößt das Kind. Sie hat ja nicht gemerkt, dass es unter dem Tisch sitzt.

Tafel 2) Das Kind kann nicht schlafen. Es ist ganz müde, aber es hat Angst. Vor lauter Müdigkeit fällt es die Treppe runter. Das ist mir auch schon passiert.

Tafel 22) Da kommt die Mutter mit einem heißen Getränk ins Zimmer rein. Das Kind kommt angerannt, stößt das Getränk um und verbrennt sich am Hals.

Tafel 9) Das Kind hat die Eltern gefragt, ob es auf den Dachboden darf. »Nein!« Ist doch gegangen, hat sich das Bein gebrochen und musste ins Krankenhaus.

Tafel 24 (Wunschbild): Ich würde mir wünschen, dass es keine Kranken mehr gibt. Und dass es keine Menschen mehr gibt, die Menschen ermorden. Und dass es keine Unfälle mehr gibt.

Es wird deutlich, dass dieses so unauffällige Mädchen von der ständigen Angst geplagt ist, ihr könne ein ernstes Leid geschehen bis hin, dass sie Opfer eines Gewaltverbrechens werden könnte (siehe Wunschbild). Interessant ist das sich wiederholende Motiv, dass Verletzungen unabsichtlich oder rein zufällig geschehen. Diese Darstellung stellt vermutlich einen Kompromiss zwischen intrusiven Gewaltbildern und Vermeidungsmechanismen dar, der der Regulierung des Erregungsniveaus dient. Auch das unmäßige und permanente Essen zu Hause bei ihrer Mutter dürfte als besänftigende Einflussnahme auf das Erregungsniveau zu verstehen sein.

Ursächlich für diesen Zustand dürfte, das exzessive Beziehungsverhalten der Borderline-Mutter und die Gewalteskalation zwischen Mutter

[99] Kurze Bildbeschreibungen: Tafel 1 zeigt ein etwa zweijähriges Kind, das unter dem Esstisch auf dem Boden hockt und mit Bauklötzen spielt. Man sieht die Beine eines Mannes, einer Frau und eines Babys im Hochstuhl. Tafel 2 zeigt ein etwa vierjähriges Kind im Pyjama, das am oberen Treppenabsatz steht und hinunterschaut. Tafel 22 zeigt verschwommen ein Kinderzimmer mit Bett, in dem jemand zu liegen scheint. Die Tür ist gerade einen Spalt geöffnet, eine Hand, die etwas trägt, vermutlich ein kleines Tablett mit einem Getränk, schiebt sich in das Zimmer. Tafel 9 zeigt einen etwa zehnjährigen Jungen, der sich auf einem völlig verkramten Dachboden mit viel Licht und Schatten aufhält. Tafel 24 ist das Wunschbild. In bunten Farben sind eine Tür und ein kleines Fenster im Wurzelbereich mächtiger Bäume gemalt mit dem Schild »Hokuspokus« daneben. Bei diesem Bild dürfen die Kinder drei Wünsche äußern.

und Tochter sein. Weiterhin ursächlich war das extrem gewalttätige Familienleben in der Herkunftsfamilie der Mutter, das darin gipfelte, dass der Familienpatriarch im Kreise seiner versammelten Familie seine Frau töten wollte, dabei aber seine Tochter erwischte und vor aller Augen ermordete. Selmas Mutter war damals mit ihr schwanger. Aufgrund dieser Anamnese und des diagnostischen Befundes empfahl ich trotz fehlender aktueller Verhaltensstörung eine Psychotherapie. Wie dramatisch sich Selmas Verhältnis zu den Erziehern während der Wartezeit entwickelte, ist in Kapitel VI beschrieben.

Abschließend möchte ich noch einmal betonen, dass es hier keineswegs um eine umfassende Erörterung kinderdiagnostischen Vorgehens im Allgemeinen und im Besonderen gehen sollte, sondern lediglich um eine Zuspitzung auf einige spezielle Aspekte, die in der Diagnostik bei möglicherweise traumatisierten Kindern eine Rolle spielen und nicht durch eine einmalige Diagnostik adäquat erfasst werden können, sondern der Verlaufsdiagnostik bedürfen.

VIII. Traumabezogene Spieltherapie

Ich habe mich bisher auf einige wenige Themen innerhalb des großen Gebietes der Spieltherapie beschränkt, die aber für die Fragestellung dieses Buches von fundamentaler Bedeutung sind:
Der Umgang mit aggressiven und regressiven Impulsen und der Aufbau von Sicherheitsempfinden sind einerseits für jede kinderpsychotherapeutische Behandlung mittels Spieltherapie von grundlegender Bedeutung, andererseits stellen sie die Basis dar, auf der spezielle Interventionsformen fußen, die für die spieltherapeutische Behandlung von früh und anhaltend traumatisierten Kindern hilfreich sind. Um diese speziellen Interventionsformen geht es in diesem Kapitel. In der Arbeit mit früh und anhaltend traumatisierten Kindern begegnen wir einem ausgesprochen komplexen Problemfeld:
In fast allen Fällen kommt es durch Vernachlässigung und/oder Misshandlung zu Entwicklungsverzögerungen, die manchmal verheerende Ausmaße annehmen können und in Einzelfällen in eine geistige Behinderung münden[100]. Ein Beispiel dafür ist der Fall der epilepsiekranken Susi (Kapitel VI, S. 171, Abschnitt zur Regression), bei dem das sowieso schon durch seine Eltern verwahrloste und misshandelte Kind auch vom Heim aus weder einer adäquaten medizinischen Behandlung noch einer fundierten Frühförderung zugeführt wurde. Darüber hinaus »arbeitete« man in diesem Heim mit körperlichen Strafen wie kalte Duschen bei Fehlverhalten und hetzte die Kindergruppe gegen einen Missetäter auf, sodass die ganze Gruppe in einem erheblichen Klima der Angst und Verunsicherung gehalten wurde. Die Kinder gingen so damit um, dass sie feste Koalitionen oder Gangs bildeten, die sich untereinander im gnadenlosen Kampf schulten. Für sie gab es keinen Kampfsport, sondern nur ernsten Überlebenskampf gegeneinander. Die Liste pädagogischer Verbrechen könnte ohne

[100] (Neueste Befunde mittels bildgebender Verfahren weisen nach, dass durch Deprivation insbesondere im Vorder- und Stirnhirn ein Mangel im Nervenwachstum und Synapsenbildung entsteht.) Ebenso betroffen ist der Hippocampus, dessen Volumen deutlich geringer ausfällt. Letzteres Gebiet ist als Lern- und Gedächtnisorganisator des Gehirns anzusehen, während erstere für das Erfassen logischer Zusammenhänge und Abstraktionen zuständig sind. G. Hüther, Die Auswirkungen traumatischer Erfahrungen im Kindesalter auf die Hirnentwicklung, S. 102, in Brisch 2003.

weiteres fortgesetzt werden um mannigfache emotionale Bindungs- und Erpressungsstrategien von Seiten der Erzieher, die es übrigens viele (!) Jahre schafften, sich und ihre Arbeit so zu präsentieren, dass die Jugendämter und Heimaufsicht keine ernst zu nehmenden Beanstandungen hatten!

Als Susi mit neun Jahren diesen Zuständen entrissen wurde – die Erzieher klammerten regelrecht an ihr –, war sie nicht nur in einem medizinisch verheerenden Zustand, sondern lebte für viele Monate dieses totale Chaos von Gewalttätigkeit, Zärtlichkeit, Angst, Einsamkeit, Unterwerfung und Hoffnung aus, das jetzt in der Pflegefamilie nicht mehr durch Gewalttätigkeit unterdrückt wurde. Sie trieb damit ihre Pflegefamilie in die Verzweiflung und an den Rand des Zusammenbruchs. Im Laufe der Therapie wandelte sich das Kind vollkommen: Susi ist jetzt ein glückliches und entspanntes Kind, das sich seiner Pflegefamilie anvertraut hat, mit Begeisterung lernt, gerne lebt und viel Fröhlichkeit ausstrahlt. Leider sind ihre intellektuellen Kapazitäten begrenzt. Außerdem kam es vier Monate nach Therapie-Ende noch einmal zu einer extremen aggressiven Attacke, sodass man sich bei Susi weiterhin nicht in Sicherheit wiegen darf. Die Ärzte führen dies auf ihre Stoffwechselerkrankung zurück.

Zusätzlich zu den beiden Faktoren der negativen Auswirkung früher Bindungstraumata und der Labilität sozialer Auffangsysteme kommt in der Biografie vieler betroffener Kinder ganz erschwerend ein dritter hinzu: Die Kinder werden irgendwann so schwierig, dass sie »normalen« sozialen Auffangsystemen, wie es ja nun einmal die meisten Pflegefamilien sind, einfach nicht mehr zumutbar sind. Ich jedenfalls empfand die Leidensbereitschaft und das Durchhaltevermögen von Susis Pflegeeltern unvorstellbar und geradezu übermenschlich. Ihnen ist zu danken, dass die normalerweise folgende negative Karriere von Beziehungsabbrüchen sich nicht fortsetzte, aufgrund der die Chance, jemals noch einmal an ein solches Kind heranzukommen, immer geringer wird.

Eine ganz andere Variante früher und anhaltender Traumatisierung ist innerfamiliärer sexueller Missbrauch durch einen Elternteil. Dieser kommt meist erst heraus, wenn der nicht beteiligte Elternteil den anderen verlässt und das Kind mitnimmt. Erst dadurch ergibt sich für viele Kinder eine Situation, in der sie es wagen können mitzuteilen, was ihnen passiert ist. Trotzdem tauchen – ganz im Gegensatz zur landläufigen Meinung – Missbrauchsvorwürfe im Zuge von Trennungsprozessen selten auf. Wenn sie dort auftauchen, liegt das im Allgemeinen an der spezifischen Bindungsdynamik in einer Missbrauchsfamilie und sicherlich nur ganz selten an mütterlichen Manipulationen im Zuge des Scheidungskampfes. Ganz im Gegenteil ist es inzwischen so, dass sich viele Mütter gar nicht mehr trauen, ihren Verdacht oder ihre Gewissheit zu äußern, weil sie dann sofort Jugendamt und Familiengericht gegen sich aufbringen. Tatsächlich wird in den Beratungsstellen diesen Müttern zum Teil klipp und klar davon abgeraten, einen solchen Verdacht zu äußern, es sei denn, sie können medizinische Beweise oder Zeugenaussagen beibringen, weil sie sich und ihr Kind ansonsten in eine unmögliche und brenzlige Situation beim Familiengericht bringen.

Auch bei heimlicher Misshandlung eines Kindes gibt es eine ähnliche Dynamik, allerdings erlebe ich dort häufiger, dass der unwissende Elternteil noch während der Ehe dahinterkommt und Maßnahmen ergreift oder dass das Kind sich dem nichtbeteiligten Elternteil anvertraut. Außerdem verhalten sich die staatlichen Stellen bei diesem Verdacht wesentlich sachlicher und unterstützender als beim Verdacht auf sexuellen Missbrauch.

Die Statistik und meine eigene Erfahrung sprechen für eine klare Geschlechterverteilung in der Frage, wer der Täter in der Familie ist. Ich möchte aber betonen, dass mir unter anderem durch die Zeit im Heim viele Fälle bekannt sind, in denen sich Mütter an ihren Kindern schwer seelisch oder körperlich misshandelnd vergangen haben. Ich weiß, dass es Mütter gibt, die ihre Kinder prostituieren. Einen Fall von direktem sexuellen Missbrauch durch die Mutter habe ich noch nicht erlebt, obwohl es dies natürlich auch gibt. Allerdings schätze ich die Chance solcher Opfer, noch als Kinder in eine Therapie zu kommen, für äußerst gering ein, solange sie bei der Mutter leben, d. h., solange es der Mutter gelingt, die sozial angepasste Fassade der Familie aufrechtzuerhalten. Dadurch entschwinden diese Kinder natürlich auch dem Blick des Jugendamtes und des Kindertherapeuten.

Andererseits erlebe ich in meiner Arbeit auch immer wieder Väter, die sich großartig für ihre leiblichen oder angenommenen Kinder engagieren. Oftmals besteht das darin, dass sie ihre Frauen emotional unterstützen und ihnen Rückhalt geben, in Einzelfällen aber auch darin, dass sie die ganze Fürsorge und Erziehung alleine übernehmen. Es liegt mir also absolut fern, Müttern generell zu glauben und Väter unter Generalverdacht zu stellen. Dafür habe ich schon viel zu viele schreckliche Mütter und wunderbare Väter erlebt. Aber dieser Vorwurf wird uns Kindertherapeuten in den gerichtlichen Verfahren gerne gemacht, um uns mundtot zu machen. Dies darf uns keinesfalls davon abhalten, uns für den Vorrang der kindlichen Schutzbedürftigkeit einzusetzen. Denn ohne Schutz und Sicherheit ist eine kindertherapeutische Behandlung kaum durchführbar und eine traumapsychologische Behandlung kontraindiziert. Ohne Schutz und Sicherheit leidet die seelische und körperliche Entwicklung eines Kindes. Im Folgenden werden die fünf entscheidenden Problembereiche für die psychische Entwicklung früh und anhaltend traumatisierter Kinder aufgeführt, so wie sie uns in der Psychotherapie entgegentreten, und darauf abgestimmte therapeutische Arbeitsweisen bzw. gezielte Interventionen benannt:

Ergebnis früher und anhaltender Traumatisierung	**Spieltherapeutische Intervention**
Statt des Aufbaus »guter innerer Instanzen« entstehen böse Introjekte	Aufbau »guter innerer Instanzen« und Auflösung böser Introjekte
Identifizierung mit einer totalen gelernten Hilflosigkeit	Würdigung der totalen Hilflosigkeit
Wahrnehmung und Wahrnehmungsverarbeitung verlaufen in Spaltungen	Gezielte Arbeit mit Spaltungen
Leibliche und seelische Grenzen werden ungenau gefühlt und schlecht verteidigt	Aufbau von leiblich-seelischen Grenzen
Gestörte Bindungsentwicklung und Beziehungsstörung	Die therapeutische Beziehung

Die Reihenfolge dieser Themen bedeutet nicht, dass sie in dieser chronologischen Folge in der Therapie in Erscheinung treten oder zu behandeln wären. Sie bedeutet auch keineswegs eine Wertung nach Bedeutsamkeit, sondern orientiert sich daran, für den Leser eine nachvollziehbare Logik zu entfalten, die alle fünf Bereiche umspannt. Für diesen Teil werde ich auf Fallgeschichten zurückgreifen, die Sie schon im Laufe dieses Buches kennen gelernt haben, sodass es hilfreich sein wird, die jeweiligen Falldarstellungen in den vorausgegangenen Kapiteln noch einmal zu lesen.

1. Der misslungene Aufbau guter innerer Instanzen

In der normalen Entwicklung bewirkt der von den Eltern ausgeübte Schutz nicht nur die Bewahrung des Kindes vor körperlichen Gefahren und Verletzungen, sondern auch den Aufbau »guter innerer Instanzen« auf einer sehr grundlegenden seelischen Ebene: Dadurch, dass das Kind z. B. erlebt, dass die Eltern es bei Einschlafängsten beruhigen, oder dass der Papa es auf den Arm nimmt, wenn der große Hund heranspringt, oder dass es das Gesichtchen an Mamas Hals drücken kann, wenn ein Mensch es böse anstarrt oder schreit, erlebt es ganz praktisch Schutz – viel öfter, als wir uns das klar machen. So baut das kleine Kind eine fundamentale Schutzerwartung auf, die wahrscheinlich die Erfahrung der intrauterinen Geborgenheit fortschreibt und erweitert. Dies ist das, was wir landläufig als »Urvertrauen« beschreiben. Die Qualität dieser Schutzerwartung ist also hochgradig abhängig von dem, wie seine Bezugspersonen handeln, und von ihren emotionalen Signalen an das Kind. Dieser Aspekt spielt eine wichtige Rolle in der Bindungsentwicklung:

Eltern, die ihren Kindern sehr schnell »Gefahr, Gefahr!« vermitteln und hektisch und nervös das Kind an sich reißen oder das Kind bei jedem Anzeichen von Ängstlichkeit übermäßig trösten und umsorgen wollen, bewirken über kurz oder lang, dass das Kind sich hektisch und nervös an sie klammert und überall Gefahren wittert, anstatt sich in Ruhe auf sein Spiel einzulassen und gewisse Widrigkeiten ertragen zu lernen. Sie vermitteln keine Sicherheit, obwohl sie ständig auf der Suche nach Sicherheit sind, und übertragen diese Haltung auf ihr Kind.

In der anderen Variante des unsicher-vermeidenden Bindungsstils wird die kindliche Perspektive im Angsterleben geleugnet. Da Mutter oder Vater wissen, dass es keinen »echten« Grund gibt, beim Einschlafen Angst zu haben, sich vor geringfügigen Verletzungen zu fürchten, vor neuen Aktivitäten zurückzuschrecken etc., gehen sie mit einem »Stell dich nicht so an!« über seinen affektiven Zustand hinweg und fordern erwachsenes Verhalten vom kleinen Kind. Damit löschen diese Eltern verblüffend frühzeitig das Zeigen von Beunruhigung und Angst und bewirken eine Irritation in den instinktiven motorischen Stressreaktionen des Kindes: Die spontane

Reaktion des Schutzappells wird unterdrückt, die Fluchtreaktion ist diskreditiert, dem Kind bleiben nur Erstarren, Täuschen und Kämpfen.

Aus der Kindertherapie wissen wir darüber hinaus, dass in den meisten Fällen nicht nur das Zeigen der Hilfsbedürftigkeit gelöscht wurde, sondern auch die Eigenwahrnehmung dieser Gefühle weggehemmt wurde und in vielen Fällen sogar deren Entstehung. Das Arousal und der Stress bleiben dem Kind[101] – aber sowohl der instinktive Affekt als auch erst recht die sich daraus entwickelnden Gefühle dürfen nicht sein. Körperlich-seelisches Befinden und das Selbstkonzept des Kindes geraten in einen erheblichen Widerspruch. Die Schutzerwartung des Kindes lautet von frühester Kindheit: Mama und Papa passen zwar irgendwie auf mich auf, aber ich muss immer stark sein und darf nie Angst haben. Daraus ergibt sich ein chronischer mittlerer Stress- und Spannungszustand für das Kind.

Während diese beiden Stile in ihrer Praxis und Wirkweise noch recht übersichtlich und funktionstüchtig sind – jeder wird sich an entsprechende Beispiele aus seinem eigenen Umfeld erinnern können –, verhält sich die Sache ganz anders, wenn das kleine Kind mit antagonistischen Signalen von der mütterlichen oder väterlichen Seite konfrontiert wird und aus denen dann Erfahrungen wachsen, die selbst für einen Erwachsenen nicht miteinander in einen sinnvollen Zusammenhang zu bringen sind. *Melanie Klein* hat den aus diesem Sachverhalt resultierenden Spaltungsprozess in der Wahrnehmungsverarbeitung mit ihrer Beziehungs-Objekt-Theorie schon sehr früh beschrieben. Allerdings hat sie das, was zwar lebensgeschichtlich eine sinnvolle, aber eben eindeutig eine pathologische Verarbeitungsform ist, fälschlicherweise als Teil der normalen kindlichen Entwicklung definiert.

Für uns Therapeuten ist antagonistisches, gespaltenes elterliches Verhalten ungleich schwerer zu beobachten als überängstliches oder unterkühltes elterliches Verhalten. Im Allgemeinen können wir es nur aus dem psychodynamischen Zustand des Kindes erschließen und dann beginnen zu fahnden. Am Anfang ist es nicht mehr als eine Hypothese, die durch Verhaltensbeobachtungen, Exploration, Ge-

---

[101] Aus der Bindungsforschung resultieren Befunde zur Stressbelastung in der »fremden Situation«: Kinder, die in dieser Situation völlig gelassen reagieren und weiterspielen, als wäre die Mutter weder für einige Zeit weggegangen noch zurückgekommen, zeigen eine auffällige Erhöhung des Cortisolspiegels im Speichel.

spräche und Übungen mit den Bezugspersonen allmählich verifiziert oder falsifiziert wird. Denn das gespaltene Verhalten zeigt sich typischerweise in intimen, unbeobachteten Situationen, in denen das Kind völlig ausgeliefert ist. Und es ist fast nie erinnerbar! D. h., weder Eltern noch Kind können (!) uns während der diagnostischen Phase davon berichten, weil es von allen Beteiligten aus der Wahrnehmung abgespalten wird.

Umso beeindruckender ist es, dass es *Mechthild Papoušek* in ihrer Münchner Schreibaby-Sprechstunde gelungen ist, genau diesen Vorgang auf Video zu bannen und ihn zu veröffentlichen: »Eine Mutter und ihre 16 Monate alte Tochter Hanna spielen fröhlich ›Komm in meine Arme‹ miteinander. Als die Kleine nach vielen Malen einmal der Mutter nicht in die Arme läuft, sondern ihr ausweicht, reagiert die Mutter leicht irritiert. Das Spiel bricht ab, und kurz darauf ›kippt‹ die Situation: Die Mutter nimmt Hannas Schmusetier kuschelnd in den Arm und liebkost es mit provozierendem Blick auf Hanna, die zunächst mit Neugier und Interesse reagiert und mitkuscheln möchte. Das versagt ihr die Mutter, die das Stofftier immer fester an sich drückt und Hanna den Zugang verwehrt mit einem spitzen und wiederholten ›Nein, das ist meins, mein Baby‹. Ein Teufelskreis hat begonnen, in dem die Mutter zunehmend ausgrenzt, zurückweist und abwertet – während Hanna alle Register zieht, sich auf den Boden wirft, schreit, heftig und wiederholt mit dem Kopf auf den Boden schlägt und das Schreien intensiviert, ohne jedoch damit die Mutter zu erreichen ... In das zuvor überwiegend freundliche Wechselspiel ist unversehens etwas unangemessen Fremdes eingebrochen – als ob hier eine Episode aus einer anderen Zeit mit anderen Akteuren in Szene gesetzt würde.«[102]

Dadurch, dass diese Szene auf Video gebannt worden war, konnte sie mit der Mutter eine Woche später bearbeitet werden. Obwohl das sichtbare Dokument doch einer Abspaltung im Bewusstsein entgegenstand, wehrte die Mutter durch Rationalisierung ein Erkennen ab: »... sie habe die Rolle von Hannas älterem Bruder gespielt, um Geschwisterrivalität zu provozieren.« Erst durch wiederholtes Anschauen und Wiederdurchleben konnte die Therapeutin die Spaltung in den Wahrnehmungen und Empfindungen der Mutter allmählich aufheben.

[102] M. Papoušek, R. Wollwerth de Chuquisengo, Auswirkungen mütterlicher Traumatisierungen, S. 152

In solchen familiären Zusammenhängen haben Kinder unter Umständen zwar viel Gutes mit ihren Eltern erfahren – aber all das wird heimlich zunichte gemacht. Trotz des für alle Welt sichtbaren Positiven verfügen diese Kinder keineswegs über »Urvertrauen«, sondern über eine je individuelle Mischung aus äußerer fassadenhafter Anpassung (Täuschung), Erstarrung oder einer kindlichen Variante des »Stockholm-Syndroms«[103]: Der Identifikation mit dem Starken, der ein guter/böser Starker sein mag, oder ein böser/guter – und im Gegenzug eine massive Abwertung des Schwachen, oft also der Mutter, immer aber seiner selbst und anderer Schwacher. Die Identifikation mit dem Aggressor und die Opferidentifikation können isoliert oder alternierend das Erleben und Handeln des Kindes prägen.

Fallbeispiel Petra (2;11 Jahre)[104]

Petra liebte ihren Vater heiß und innig – und wies ihre Mutter frostig und rigide zurück. Dieser Prozess hatte nach Aussage der Mutter schon im ersten Lebensjahr begonnen und hatte sich bis zum Zeitpunkt des Therapiebeginns mit drei Jahren nicht geändert. Sie ließ sich von ihrer Mutter im Alltag nicht steuern und erst recht nicht erziehen, beschimpfte sie hemmungslos und konnte sie ganz offensichtlich nicht leiden. Zu ihrer Oma (mü) hatte sie ein deutlich besseres Verhältnis, sodass sie nach der Trennung ihrer Eltern viel Zeit bei ihr verbrachte. Sie sprach viel vom »lieben Papi« und forderte vehement von der Mutter ein, ihn sehen zu dürfen. Die Mutter aber hatte sich von ihrem Mann getrennt, weil bei ihr verschwommene Erinnerungen vorhanden waren, dass ihr Mann sie mehrfach heimlich betäubt habe, zumindest einmal dabei vergewaltigt habe, aber sie vor allem in der Betäubung schreckliche Angst um Petra gehabt habe. Einmal – und das wusste sie klar – habe sie Petra nach dem mühsamen Erwachen völlig erstarrt und verkrampft in ihrem Bettchen vorgefunden. Sie wollte unbedingt mit ihr zur Polizei und zum Arzt – aber habe dies dann völlig vergessen, je mehr sie wieder zur Besinnung kam. Viele solcher und anderer Bruchstücke im familiären Zusammenleben bewirkten bei der Mutter ein Gefühl akuter, wenn auch unklarer Bedrohung durch den Vater, das sie schließlich wegziehen ließ.

---

[103] Das Stockholm-Syndrom bezeichnet eine für Außenstehende unverständliche und beargwöhnte Haltung des Opfers zum Täter: Das Opfer beginnt sich im Laufe einer längeren Situation der Ausgeliefertheit an den Täter mit dessen Zielen und Gefühlen zu identifizieren und entwickelt eine Bindung an ihn, die sogar über das traumatische Ereignis hinaus wirkt.

[104] Petra wurde schon in Kapitel I, S. 54, vorgestellt.

Zum Zeitpunkt des Therapiebeginns war noch vollkommen unklar, ob bei der Mutter ein wahnhafter Prozess im Gang war (was der Erklärung des Vaters entsprach) oder ob die Pathologie auf Seiten des Vaters zu suchen war.
Unter dem Gesichtspunkt der guten inneren Instanzen war nun in den ersten Kontakten mit Petra und ihrer Mutter Folgendes zu beobachten: Nachdem die kaum dreijährige Petra eigentlich ihre Mutter von Anfang an aus dem Therapiezimmer draußen haben wollte, was ich nicht zuließ, stapfte sie uns missmutig vorweg in den ihr unbekannten Raum und gab gleich Anweisungen, was zu spielen sei: Man solle einen Spielplatz mit Rutsche aufbauen. Nachdem die Mutter und ich das brav für sie erledigt hatten, rutschte sie einige Male hinunter, wobei sie ihre missmutige Stimmung und Angespanntheit merkwürdigerweise nicht verlor. Plötzlich flüsterte sie beim Hinunterrutschen mit entgeistertem Gesichtsausdruck: »Da sind ja Katzen!« und versteifte sich zusätzlich. Auf meine Nachfrage gab sie an, dass »unten bei der Rutsche böse Katzen« wären. Auf meine nächste Frage, was denn da helfen könne, fiel ihr gar nichts ein, sie stand nur steif und starr mitten im Raum. Ich bot ihr an, dass ich die bösen Katzen einsperren könne, worauf sie einen Teil ihrer Anspannung verlor, nachdem ich das szenisch für sie darzustellen begann. Wenig später entdeckte Petra zu ihrem Entsetzen Füchse und Katzen an einer anderen Stelle des Raumes (wo ebenfalls in Wirklichkeit weder Füchse noch Katzen zu finden waren) und erstarrte augenblicklich wieder. Dieselben Nachfragen meinerseits brachten dieselbe Hilflosigkeit zu Tage wie zu Beginn: Die scheinbar so robuste und dominante Petra fand in sich keinen Ausweg, keinen Funken Hoffnung auf Rettung.
Später blieb sie plötzlich wie angewurzelt vor der Ecke stehen, in der die Babypuppen, Kuscheltiere und große Clownsfiguren aufbewahrt werden. Sie stieß mit angehaltenem Atem hervor: »Da sind die Bösen!« Als ihr Blick auf die Babypuppen daneben fiel, wurde sie nervös und erregt: »Die kleinen Mädchen sind doch lieb«, flüsterte sie hilflos. Daraufhin fragte ich Petra, ob ich ihre Mama holen könne, damit sie mir hilft, die Bösen zu vertreiben. Petra bewegte ganz langsam mit starrem Blick den Kopf in Richtung ihrer Mutter. Sie entdeckte, dass die Mutter, die bis dahin reglos verharrt war, aufstand und zu uns rüber kam. Petras Blick verwandelte sich in ungläubiges Staunen, während die Mutter den Schlauch, den ich ihr anbot, nahm und mit mir auf die »Bösen« einhieb und sie lautstark vertrieb. Damit war das Eis zwischen den beiden geschmolzen. Petra lief jetzt immer wieder zur Mutter hin und brachte ihr »kleine Mädchen«, um auf diese aufzupassen.
Ab diesem Tag wollte Petra monatelang fast täglich das Spiel der Vertreibens mit ihrer Mutter zu Hause spielen: Zunächst zeigte Petra große Aufregung und Angst, wenn sie ein »böses Tier« in ihrem Zimmer ent-

deckte, wochenlang konnte nur die Mutter dieses Tier vertreiben oder töten. Erst danach begann Petra Mut zu fassen und mit ihrer Mutter gemeinsam die Projektionen zu vertreiben. In dieser Phase begann Petra neue Ängste zu entwickeln: Sie reagierte mit panischem Erstarren auf alte Männer, die ihr zufällig zu nah kamen. Nachdem wir eine solche – völlig harmlose – Szene im Therapiezimmer nachgebildet hatten und Petra auf der Ebene der »zweiten Realität« noch einmal ganz intensiv den Schutz durch die Mutter erleben durfte, gestand sie der Mutter, diese alten Männer sähen aus wie ihr Opa (vä). Ab da wurde ein Wust von Erinnerungsfetzen freigesetzt, die sich alle um sexuellen Missbrauch an ihr durch den Vater, sexuelle Aktivitäten zwischen Opa und Vater, kleinere Misshandlungen durch den Vater und extreme Verängstigung durch Katzen und Füchse in Anwesenheit des Vaters drehten.

Vor diesem psychodynamischen Hintergrund muss man die perfekte Tochter-Vater-Beziehung notwendigerweise in Frage stellen. Das wundervolle gemeinsame Spiel, die blendende Laune, wenn sie zusammen sind, die Sehnsucht des Kindes nach dem Vater – das ist alles wahr. Aber es ist alles Teil einer verzweifelten Überlebensstrategie des winzigen Kindes, das gänzlich ohne Schutz durch die Mutter im Angesicht gravierender Übergriffe durch den Vater seelisch und körperlich überleben wollte.

2. Der therapeutische Aufbau guter innerer Instanzen

Aus dem vorhergegangenen Abschnitt gehen schon die wesentlichen Ansatzpunkte für den Aufbau der guten inneren Instanzen hervor: Auf der Ebene der »zweiten Realität« wird gezielt das Erleben von Schutz und Sicherheit in Szene gesetzt. Da das schwer traumatisierte Kind von sich aus keine Schutzreaktion und noch nicht einmal einen Schutzappell zeigen kann – möglicherweise können manche noch nicht einmal eine Schutzbedürftigkeit empfinden –, setzt die Intervention »Aufbau guter innerer Instanzen« an dieser Leerstelle an. Sie sieht das Kind in dieser Situation nicht mehr primär als das selbstverantwortliche Kind, das therapeutisch begleitet wird, sondern als das schwache, hilflose Kind, das Schutz und Trost braucht. Es braucht etwas, es muss etwas passieren, es kommt jemand, so dass ihm in seiner

Hilflosigkeit geholfen wird. Hier wird also nicht das westliche Menschenbild vom selbstverantwortlichen kompetenten Einzelkämpfer aufgegriffen, sondern gewissermaßen das Gegenteil. Um das Kind nicht zu entwürdigen, um ihm nicht zu nahe zu treten und um ihm nicht zweifelsfrei vorhandene Kompetenzen abzusprechen, wird dieses Angebot auf der Ebene der zweiten Realität gemacht, dort, wo alles möglich ist und nichts persönlich genommen werden muss.

Wenn sich im Spiel also eine Täter-Opfer-Konstellation verfestigt hat, lautet die klassische Frage in dieser Situation: »Könnte es irgendwo auf der Welt ein Wesen geben, das jetzt zu Hilfe kommt?«

Wenn, wie bei Petra, die seltene Situation eintritt, dass das Kind im Therapiezimmer tatsächlich in einen Angstaffekt und Erstarrungszustand versetzt wird, ist die Ebene der »zweiten Realität« wesentlich weniger zur Ebene der »ersten Realität« abgegrenzt. Dies war also nicht die klassische Intervention, weil wir nicht wirklich auf der Ebene der »zweiten Realität« agiert haben, sondern als Petra, Mutter und Frau Weinberg im Therapiezimmer. Dies lag daran, dass für Petra das Auftauchen der bösen Tiere real war. Für das doch sehr kleine Mädchen gab es noch nicht das Stück innerer Distanz und Verfügungsgewalt, das wir für das Rollenspiel brauchen. Diese haben wir dann erst im Laufe der folgenden Wochen erreicht.

Normalerweise zeigt sich dieses Stück innerer Distanz und Verfügungsgewalt zum Beispiel darin, dass das Kind im Therapiezimmer sich nicht selbst in der Ausweglosigkeit wiederfindet, sondern den Therapeuten auf der Ebene der »ersten Realität« (zum Beispiel durch unverschämtes Verhalten) oder der »zweiten Realität« (also in seiner Rolle) in die Ausweglosigkeit bringt.

Die Rollenumkehr zwischen Erwachsenem und Kind wird ja nicht nur als konstitutiv für den chaotisch-destruktiven Bindungsstil (Typ D) in der Familie angesehen[105]. Sie manifestiert sich auch unversehens in der therapeutischen Beziehung, z. B. indem das Kind den Therapeuten herumkommandiert, sich abwertend verhält oder gegen den Therapeuten aggressiv wird. Wie schon im Abschnitt »Aggression und Täter-Opfer-Umkehr« in Kapitel VI dargelegt, muss der Therapeut dafür sorgen, dass diese Aggression auf die Ebene der »zweiten Realität« transferiert wird und auf der Ebene der »ersten Realität« die Rollenumkehr zwischen Erwachsenem und Kind rückgängig gemacht

[105] L. Kuntzag, Traumatisierte Vorschulkinder, 1998, S. 68

werden kann. Erst dadurch werden Täter- und Opferidentifikationen einer Behandlung zugänglich.
Rollenumkehr kommt natürlich auch unter dem entgegengesetzten Vorzeichen zustande: Ein freundliches, höfliches Kind sorgt mit einiger Wahrscheinlichkeit unbewusst dafür, dass sein Therapeut immer schön befriedet, wohlgesonnen und berechenbar bleibt.
In jedem Fall hat das Kind die Kontrolle übernommen und sorgt dafür, dass ihm sein Therapeut nicht aus dem Ruder läuft. Es sorgt mit seinen Mitteln für die beste Qualität an Sicherheit, die ihm vorstellbar ist.

Fallbeispiel Susi (9 Jahre), Fortsetzung

> Das neunjährige Mädchen ist schon aus dem Abschnitt mit dem Regressionsspiel in Kapitel VI bekannt. In der ersten Therapiephase, noch während der probatorischen Sitzungen, initiierte sie mehrfach folgendes Spiel:
> Ich sollte das kleine Mädchen Sanne spielen, das allein in einem kleinen Häuschen lebt und Angst hat. Susi spielte einen wilden bewaffneten Cowboy zu Pferd, der in Sannes Haus eindrang, herumbrüllte, ihre Möbel zerschlug, sie schlug, trat und ihr die Waffe an die Schläfe setzte. Schließlich sperrte er sie in den dunklen Keller, wo er sie tötete. In meiner Rolle als Sanne blieb mir nichts anderes als um Hilfe zu rufen, flehen, weinen und schließlich meine Hoffnungslosigkeit und Schutzlosigkeit in Selbstgesprächen zum Ausdruck zu bringen. Auf der Ebene der »ersten Realität« unterbrach ich diese Dynamik immer wieder einmal durch kurze Spielstopps. Diese dienten der genauen Regieanweisung, aber auch um mir selbst eine Pause zu gönnen, und um bei Susi beobachten zu können, inwiefern sie trotz der Heftigkeit des Spieles den Wechsel zwischen den Realitätsebenen vollziehen konnte, also inwieweit sie mit der Wirklichkeit verbunden blieb.
> Natürlich wollte Susi aufgrund ihrer retardierten kognitiven Entwicklung, dass ich als Sanne nach dem Mord gleich wieder weiterspielte, was ja nicht geht. Wir einigten uns darauf, dass wir das ganze Spiel noch einmal von vorne anfingen. Diesmal zeigte sich der Cowboy deutlich anders: Seine Brutalität vermischte sich phasenweise mit freundlicher, zärtlicher Stimme und Zeichen der Zuwendung. Diese antagonistische Mixtur löste in mir eine erhebliche Verwirrung und Beklemmung aus, sodass ich relativ bald, nach der Verbalisierung dieser Verwirrung auf der Rollenebene, einen Spielstopp einlegte: »Mal grad Spielstopp, Susi! Ich merke, ich komme als Sanne jetzt ganz durcheinander. Mal ist er so brutal und jagt der Sanne Todesangst ein, dann spricht er wieder so

freundlich zu ihr. Das macht die Sanne auf die Dauer ganz fertig, merke ich. Könnte es irgendjemanden geben, der ihr in ihrer Not helfen könnte?« – »Nee, da gibt's niemanden, die Sanne ist ganz allein.« – »Ja, die Sanne ist ganz allein und sie ist auch ganz hilflos – sie ist ja noch ein Kind.« – »Genau, und deswegen ist das auch so.« – »Und für die Sanne gibt es gar keine Hoffnung, dass ihr jemand hilft und so schlimme Sachen bestraft?« Susi sah mich kurz nachdenklich an und äußerte dann zögernd: »Da gäb's noch einen anderen Cowboy ...«, springt unversehens wieder ins Spiel zurück und schreit: »Ey, wo ist der Arsch?! Den bring ich um!« Sie springt in Sannes Haus und blickt wild um sich. Ich lege noch einmal einen kurzen Spielstopp ein, um zu klären, was jetzt gerade passiert. Susi hatte also unversehens die Rolle gewechselt und kam als Rächer daher[106]. Dieser nahm tatsächlich grausame Rache an dem ersten Cowboy, durchschoss dutzende Male alle seine Körperteile und Sinnesorgane, zerrte ihn dann ins Wasser und ließ ihn dort verbluten.

Diese Szenen wurden in Variationen immer und immer wieder durchgespielt. Nach und nach bekam Sannes (also mein) Part eine neue Bedeutung: Nach der Angst vor dem ersten Cowboy, der sie grob misshandelt hatte, und natürlich auch nach dem Schreck über den rasenden zweiten Cowboy stellte sich eine vorsichtige Erleichterung und Hoffnung ein, dann zunehmend Vertrauen und die Bereitschaft, für den neuen Cowboy zu kochen und für seine Wunden zu sorgen. In diesem Zuge beruhigte sich Susi zusehends, sodass nach zwei Monaten die Phase von Aggression, Sadismus, Angst, Rache, Hass, Rettung, Triumphgefühlen und Strafe mit Hoffnung, Erleichterung, Befreiung, Freude und Versorgung des Retters abschloss.

Aus Susis Beispiel wird klar, dass der Aufbau der guten inneren Instanzen keineswegs über die Einführung von hehren Lichtgestalten gehen muss. Entscheidend ist, dass wir jemanden finden, der das schmerzhafteste Defizit im Leben dieses Kindes überzeugend zu füllen vermag. Ob er oder sie nun Schutz bietet – wie bei den meisten traumatisierten Kindern – oder Trost, Liebe, Zeit, Geduld ... Das ist von Fall zu Fall verschieden. Weiterhin ist wichtig, dass dieses Wesen die aktuellen Affekte des Kindes in Bezug auf den Täter oder den »Unterlasser« zum Ausdruck bringen darf. Und diese sind nun einmal nicht licht und rein, sondern zunächst meist von intensiven Rachebedürfnissen bis hin zum Sadismus geprägt.

---

[106] Vom Spieltechnischen her ist es in solchen Situationen sehr empfehlenswert, den Rollenwechsel durch neue Verkleidung anzudeuten und für die alte Rolle einen Stellvertreter zu nehmen.

Warum heißt es dann »*gute* innere Instanzen«? Weil sich für ein Kind die Frage nach Gut und Böse nicht nach abstrakten philosophischen Kriterien entscheidet, sondern danach, was ihm selbst in seiner tatsächlichen Situation konkret gut tut. Wir richten uns dabei nach seiner organismischen Aktualisierung, d. h. danach, wonach es sich leiblich-seelisch drängen würde, wenn es nur dürfte. Um den Umschwung von destruktiven Mustern in die organismische Aktualisierung einzuleiten, müssen wir durch das Nadelöhr der scheinbaren Destruktion mit dem Kind gehen. Und dieses Nadelöhr heißt Rache und Sadismus. Das Kind kann die vielen bösen Introjekte nicht loswerden, wenn es sie nicht in dem Maße, in dem sie in ihm drin sind, »rauslassen« darf. Hier kann man also tatsächlich von »Katharsis« (Reinigung) sprechen.

Es geht dabei nicht um ein aggressives Dampfablassen. Es geht auch nicht darum, ein schmerzhaftes Defizit zu symbolisieren. Stattdessen geht es darum, die für das Kind glaubwürdige *Behebung* des Defizits zu symbolisieren und dadurch den Umschwung einzuleiten. Erst auf dieser Grundlage lässt sich ein Stück des Schmerzes und der ausgestandenen Angst integrieren.

Diese beginnende Integration bewirkt wiederum, dass die Retterfiguren etwas milder werden können und dadurch unseren erwachsenen bzw. kultivierten Vorstellungen mehr entgegenkommen.

Außerdem sollte es sich bei der guten inneren Instanz bzw. dem Helfer oder Retter oder Schutzengel besser nicht um eine reale Person aus dem Alltagsleben des Kindes handeln. Mama, Papa, Erzieher etc. sind bestimmt meist gut und lieb, aber sicherlich nie perfekt. Jeder reale Mensch wird zuweilen genervt sein, ungerecht handeln oder nicht verfügbar sein. Die gute innere Instanz ist aber ein Ideal, das am besten von einer Fantasierfigur verkörpert wird, z. B. von einem Märchenwesen oder Fabeltier. Kinder, denen ein geliebter Angehöriger gestorben ist, stellen sich gerne diesen Menschen als Schutzengel vor und freuen sich, dass er so bei ihnen bleiben kann.

Um einem Missverständnis vorzubeugen: Es geht hier keineswegs um Geisterbeschwörung oder religiöse Unterweisung. Die Botschaft lautet nicht: Ab jetzt passt immer jemand auf dich auf und dir wird nichts mehr passieren! Die Botschaft, die ich vermitteln will, lautet: »Stell dir vor, es passt jemand Starkes und Gutes auf dich auf! Wie könnte das aussehen? Wie würde sich das anfühlen? Woran würdest du das merken?« Es geht um Verinnerlichung des Schutzgedankens.

Es geht um eine Verinnerlichung der Überzeugung, ein Anrecht auf Schutz zu haben.

Der Aufbau guter innerer Instanzen ist immer dann unerlässlich, wenn das Kind in autoaggressive oder masochistische Muster verfällt. Das heißt im Rahmen der Spielhandlung, dass nicht der Therapeut die Opferrolle zugewiesen bekommt, sondern das Kind sie sich nimmt. So kann sich zum Beispiel folgendes Spiel entwickeln: Ein Rehkitz ist von einem Wilderer gefangen worden. Der Therapeut bekommt diesmal aber die Täterrolle zugewiesen und gerät damit in eine höchst problematische Situation. »Du würdest mich jetzt fesseln!« – »Du musst mich jetzt peitschen!«, sind Regieanweisungen, bei denen unsere Alarmglocken schrillen müssen. Auch wenn dem Kind der Spielcharakter unseres Tuns präsent bleibt, gerät der Therapeut in eine Täteridentifikation, die aufgrund des real vorhandenen Machtgefälles zwischen Kind und Erwachsenem die Opfer-Täter-Spaltung im Bewusstsein des Kindes eher aufrechterhält.

Ich unterbreche dann relativ bald mit einem Spielstopp und stelle die Schutzfrage: »Könnte es irgendjemanden geben, der dem Rehkitz jetzt hilft?« Wenn das Kind diese Idee aufgreifen kann und es selbst oder der Therapeut die Schutzrolle übernimmt, verläuft der Spielprozess unkompliziert weiter. Lehnt es aber diese Möglichkeit ganz ab, dann weigere ich mich, die Täterrolle selbst auszuführen, und wir suchen nach einem Stellvertreter, den ich dann nur nach minutiöser Regieanweisung handeln lasse. Dadurch wird einerseits die offensichtlich wichtige Darstellung der Misshandlungen möglich, andererseits werde ich aber viel freier für das Kind und repräsentiere unausgesprochen den Möglichkeitsraum auf der Ebene der »zweiten Realität«. Von dort aus ist der Wechsel zu Schutz- oder Rachehandlungen wesentlich leichter. In dieser Situation ist es z. B. durchaus möglich, im weiteren Verlauf wieder zu unterbrechen und als Therapeut eine Ich-Botschaft zu geben, die die Rollenumkehr einleiten kann: »Du, mal grad Spielstopp! Weißt du, wenn ich mir das hier so angucke, wie gemein der Wilderer zu dem Rehkitz ist, merk' ich genau, was ich für eine Wut auf ihn bekomme. Ich würde ihm am liebsten eine 'reinhaun.«

Diese persönliche Stellungnahme führt in den meisten Fällen dazu, dass das Kind seine Opferidentifikation in Frage stellt, z. B. indem es die Bestrafung des Täters begrüßt. Wichtig ist bei dieser Intervention, dass man als Therapeut stimmig bleibt und gut auf sich selbst achtet.

Ein ganz ähnliches Vorgehen ist vonnöten, wenn sich das Kind mit dem Wilderer identifiziert und in dieser Rolle das Rehkitz misshandelt. Denn in vielen Fällen stellt ein Tierkind oder eine Babypuppe ein Symbol für das Kind selbst dar, das als Baby oder Kleinkind misshandelt worden ist.
Der Aufbau guter innerer Instanzen setzt an dem strukturellen Defizit an, ohne das frühe und anhaltende Traumatisierung nicht möglich gewesen wäre: Das Nichtvorhandensein von Hilfe und Schutz. Denn die Hilflosigkeit dieser Kinder besteht nicht primär darin, dass sie sich nicht selbst haben helfen können, sondern dass ihnen nicht geholfen wurde.
Aus diesem Grund will diese Intervention auch keine soziale Kompetenz im Kind aufbauen, sondern die Bereitschaft, Fürsorge zu empfangen und an sich heran zu lassen. Aber natürlich geht dieser Weg – wie ja meist in der Spieltherapie – nicht über die Identifizierung mit dem Schwachen und Passiven, sondern über die Identifizierung mit dem Aktiven, dem Retter. Erst danach kann die schwache und hilfsbedürftige Seite des eigenen Selbst angenommen und geliebt werden.
In mehreren Fällen habe ich erlebt, dass gerade kleine Kinder, bei denen der ungeklärte Verdacht auf sexuellen Missbrauch durch den Vater bestand, nach diesen Stunden begonnen haben, über ihre realen tief beängstigenden Erlebnisse mit ihm zu sprechen, obwohl weder seine Eltern noch die von mir vermuteten Trauma-Erfahrungen in diesen Stunden Thema gewesen waren.

Fallbeispiel Cindy (3 Jahre)

Cindy wurde mir von ihrer Mutter vorgestellt, weil diese sich ernstlich sorgte, dass die Kleine von ihrem Vater, von dem sich die Mutter getrennt hatte, schon länger sexuell missbraucht werde. Die Kleine hatte aber keinerlei verbale Äußerungen in diese Richtung verlauten lassen und die Mutter wollte sie auch nicht dazu befragen.
Cindy wurde so instruiert, dass sie zu mir einfach nur zum Spielen komme, ohne dass ihr der ernste Hintergrund angedeutet wurde.
In der zweiten Stunde suchte sie sich das Rotkäppchen bei den Handpuppen heraus und begann das Märchen mit mir zu spielen. Auffällig war, dass für Cindy das Märchen zu Ende war, als der Wolf Rotkäppchen verschlungen hatte. Ich fragte, ob es wohl jemanden geben könne, der Rotkäppchen und die Großmutter retten könne, was sie aber ver-

neinte. Ich erzählte ihr dann das Rotkäppchenmärchen weiter, wodurch sie sich auch wieder an den Jäger erinnern konnte und diesen freudig herbeiholte, um den Wolf zu erschießen. Als der Jäger aber Rotkäppchen und die Großmutter aus dem Bauch des Wolfes befreit hatte, griff er zu seinem Gewehr und schoss Rotkäppchen immer wieder in den Unterleib, bis sie tot war. Nachdem ich diese Katastrophe verbalisiert hatte, fragte ich erneut, ob es irgendjemanden geben könne, der das Rotkäppchen vor dem bösen Jäger beschützen oder ihn bestrafen könne. Mehrere Versuche in diese Richtung schlugen fehl. Aber schließlich schlug ich vor, dass vielleicht ein Förster im Wald war, der den Jäger beobachtet hatte, weil er ihm nicht traute. Über diesen Weg kam es erst zu einer vehementen Bestrafung und Rache am Jäger und später bei einer Spielwiederholung zu einer rechtzeitigen Beschützung des Kindes und schließlich zu einem fröhlichen Fest mit Kuchen und Wein.
Auf dem Rückweg von dieser Stunde begann Cindy ihrer Mutter zu erzählen, dass und wie der Vater sie missbrauchte.

Kolleginnen und Kollegen, die sich schon mit Trauma-Arbeit beschäftigt haben, werden eine innere Verwandtschaft dieses Abschnittes mit den imaginativen Verfahren, wie sie von *Luise Reddemann*[107] vorgestellt wurden, festgestellt haben. Allerdings gibt es beim Umgang mit Aggression und bezüglich der »zweiten Realität« deutlich Unterschiede. Dennoch geht es hier wie dort darum, ressourcenorientiert mit der zerstörten psychischen Struktur zu arbeiten und auf der symbolisch-imaginativen Ebene diese Struktur aktiv wieder aufzubauen.

Im Anhang ist die schon früher vorgestellte Phantasiereise zum »sicheren Ort« zu finden, in der in meiner Version auch ein Helfer bzw. ein hilfreiches Wesen auftaucht. Diese Imagination entspricht dem Aufbau einer guten inneren Instanz. Die Arbeit mit Imaginationen setzt jedoch Bedingungen voraus, die wir bei traumatisierten Kindern im Allgemeinen nicht vorfinden.

Es ist kein Zufall, dass in Kroatien nach dem Krieg das Screeningverfahren für die Grundschulkinder, das kriegstraumatisierte Kinder herausfiltern und einer Traumabehandlung zuführen sollte, genau die Methode der Phantasiereise benutzte: Die Lehrerin führte eine solche Phantasiereise mit ihrer Klasse durch, und wer dabei die Augen offen hielt, unruhig war oder erstarrt auf seinem Platz hockte, galt mit hoher Wahrscheinlichkeit als traumatisiert.

[107] L. Reddemann, Imagination als heilsame Kraft, 10. Auflage 2004

Ähnliche Erfahrungen sammeln wir in unseren Heimen, in denen Entspannungsangebote u. Ä. von den Kindern und Jugendlichen nur schlecht angenommen werden.
Dagegen ist das Arbeiten auf der Ebene der »zweiten Realität« viel sicherer und kontrollierbarer für Kinder. Dies mag unter anderem daran liegen, dass, wie schon ausgeführt, das System des Handelns phylogenetisch viel älter und deswegen kortikal stabiler als das der Sprache und der Kognitionen ist.

3. Die Arbeit mit nicht endenden aggressiven Spielen und die Würdigung der totalen Hilflosigkeit

Therapeutinnen und Therapeuten, die mit traumatisierten Kindern arbeiten, werden sich im vorangegangenen Abschnitt bei Susis Falldarstellung gedacht haben: »Na, das hätte auch schief gehen können!« Und zwar an dem Punkt, als ich mit Susi nach der Schutzfigur suchte, denn früh und anhaltend traumatisierte Kinder und Jugendliche haben meist die Überzeugung verinnerlicht, dass der Schwache hilflos der Gewalt ausgeliefert ist. Die Vorstellung, dass jemand zu Hilfe kommen könnte, um den Schwachen zu beschützen, ist für sie regelrecht provozierend, zumindest aber unglaubwürdig, weil es ihrer eigenen Erfahrung und ihrem persönlichen Lebensmuster so völlig widerspricht. Diese Möglichkeit würde ja ganz und gar ihrem Selbstkonzept bzw. ihrer Selbstaktualisierung zuwiderlaufen: Ich muss immerzu stark sein, denn sonst bin ich schwach – und als Schwacher bin ich ganz und gar ohne Hilfe. Die Weltsicht, diedazu gehört, lautet, dass es auf dieser Welt nur Täter und Opfer gibt, nichts dazwischen und nichts außerhalb. Das Schwache wird verzweifelt abgewehrt, weil das Kind im Grunde mit der totalen gelernten Hilflosigkeit identifiziert ist.
Wenn ein Kind die Idee einer Schutzfigur also ablehnt, ist dies vor seinem Lebenshintergrund zunächst einmal »normal« und es darf uns nicht irritieren. Wenn das Kind diese Idee auch spontan zurückweist, so ist doch ein Samenkorn gelegt, das zu keimen anfangen

wird. Die Chance, dass es beim nächsten Mal dieser Idee doch Raum geben kann, steigt damit erheblich.
Es kann aber auch sein, dass das Kind in seinen aggressiven Mustern verharren muss, weil es dort die meiste Sicherheit erlebt. Denn solange es die aggressive Rolle ausfüllt, steht es auf der Täterseite. In einer Welt, in der es nichts außer Täter und Opfer gibt, entscheiden sich viele – vor allem Jungs – ohne zu zögern für die Täterseite. Jedes Abweichen von diesem Muster birgt die Gefahr, auf die Opferseite katapultiert zu werden. Diese Spiele sind typischerweise nicht phantasievoll und spannend, sondern vollziehen sich über Wochen hinweg in starren Mustern, wiederholen sich ständig und bilden kein Narrativ. Die Gegenübertragungsgefühle, die sich beim Therapeuten nach einiger Zeit einstellen, sind aversiv: Langeweile, Müdigkeit, Gereiztheit, Ärger, Ungeduld …
Diese Affekte sind zwar Gegenübertragungsgefühle, aber sie sind an sich schon eine Abwehr des eigentlichen Empfindens von Hoffnungslosigkeit, Ausgeliefertheit, Ausweglosigkeit etc. auf Seiten des Therapeuten. Das Kind hat uns auf die Opferseite gebracht – aber wir wollen verständlicherweise nicht spüren, wie sich das anfühlt. Therapeuten neigen in dieser Situation zu Ausweichmanövern wie Kompromissverhandlungen, Vorschläge, Ablenkungen, Strukturierungen, womöglich moralisierenden Äußerungen … Aber all dies führt in eine Sackgasse, weil das Kind über kurz oder lang doch immer wieder gedrängt ist, sein inneres Drama zu inszenieren.
Als Therapeut ist man also manches Mal verblüfft, wie entschieden bestimmte Kinder die in der Spieltherapie angebotene Möglichkeit des Schutzes für das Hilflose und Kleine zurückweisen, wie massiv sie auf der Aggressionsspirale beharren.
Wie hilflos sie uns damit machen!
Dann gilt:
Das Maß an erlebter Hilflosigkeit auf Seiten des Therapeuten ist ein gutes Maß für die vom Kind erlebte Hoffnungslosigkeit und Ausgeliefertheit an die reale Bedrohung in seiner Biografie. Diese will es uns nun auch spüren lassen. Und somit ist die von uns erlebte Hilflosigkeit eine wichtige Botschaft an uns.
Genau diese Situation gibt Anlass, das Lebensmuster auf der Seite des Opfers zu betrachten und zu würdigen. Die ungeheure Leistung der Opfer, in diesem Desaster zu überleben. Das Dumme ist nur, dass man diese Situation nicht methodisch handhaben kann. Die Ver-

bindung zum kindlichen Erleben auf der Opferseite stellt sich nicht in erster Linie kognitiv oder technisch ein, sondern affektiv. D. h., als Therapeut sollte ich die emotionale Standfestigkeit haben, mich ein Stück auf die Gefühle der Opfer auf der Ebene der »zweiten Realität« affektiv einzulassen. Wenn man diese affektive Verbindung gefunden hat, kann man mit ihr in zweierlei Hinsicht arbeiten:

1. Erstens kann man die wahrgenommenen Gefühle auf der Ebene der »zweiten Realität« in der Rolle verbalisieren, z. B. durch leise Selbstgespräche. In Bezug auf das Fallbeispiel Susi bzw. meine Rolle als Sanne kann sich dies dann so anhören: »Jetzt sitze ich hier im dunklen Keller. Was hat er wohl vor? Ich hab solche Angst! Niemand hilft mir – und ich kann doch auch nichts machen. Ach, wenn ich doch nur groß und stark wäre! Ich würde diesen bösen Cowboy so zusammenschlagen, dass er nicht mehr weiß, wer er ist! – Aber ich bin klein und schwach – keiner passt auf mich auf und niemand beschützt mich. – Ich bin schon ganz starr vor Angst.«
2. Zweitens kann man nach dieser kurzen Kontaktaufnahme mit der Opferseite einen Spielstopp einlegen:
   »Du, mal gerade Spielstopp. Ich merke, wie grausam (hoffnungslos, erniedrigend …) das für die Sanne ist. Ich frag mich wirklich, wie man so überhaupt noch leben kann, immer mit der Angst (Schmerzen/Scham …). Und ganz ohne Hoffnung, dass einen irgendjemand retten könnte. Das ist echt hart!«
   Pause! Das muss so stehen bleiben! Und es darf kein Funke von Vorwurf, Jammer oder Moral darin mitschwingen! In diesem Moment sind Sachlichkeit und Anerkennung gefragt.

Was hier in der Schriftsprache nicht deutlich genug wird, aber ganz wichtig ist, ist, dass nicht nur durch die Wortwahl, sondern auch durch den Tonfall die affektive Verbindung zum Erleben der Ausweglosigkeit ausgedrückt wird. Ein Therapeut, der in dieser Minute gewollt oder ungewollt signalisiert, eigentlich doch die Lösung zu kennen, oder nur auf der Suche nach ihr zu sein, wird an diesem Punkt versagen. Das Kind wird sich genötigt sehen, uns weiterhin die Hoffnungslosigkeit unseres Tuns und Wissens demonstrieren zu müssen.
Es heißt also für uns Therapeuten, ein Stück diese Verzweiflung und Hilflosigkeit an uns heranzulassen, ihr Worte und Ausdruck zu geben und sie nicht wegmachen zu wollen, sondern sie eine Weile auszu-

halten – gleichzeitig aber auch neben der uns zugewiesenen Rolle zu stehen und als Therapeuten-Persönlichkeit intakt zu bleiben. Trösten darf uns in diesem Augenblick das Wissen, dass das Kind diese Affekte unvergleichlich länger und intensiver ertragen musste – und es irgendwie ausgehalten hat. Es gilt, dieses Faktum zu würdigen.

Fallbeispiel aus einer Fortbildungsgruppe

> Eine Kollegin aus dem Heimdienst berichtete uns von einem typischen Fall traumatischen Spieles, das sich nun schon über Monate hinziehe und sie sehr ratlos und unzufrieden mache: Ihr zehnjähriger Klient spiele im Sandkasten immer wieder einen Krieg zwischen befeindeten Gruppen, wobei seine Seite stets von übermenschlicher Überlegenheit sei, dagegen müsse die Seite der Therapeutin ausschließlich mit schwachen Kämpfern und veraltetem Waffenmaterial antreten. Der Junge strebe ganz offen an, einen jeden ihrer Kämpfer zu massakrieren, ohne im Geringsten mit der Wimper zu zucken. Die Kollegin berichtete, dass es ihr mit diesem Spiel sehr schlecht gehe, dass sie schon alles Mögliche versuchte habe, ein solches Ende abzubiegen, aber er komme immer wieder darauf zurück. Es stellte sich heraus, dass sich die Kollegin insgesamt von dem Therapiekind äußerst dominiert fühlte. Zum Beispiel erteile er ihr regelmäßig Aufträge, was sie zur nächsten Stunde zu besorgen habe. Als wir herausarbeiteten, dass dieses Kind sie vielleicht die Unterworfenheit, Ausgeliefertheit und Chancenlosigkeit spüren lassen wollte, die es selbst bei seinen Eltern erleben musste, wurde ihr bewusst: »Das zu spüren wäre ganz schrecklich für mich. Ich hab solche Gefühle in meinem eigenen Leben oft genug gespürt und hätte Angst, übermannt zu werden.«

Die Frage ist also, ob wir uns das zutrauen, zu dieser Gefühlsrealität Kontakt aufzunehmen, ohne uns davon aufsaugen zu lassen. In manchen Fällen werden wir aber nur durch dieses Fahrenlassen von Techniken und Strategien aus der traumatischen Repetition herauskommen.

Fallbeispiel Thorsten (5 Jahre)[108]

> Thorsten ist der kleine Junge, der von seinen Angehörigen im wahrsten Sinne des Wortes gekocht worden war und nur mittels intensivmedizinischer Maßnahmen überlebte. Seine sehr geliebte Pflegemutter starb im Verlaufe der Therapie.

[108] Wir kennen Thorsten aus Kapitel I, S. 44 f.

In seinen Spielen mit Sceno- und Puppenhausfiguren tauchte recht bald folgendes Motiv auf: Ein junger Mann (Sceno-Figur im Arztkittel) wird eines Tages von Indianern überfallen und gekidnappt. Sie verschleppen ihn über ein großes Wasser und halten ihn in ihrem Dorf gefangen. Sie schüren den Kessel über ihrem Lagerfeuer, um ihn zu kochen und zu verspeisen.
Thorsten ließ sich zwar darauf ein, dass wir nach Schutzfiguren suchten, die das Unheil verhinderten, aber es gelang ihnen nicht. So führte er einen mächtigen König ein, der den Kampf mit den bösen Indianern aufnahm, sie besiegte und den jungen Mann befreite. Er nahm ihn bei sich auf und wurde sein Freund, aber später wurde der junge Mann doch wieder von den Indianern gefangen genommen, gequält und getötet. Thorsten spielte dieses Motiv mehrere Wochen lang, wobei die Mühen, Sorgen und Ängste der königlichen Familie, insbesondere der Königin, immer wichtiger wurden. Dabei wurde es aber auch immer klarer, dass die Kraft der Schutzmächte nicht ausreichte, um das Böse zu vernichten und den Guten aus seinem Verderben zu retten. Schließlich metzelten die Indianer die ganze Königsfamilie nieder. Darum kam es nach sechs Wochen zu einer Therapiestunde, in der ich die Tötung bzw. den jungen Mann vor, während und nach seiner Tötung fokussierte: Seine Angst, seine Verwirrung, seine Schmerzen, seine Ohnmacht und sein Ohnmächtigwerden, sein Sterben und das Danach.
Dabei spielte Thorsten die Täter und das Opfer selbst. Ich saß nur dabei und kommentierte den Fortgang des Spieles und stellte Fragen, wie: »Die Indianer schüren jetzt das Feuer und machen das Wasser heiß. – Was haben sie wohl vor?« – »Sie wollen den Freund vom König kochen.« – »Sie wollen ihn kochen. – Ob er wohl etwas davon ahnt?« – »Ja, sie hams ihm ja gesagt.« – »Dann kann ich mir vorstellen, dass er auch Angst hat. – Und es gibt niemanden mehr, der ihm hilft. Und er kann auch nichts mehr machen?« Thorsten nimmt sich die Figur und legt sie auf den Kochtopf: »Der wäre jetzt drin im Topf.« – »Die Indianer holen ihn und stecken ihn in den Topf. – Was würde jetzt passieren?« – »Er schreit ganz laut und ist dann weg.« – »Erst spürt er den schrecklichen Schmerz und dann verliert er das Bewusstsein?« – »Ja.« – »Und dann?« – »Dann ist er tot und die schmeißen ihn ins Meer.« – »Die Indianer haben ihn wirklich tot gemacht. Und jetzt treibt er im Meer. – Gibt es wohl niemanden, der traurig ist und um ihn weint?« – »Doch, da kommt ein Fisch, ein Walfisch, der zieht ihn auf die andere Seite rüber.« – »Der Walfisch bringt ihn zurück zum Königsreich.« – »Ja, und jetzt spielen wir was anderes.« – »Ja, wenn man so etwas Trauriges gehabt hat, möchte man auch wieder mal was anderes machen.« – »Genau.« Thorsten steht auf und guckt sich um. »Du, Thorsten, bevor wir was Neues machen, wollen wir für den jungen Mann noch einen schönen Platz suchen, an dem er bleiben kann?« –

»Er soll am Strand liegen bleiben und der Walfisch passt auf ihn auf.« Also räumen wir den Rest der Szenerie auf, lassen aber das Meer, die Sceno-Figur am Strand und den Walfisch direkt daneben im Wasser zurück.

Für Thorsten war dies eine Schlüsselstunde. Er entspannte sich zusehends und ging nun immer mehr aus sich heraus. In der Therapie verließ er das Sujet der Sceno-Figuren und suchte neue Herausforderungen: sportliche Spiele und Rollenspiele, in denen er vehement gegen das Böse antrat.

In der Stunde nach dem Tod seiner Pflegemutter tauchte dieses Spiel mit den Sceno-Figuren plötzlich wieder auf. Ich ließ es ihn ohne Unterbrechungen oder Eingriffe ganz in Ruhe alleine spielen, denn er brauchte es, um seinen Verlassenheits- und Ohnmachtsgefühlen Ausdruck zu geben und ihrer Herr zu werden.

4. Die gezielte Arbeit mit Spaltungen

Aus den vorhergegangenen klinischen und neurophysiologischen Abschnitten geht hervor, dass der Mechanismus psychischer Spaltungen ein fundamentaler Selbsthilfemechanismus in und nach traumatischen Erfahrungen ist. Er wird umso mehr gebraucht, je ausgelieferter und hilfloser sich ein Mensch fühlt. Dadurch spielt er vor allem bei der Traumatisierung kleiner Kinder eine unübersehbare Rolle und ist bis in das hohe Alter bei den Betroffenen aktiv, d. h., er kommt nicht im Laufe der Zeit oder des Heranreifens zum Erlöschen.

Nach meiner Beobachtung gibt es eine Vielzahl von Spaltungsmöglichkeiten. Es gibt nicht *die* klassische Spaltung. Allerdings gibt es Spaltungen, die in der Psychologiegeschichte schon sehr früh beschrieben worden sind:

In den zwanziger und dreißiger Jahren des letzten Jahrhunderts hielt *A. Aichhorn* Vorträge über die psychoanalytische Erziehungsberatung. In einem seiner frühen Vorträge sagte er:

»Außergewöhnlich gefährdet, seelisch zu erkranken, sind Kinder, die ›brav‹ sein müssen.

Warum?

(…) Bringt er (der Erziehende, D. W.) durch erhöhten Erziehungsdruck, weil er das ›brave‹ Kind haben will, die Schlimmheitsäuße-

rungen zum Verschwinden, dann hat er zwar das »brave« Kind, aber das Manometer ist zerstört: das ›brave‹ Kind sagt nichts mehr über seine inneren Kämpfe aus, und der Erzieher muss zuwarten, bis der Kessel explodiert. Er explodiert in das eigene ICH: in die Affektivität, in die Neurose oder in die Außenwelt: in die Motilität, in die Verwahrlosung.
Ich mache Sie besonders aufmerksam, dass gerade im ›braven Kinde unsichtbar schwere seelische Erkrankungen sich entwickeln können.«[109]
Die gewaltsame Unterdrückung der natürlichen Aggressivität des Kindes und seines Unmutes über Pflichten und Verbote im Erziehungsprozess bewirkt nach dieser frühen Beobachtung in einer Zeit absolut autoritärer und gewaltsamer Erziehung eine Desintegration der natürlichen aggressiven Impulse. Entweder ist eine Spaltung zwischen innen und außen eingetreten, von der das Kind selbst nichts weiß, oder das Kind liegt im ständigen Kampf mit sich selbst, weil es sich im Grunde seines Herzens für abgrundtief böse hält und darum ringt, dies vor den anderen zu verbergen. Dann würde es sich mehr um eine Gut-Böse-Spaltung handeln.
Damit sind wir bei zwei häufig anzutreffenden Spaltungen:
Die Spaltungen zwischen Innen und Außen und zwischen Gut und Böse kennzeichnen viele traumatisierte Selbst- und Weltkonzepte.
Sündig und rein, Engel und Teufel, Hure und Heilige sind Spaltungen aus rigiden christlich-religiösen Gedankengebäuden heraus, die wir heute im öffentlichen Gedankengut nicht mehr häufig antreffen, die aber in manchen Regionen noch immer hoch bedeutsam sind[110].
Täter und Opfer, Freund und Feind, Distanz und Nähe, Verschmelzung und Beziehungsabbruch sind Beispiele für Spaltungen auf der Ebene der Beziehungsgestaltung.
Leib und Seele, Verstand und Gefühle, abgespaltene Erinnerungen, abgespaltene Handlungen (wie Reinszenierungen des Traumas oder

---

[109] A. Aichhorn, Erziehungsberatung und Erziehungshilfe, 1972, S. 56 f.

[110] Laut Gerd Biermann spielen diese religiösen Spaltungen für die hohe Selbstmordquote unter jungen Mädchen in Südtirol eine entscheidende Rolle. Verletzungen des Sexualtabus und insbesondere eingetretene Schwangerschaften bewirken unter dem Druck der katholischen Kirche offensichtlich immer noch ein Umschlagen von sozialer Eingebundenheit in soziale Vernichtung. Vortrag auf dem Brixener Symposion 1998 der Ärztlichen Akademie für Kinder- und Jugendlichen-Psychotherapie.

Aggressionsdurchbrüche), abgespaltene Wahrnehmungen (Dissoziationen) sind Beispiele für Spaltungen auf der Ebene der Eigenwahrnehmung.

Wenn man mit früh und anhaltend traumatisierten Menschen arbeitet, lohnt es sich immer, gezielt danach zu suchen, entlang welcher psychischen Bruchstellen ihre persönlichen Spaltungen verlaufen und wie die Spaltungsmechanismen funktionieren. Man wird immer fündig werden.

Das Wesen der Spaltung ist, dass die betroffenen Menschen in Bezug auf die Objekte oder Bereiche der gespaltenen Perzeption nicht in Kontinuen wahrnehmen, denken und fühlen können, nicht in Ambivalenzen, nicht im Kontext und nicht in Kategorien zeitlich-räumlicher Veränderung, sondern nur in starren, scheinbar allgemein gültigen Dichotomien. Da aber niemand sich selbst oder andere dauerhaft auf nur einer Seite der Medaille verorten kann, kann die Dichotomie jederzeit kippen. Dann ist das, was gestern noch hell und paradiesisch war, heute plötzlich die rabenschwarze Hölle. Ein Beispiel dafür habe ich mit Selma ausgeführt, die dem tödlichen Kampf mit ihrer Mutter entkam, indem sie ins Heim floh. Dort bejubelte sie zunächst alles, nahm die massiven Einschränkungen ihrer Freiheit mit fröhlichem Herzen hin, konnte die dortigen Nachteile nicht wahrnehmen und erst recht nicht verbalisieren. Erst nach einigen Monaten begann ein innerer Wandlungsprozess, der sich nach außen aber gar nicht dokumentierte. Sicher, Selmas Begeisterung hatte nachgelassen, aber sie machte weiterhin bei allem freundlich und gutwillig mit. Sicher, sie und ihre Mutter schrieben sich jetzt fast täglich die liebevollsten Briefe, aber das wurde zunächst als sehr positiv angesehen. Keiner konnte ahnen, dass Selma unter der freundlichen Oberfläche schon längst ihre Erzieher brennend hasste, aber ihre Mutter inzwischen glühend liebte. Dass sie sich in der Hölle wähnte, während sie auf die kurzen Tage im Paradies (d. h. auf ihre Wochenendbeurlaubungen) hinfieberte.

Ganz anders geartete Spaltungen erleben wir bei dauerhaft misshandelten und missbrauchten Menschen, die auf irgendeiner Ebene ihres Erlebens den Kontakt zu ihrem Körper verloren haben. Das kann sich in Sensibilitätsstörungen oder gar Anästhesien äußern, in dem Gefühl, dass zwischen einem selbst und dem Körper immer ein gewisser Abstand besteht, dass man sich immer nur in seiner Nähe aufhält oder auch in autoaggressivem Verhalten. Autoaggression, die

Schmerzen und Verletzungen zufügt, dient einerseits dazu, den kortisolbedingten Spannungszustand schnell herunterzuregeln und damit das Vegetativum zu entspannen, andererseits helfen sie aber auch dabei, sich in einer gut kontrollierten Aktion selbst endlich einmal zu spüren. Der dosierte Schmerz füllt eine sensorische Leerstelle und hilft bei der Selbstvergewisserung. Insofern kann man fast sagen, dass autoaggressives Verhalten ein verzweifelter Versuch ist, die Leib-Seele-Spaltung zu überwinden.

Ein ebenfalls bei misshandelten oder verwahrlosten Kindern häufig zu findender Mechanismus ist die impulsive Freund-Feind-Sortierung: Wer nicht für mich ist, muss bestimmt gegen mich sein, insbesondere, wenn er mich anrempelt oder mich sonst wie überraschend berührt. Dies wird unmittelbar als Feindberührung kategorisiert und führt nicht selten zu heftigsten aggressiven Gegenreaktionen, wie wir sie in vielen Einrichtungen für verhaltensauffällige Kinder erleben. Natürlich sind längst nicht alle dieser Prügeleien dem Spaltungsmechanismus geschuldet[111], aber wenn sie sehr eruptiv sind, nicht nachvollziehbar entstanden oder gar aus heiterem Himmel gekommen, dann sollte diese Erklärungsmöglichkeit immer ins Auge gefasst werden. Die Dimension des initialen Affekts von Bedrohtsein und Kontrollverlust, der automatisch den Spaltungsmechanismus in Gang setzt, darf man bei solchen Gewaltausbrüchen nicht außer Acht lassen.

Schließlich haben wir es bei diesen Kindern und Jugendlichen immer mit einer Täter-Opfer-Spaltung zu tun. Das Finden einer Schutzfigur und der Aufbau der guten inneren Instanzen sind die wesentlichen Schritte aus dieser Spaltung heraus.

Wenn wir mit früh und anhaltend traumatisierten Menschen arbeiten, bekommen wir es ja auch immer direkt oder indirekt mit ihren Angehörigen zu tun. Bei diesen wiederum scheint mir die Existenz von Spaltungsmechanismen fast die Regel zu sein. Kinder sind dann von früh an auf Eltern angewiesen, deren Wesen von einer Sekunde zur anderen kippt oder von einer Situation in die andere unberechenbar umschlägt. Ob dies eine Mutter ist, die mitten in der innigen Umarmung erstarrt und das Kind in Eiseskälte von sich stößt, oder ein Vater, der nur in

[111] Wie wir nun wissen, ist sportliches oder spielerisches Kämpfen eindeutig Eustress und tut gut. Schreien und Toben dienen also primär der lustvollen Körpererfahrung und dem Stressabbau, brauchen aber natürlich dringend Regeln und Vereinbarungen.

Anwesenheit Dritter dem Kind gegenüber freundlich und gelassen ist, wenn er aber allein mit ihm ist, es häufig – aber auch nicht immer – zynisch und herrisch behandelt. Während dieser abgespaltenen Phasen kann es auch zu schweren Misshandlungen oder Missbrauch kommen. Oftmals werden Spaltungsmechanismen bei den Eltern durch unkontrollierten Alkoholkonsum und den damit verbundenen Persönlichkeitsabbau verdeckt.

Lebenspartner eines gespaltenen Menschen brauchen unter Umständen sehr lange, bis sie wahrnehmen können, was der andere eigentlich macht. Wahrnehmung bedeutet ja immer mehr als sensorische Aufnahme, sie bedeutet auch Zuordnung zu Bekanntem und Ausfiltern von Störendem. Antagonistische, unerwartete Reize sind nun einmal äußerst störend und können in kein kognitives Konzept eingeordnet werden, sodass sie relativ lange dem natürlichen Bedürfnis nach Dissonanzvermeidung zum Opfer fallen. So kommt es, dass die Partner und auch die Kinder von Menschen mit Spaltungsverhalten sehr lange nicht sehen und dann nicht verstehen können, was mit ihnen passiert. Die inneren Spannungen sind aber schließlich so extrem, dass sie sich oftmals selbst für verrückt halten.

Andere Spaltungsmechanismen, die nicht selten in pathogenen Familien anzutreffen sind, betreffen die Geschwister: Ein Kind wird als absolut böse, dumm oder rücksichtslos etikettiert, während ein anderes als durch und durch gut, intelligent oder rücksichtsvoll verherrlicht wird. Diese Spaltungen bleiben nach meiner Beobachtung über viele Jahre hinweg konstant, vielleicht, weil sie einen sich selbsterfüllenden Mechanismus in Gang setzen. Ein Kind entwickelt sich nämlich auch immer danach, was in es »hineingesehen« wird. Solange diese Bilder positiv, flexibel und dem Kind gemäß sind, ist dies für die Entwicklung nicht störend oder sogar förderlich, sobald sie extrem, starr oder negativ werden, sind sie destruktiv. Einmal habe ich allerdings erlebt, dass während einer therapeutischen Behandlung des »bösen Kindes« und der damit einhergehenden Symptomberuhigung, das »gute Kind« unversehens dessen Stellung einnahm.

In der Therapie gezielt mit Spaltungen zu arbeiten heißt immer, der individuellen Spaltung und ihrer Wirkungsweise Gestalt zu geben, sie im Therapieraum sichtbar werden zu lassen.

Fallbeispiel Petra (2;11 Jahre)[112]

Petras Mutter war nach eigener Aussage ihrem Mann hörig gewesen. Auch noch Jahre nach der Trennung fühlte sie sich gänzlich unfähig, ihm selbstbewusst gegenüberzutreten und ihre Interessen zu vertreten. Auch die Vertretung der Interessen ihres Kindes kosteten sie unendlich viel Kraft.

Sowie er sich ihr als zutiefst angewiesen und bedürftig präsentierte, konnte er alles von ihr erreichen, nur damit es ihm wieder besser gehe und er die Hilfe bekomme, derer er so sehr bedurfte.

Ich bat die Mutter, im Therapieraum zwei Sitze nebeneinander zu stellen und auf dem einen Gegenstände und beschriftete Zettel zu legen, die alle positiven Eigenschaften ihres früheren Mannes darstellten, und auf dem anderen Sitz dies genauso für die negativen Eigenschaften zu tun. Auf der guten Seite fanden sich Darstellungen für seine kreativen Fähigkeiten, aber auch ein kleines Kästchen. Auf der negativen Seite fanden sich Darstellungen seines Drohverhaltens, seines Egoismus, seiner Übergriffe, seiner Maßlosigkeit. Aber was war nun mit dem kleinen Kästchen auf der guten Seite? Dies blieb zunächst recht geheimnisvoll und unklar. Die Frau konnte nur verdeutlichen, dass dies »der gute Kern« sei, den er ja trotz allem habe.

Danach bat ich sie, der Skulptur eine gemeinsame Außenhülle zu geben, da ihr ihr Mann ja nicht als zwei getrennte Seiten entgegengetreten sei, sondern als eine Person. Außerdem sollte sie für sich selbst und Petra auch eine Symbolisierung im Raum herstellen. Als sie die Hülle für ihren Mann geschaffen hatte und sie sich betrachtete, traf es sie wie ein Schlag: »So wie ich ihn erlebe, ist er ja nichts als eine Maske! Er verbirgt damit ja nur seine Maßlosigkeit und seine Rücksichtslosigkeit!« – »Und was ist mit dem guten Kern?« – »Ja, das weiß ich nicht.« – »Woran haben Sie denn den guten Kern gemerkt?« Zunächst schwieg die Frau lange, rang um Klarheit. »Das ist er als kleines Kind. Ich habe einfach gespürt, wie er als kleines Kind unglücklich gewesen sein muss. Er hat mir so Leid getan und ich wollte ihm helfen.« – »Sie haben es als Ihre Aufgabe angesehen, das kleine Kind in ihm zu retten?« – »Ja, auf jeden Fall!« – »Ging das?« – »Eigentlich immer nur ganz kurz – aber ich habe nie was an ihm ändern können. Auch als Petra da war, wollte er mich immer mit Haut und Haaren und zu jedem Augenblick, der ihm in den Sinn kam.« Petras Mutter erkannte, dass sie für dieses kleine, maßlos bedürftige Kind in ihrem Mann alles andere hergegeben hatte, alles andere ignorierte, bis ihr schließlich der grauenhafte Zustand ihres eigenen Kindes unabweisbar vor Augen stand. Es war ihre Aufgabe, sich von dem Rettungswunsch und der Heilungsphantasie innerlich zu

[112] Wir kennen Petra aus Kapitel I, S. 54 f., und Kapitel VIII, S. 224 f.

trennen. Durch diesen Prozess wurde ein ungeheurer Aggressionsschub freigesetzt, der sie die Maskerade einreißen, die negativen Seiten misshandeln und die kreativen Fähigkeiten, ja selbst den »guten Kern« in die Ecke pfeffern ließ. Erst danach konnte sich die Mutter der auch im Raum symbolisierten Tochter, die für ihr Tun und Erleben bis dahin kaum eine Rolle gespielt hatte, zuwenden und mit ihr in Kontakt treten.

Diese Methode der Symbolisierung von Persönlichkeitsspaltung lässt sich auch sehr gut mit Kindern durchführen. Es ist beeindruckend zu sehen, wie klar Kinder zwischen ambivalenten Gefühlen gegenüber einem Elternteil, die im Bereich des Normalen liegen (»Mich ärgert, dass die Mama bei Englisch immer so streng ist!«), und antagonistischen Anteilen bei einem Elternteil (»Ich lege hier das Messer hin, weil er mir das doch in die Hand gedrückt hat, damit ich ihn in die Brust schneide.«) unterscheiden können, wenn die positiven und negativen Seiten erst einmal zur Darstellung gebracht worden sind. Plötzlich wird augenfällig, was normal ist und was völlig unnormal und dass das mit einem selbst nichts zu tun hat.
Methodisch wichtig ist es, dass der Therapeut keine moralische Etikettierung vornimmt, indem er z. B. in der Instruktion von »guten« und »bösen« Seiten spricht. Für Kinder ist die verständlichste Instruktion: »Wir haben hier zwei Stühle. Auf den einen leg doch mal bitte alles, was du an der Mama/dem Papa magst, auf den anderen, was du nicht so magst.«
Um Hemmungen beim Kind abzubauen, das Vorgehen einzuüben, und zur weiteren diagnostischen Abklärung ist es oft hilfreich, wenn man die Übung zuerst für eine non-offending, möglichst stabile Bezugsperson des Kindes durchführt, ehe man zur traumatisierenden Bezugsperson übergeht.

Fallbeispiel Kiki (3 Jahre)[113]

Im Laufe von Kikis Therapie, genauer gesagt, als es ihr deutlich besser ging, trat eine Phase ein, in der Kikis Mutter von ihrer eigenen, bis dato total abgespaltenen Vergangenheit eingeholt wurde. Grausame Erinnerungsbilder, an deren Realitätsgehalt sie zweifelte, zogen sie in den Bann, schreckliche Albträume, in denen ihre Tochter gepeinigt wurde, hielten sie monatelang fast schlaflos.

[113] Wir kennen Kiki aus Kapitel I, S. 53 f.

Kurz bevor ich davon Kenntnis bekam, begann Kiki ein neues Spiel: Sie spielte eine Mama, die sich um ihr Baby kümmerte, sich aber plötzlich in eine Hexe verwandelte und das Baby zu fesseln begann. Später tauchte wieder die Mama auf und wusste nicht, wo sie ihr Kind finden sollte. An dieser Stelle brachen die Spiele meist ab. Mein Argwohn war geweckt: Was für eine Rolle spielte die Mutter in Kikis Problematik? Wie sich herausstellte, wies mich Kiki damit auf die verheerende psychische Lage ihrer Mutter hin. Beim nächsten Termin ermutigte Kiki ihre Mutter: »Heute gehst du lieber mal zur Frau Weinberg rein!« und wartete die ganzen fünfzig Minuten vollkommen beruhigt im Wartezimmer auf ihre Mutter. Später erzählte ich Kiki eine Fremderzählung von einer Mutter und ihrer Tochter Kathi, die sich sehr liebten und gut aufeinander aufpassten. Doch eines Tages merkte Kathi, dass mit ihrer Mutter etwas Seltsames passierte: Obwohl sie meistens so war, wie Kathi es gewohnt war, verwandelte sie sich manchmal: Ganz kalt und starr wurde sie dann und schaute durch Kathi hindurch, als ob sie gar nicht da wäre. Sie reagierte auf keine Ansprache mehr; aber manchmal wurde sie plötzlich wütend und wild, sodass Kathi richtig Angst vor ihr bekam. Wenn sie zu weinen begann, kam die Mama wieder zurück, aber es war doch nicht mehr so wie vorher.« – »Die Kathi muss halt besser aufpassen.« – »Das kann die Kathi nicht, sie war ja noch recht klein. Außerdem hat das ganze ja nichts mit ihr zu tun gehabt. Sie konnte gar nichts dafür, dass die Mama sich so verwandelt hat.« – »Wer denn sonst?« – »Da sind immer wieder Bilder in ihren Kopf gekommen, vor denen Kathis Mama Angst hatte. Die haben Macht über sie gehabt. Aber die Mama wollte das nicht mehr haben und ist deswegen in Therapie gegangen. Die Therapeutin hat ihr nach einiger Zeit mit den schlimmen Bildern helfen können. Das dauert zwar etwas, aber es hilft dann doch.« – »Meine Mama geht zu der Frau X.« – »Ja, und ich hab mit ihr schon gesprochen. Sie kann deiner Mama bestimmt helfen, bloß das geht nicht so schnell. Im Moment geht es deiner Mama wirklich schlecht. Aber das hat nichts mit dir zu tun. Du kannst dafür nichts. Deine Mama hat dich sehr lieb, auch wenn sie sich zwischendurch so verändert.«
Von Kiki wurde in diesen Monaten in der Tat besondere, weit überaltersgemäße Rücksichtnahme gefordert – wie eben von einem Kind mit einer schwer kranken Mutter. Wichtig ist es, einem solchen Kind zu vermitteln, dass wir seine Last und Mühe keineswegs für selbstverständlich halten und sehr anerkennen. Und dass wir hoffen und darauf vertrauen, dass es irgendwann wieder ein unbeschwertes Kind sein kann. Und dass wir in der Therapie dem Kind natürlich einen Ausgleich verschaffen.
In Kikis Fall war das neben der ganzen Power, die sie bei mir loswurde, der Umstand, dass sie sich genussvoll von der Pflicht entband, bei mir das Chaos aufzuräumen, das sie jedes Mal veranstaltete.

Und nun ein letztes Beispiel für die gezielte Arbeit mit Spaltungen. Diesmal geht es um die Leib-Seele-Spaltung.

Fallbeispiel Sebastian (11 Jahre)[114]

Sebastian wurde im zweiten Kapitel als ein früh und schwer verwahrlostes Kind vorgestellt, das kaum, dass es in seiner Pflegefamilie Aufnahme gefunden hatte, komplett regredierte und sich dann nicht mehr aus dieser Regression befreite. Darüber hinaus war es in der Therapie spürbar, dass er zwar brav den Raum betrat, aber offensichtlich sofort dissoziierte und dann gewissermaßen nur noch als Hülle herumstand. Es war so, als habe er sein Inneres draußen gelassen und mir nur seinen Körper überlassen. Wenn man irgendwann auf diese Erklärungsmöglichkeit für das seltsame Verhalten eines Kindes kommt und es daraufhin beobachtet, kann man folgenden Weg beschreiten:
Als der Junge schon einige beruhigende Erfahrungen mit mir gesammelt hatte – wie schon ausgeführt, habe ich zu diesem Zwecke viel strukturiert und vorgeschlagen – aber immer noch in diese Leere zurückfällt, kaum dass ich ihm die Führung überlassen möchte, ist der richtige Augenblick gekommen, der Leib-Seele-Spaltung eine Gestalt zu geben. »Es ist bestimmt nicht so leicht, durch diese Tür hindurch zu gehen – v. a. wenn man dann auch noch alles selbst entscheiden soll. Ich kann mir vorstellen, dass man dann am liebsten gleich wieder verschwinden will. Was würdest du davon halten, Sebastian, wenn wir uns mal einen Stellvertreter für dich suchen und wir schauen mal nach einem Platz für ihn, wohin er verschwinden kann!« Sebastian suchte sich zögernd einen kleinen weißen Teddy und schaute zur Tür. Daraufhin verbalisierte ich: »Der kleine Bär würde jetzt am liebsten zur Tür raus. Das verstehe ich. Aber Sebastian, meinst du, wir können das hier auch im Zimmer darstellen? Vielleicht, indem wir hier eine Wand und eine Tür markieren und der kleine Bär außerhalb irgendwo einen Platz bekommt, an dem er sich sicher und geborgen fühlen kann?« Sebastian bejahte diesen Vorschlag zwar nicht, zeigte aber auch keine Ablehnung, so dass ich mit der Gestaltung des Therapiezimmers in ein Innen und Außen begann: »Was meinst du, wo könnte hier die Tür sein? … Und wie soll die Wand verlaufen? … Und wo könnte dort draußen das Versteck für den kleinen Bären sein, zu dem er rennen kann?«
Bis wir zu diesem Punkt kommen, bin ich einseitig aktiv und führe das Kind bis zu seinem inneren sicheren Ort, auch wenn ich keine Ahnung habe, wie der aussehen soll. Wenn sich das Kind dagegen sperrt, dann geht das jetzt noch nicht, aber wenn ich es mitnehmen kann auf diese

[114] Wir kennen Sebastian aus Kapitel II, S. 75 f.

Suche, dann nehme ich es gewissermaßen an die Hand und mache mich mit ihm auf den Weg, ohne zu wissen, wohin es mich dann letzten Endes führen wird. In Sebastians Fall war dies eine kleine Schachtel in einem Eckschrank, in das das Bärchen sprang und das es von innen verschloss – weit weg von Sebastian und mir. Das abgedunkelte und auf kleinstem Raum eingesperrte Dasein in dem Kästchen erinnerte mich auf fatale Weise an Sebastians Käfig, den er in seinen ersten Lebensjahren bewohnt hatte. Er scheint nicht nur Gefängnis, sondern auch Schutzort gewesen zu sein.

Nachdem wir nun, ohne es auszusprechen, die Leib-Seele-Spaltung Gestalt haben werden lassen und für die Seele in Form des kleinen Bären einen sicheren Ort gefunden haben, ist die größte Arbeit eigentlich schon getan. Aber der Antagonismus zwischen Leib, der bei mir steht, und der Seele im Kästchen wird nun erst so richtig fühlbar: Der Zustand der Trennung ist kaum aushaltbar, er drängt regelrecht nach Erlösung.

»Weißt du, ich kann mir schon vorstellen, dass das für den Teddy blöd ist. Er will wirklich nicht hier reinkommen, aber er musste den Körper reinschicken, weil sich das ja so gehört.« – »Der Teddy könnte mich ja mal rufen! Dann muss ich ja sowieso draußen nachschauen, wer mich gerufen hat.« – »Gute Idee, der Teddy holt dich hier raus!« Als wir das dann gespielt haben und Sebastian schließlich das Bärchen gefunden hat, frage ich: »Stell dir vor, du könntest dich jetzt entscheiden, ob du lieber beim Teddy bleiben oder wieder ins Zimmer gehen willst – was würde dir besser gefallen?« – »Ich würde den Teddy aus dem Kästchen holen und dann gehen wir zusammen weg.« – »Wohin?« – »Nach Hause – zur Reni!« – »Dann spielen wir das jetzt so. Das heißt, wir müssen hier noch einen Weg bauen und euer Haus mit der Reni drin.«

Sebastian holte das Bärchen heraus und steckte es sich in den Pullover und machte sich dann auf den Weg nach Hause zu seiner Pflegemutter. Ab da begann die erste im eigentlichen Sinne spieltherapeutische Stunde mit ihm, denn an diesem Ort konnte er sich intakt und geborgen fühlen. Durch das freie Spiel konnte er allmählich dieses Gefühl, das bisher abhängig von realer Person und realem Ort war, ein Stück verinnerlichen.

Das Faszinierende an dem beschriebenen Vorgehen ist, dass die betroffenen Kinder und Jugendlichen keinesfalls unangenehm berührt sind, wenn ich ihnen das Modell der Innen-Außen-Spaltung anbiete. Wenn ich mit der Bemerkung beginne: »Weißt du, ich habe manchmal das Gefühl, wenn du bei mir sitzt, dass du dann zwar hier bist, aber irgendwie auch nicht. Ich hab das Gefühl, dass du innerlich irgendwie draußen geblieben bist«, dann reagieren die Betroffenen entweder ernsthaft, wie selbstverständlich auf diese Beschreibung, oder amüsiert – aber nicht weil sie diese Idee für lächerlich halten, sondern weil sie sich ein bisschen ertappt fühlen. Erstaunlicherweise erscheint ihnen auch der Vorschlag, je einen Stellvertreter für das Innere und Äußere zu suchen, nicht obskur, so als ob diese »Materialisierung« recht nah an ihrem Selbsterleben dran ist. Allerdings möchte ich betonen, dass ich eine solche Intervention auch nicht im Anfangsstadium eines therapeutischen Kontaktes oder gar in der Diagnosephase einsetze, sondern erst nach reiflicher Beobachtung und Überlegung und nachdem der Betroffene sich zumindest an mich gut gewöhnt hat – wenn er auch aufgrund seines Spaltungsgeschehens keine eigentliche Beziehung zu mir aufnehmen konnte.

Logischerweise schließt sich nach alldem die Frage an, ob es bei Kindern und Jugendlichen so genannte multiple Persönlichkeiten gibt. Ich möchte aber bei meinem bisherigen Vorgehen bleiben und mich nur zu Themen und Verfahren äußern, für die ich eine breite Erfahrungsgrundlage habe. In Bezug auf die Frage nach verschiedenen separaten Innenpersönlichkeiten ist meine Erfahrungsgrundlage aber äußerst schmal und ungewiss, sodass Verallgemeinerungen unzulässig wären.

Die klinischen Beobachtungen der Spaltungsmechanismen berührt allerdings auch eine viel grundsätzlichere, philosophische Frage: die Frage nach der Einheit versus Getrenntheit von Leib und Seele. Der Diskurs dazu wird nun schon seit mehreren Jahrtausenden geführt, und jede Generation gibt vor ihrem je eigenen historischen Hintergrund einen eigenen Beitrag oder gar Antwort. Im letzten Jahrhundert kamen in diesen Diskurs die Beiträge aus Psychotherapie, Psychiatrie und Psychosomatik hinzu, während in unserem gegenwärtigen Jahrhundert vermutlich die Beiträge der Neurologie und Hirnphysiologie in den Vordergrund treten werden. Ich hoffe allerdings, dass die klinische Beobachtung speziell der Spaltungsmechanismen in diesem Diskurs aufgegriffen werden, denn durch diese erklärt sich, warum Menschen überhaupt zu der zwingenden Überzeugung gekommen sind, dass ihre Seele eine eigene Entität sei. Diese Überzeugung ist schlicht und einfach evidenzbasiert und wurde durch gezielte Traumatisierungen im Rahmen von religiösen oder schamanistischen Ritualen verstärkt. Hinzu kamen selbstverständlich durch Drogen oder Meditationstechniken induzierte Erleuchtungserlebnisse, die ihrerseits das Erleben einer unabhängigen seelischen Wirklichkeit unterfütterten. Auch Nah-Tod-Erlebnisse, die von Überlebenden berichtet werden, bewirken wohl eine tiefe Überzeugung vom Seelenleben über den physischen Tod hinaus.

Nach diesem kurzen Exkurs in die Philosophiegeschichte soll das Thema der Spaltungen abschließend wieder unter therapiemethodischen Gesichtspunkten erörtert werden, und zwar in Bezug auf seine Implikationen für die therapeutische Beziehung und für die Beziehungen im System des Kindes.

Wahrscheinlich ist dem Leser zwischen den Zeilen schon etwas spürbar gewesen, was explizit gesagt so lautet: In der therapeutischen Arbeit muss man einerseits sehr präsent, lebendig und einfühlsam sein, andererseits aber auch grundsätzlich ein Stück inneren Abstand zum Klienten wahren. In der Arbeit mit Kindern, die schweren elterlichen Defiziten und Überschreitungen und Deprivationen ausgesetzt waren, mag dies besonders schwer zu realisieren sein. Denn einerseits können diese Kinder einem besonders Leid tun, andererseits wird durch die Therapie in diesen Kindern ein ganz besonderer Mechanismus ausgelöst, der zu Nähe- und Distanzkonflikten führen kann. Zunächst einmal, zu Beginn der Therapie, sind viele früh traumatisierte Kinder starr und unzugänglich und wirken manches Mal ausgesprochen unsympathisch. Dies ändert sich aber, wenn sie Vertrauen fassen. Dann kann es zu einem Augenblick kommen, in dem die anfängliche Abwertung in Idealisierung und/ oder symbiotische Sehnsucht umschlägt. Dann mischt sich also der noch unbehandelte Spaltungsmechanismus mit dem Bindungsmechanismus, wobei Letzterer meist erst durch die Behandlung in Gang gesetzt worden ist. Wenn diese Mechanismen die therapeutische Beziehung zu dominieren beginnen – womöglich verstärkt durch eigene Anteile des Therapeuten –, kämpft man als Therapeut so ziemlich auf verlorenem Posten.

Die Lösung ist grundsätzlich, dass ich mich *nicht* als zentrale Bezugsperson auf der Ebene der ersten Realität verstehe und anbiete. D. h., ich muss nach der Person oder den Personen suchen, die diese Funktion für das Kind ausfüllen könnten, und den Weg dieser Menschen zueinander ebnen. Im Arbeitssetting der freien Praxis gelingt dies ziemlich gut, weil zu niedergelassenen Therapeuten fast nur Leute kommen, die in irgendeiner Weise wirklich etwas Gutes für das Kind in ihrer Obhut wollen. Ob leibliche Eltern, Adoptiveltern, Pflegeeltern oder Erzieher – sie mögen ihre Macken und Defizite haben so wie wir Behandler ja auch, aber sie meinen es ernst mit dem Kind, und deswegen kann ich in den allermeisten Fällen mit ihnen arbeiten.

Das Ebnen und Anbahnen außertherapeutischer Bindungen kann jedoch in der Arbeit in stationären oder teilstationären Einrichtungen viel schwerer sein und manchmal vielleicht wirklich nicht gelingen. Weiterhin kommt in diesen Einrichtungen ein Spaltungsmechanismus auf der Systemebene zur Geltung. So gut wie immer bestehen zwischen dem pädagogischen und dem therapeutischen Personal erhebliche Spannungen. Dies liegt zum einen an der ungleichen Bezahlung – die schwere pädagogische Arbeit mit verwahrlosten Kindern wird eindeutig unterbezahlt und gesellschaftlich für zu gering geschätzt. Ganz wesentlich ist aber auch ein anderes Moment: Therapeuten sind die »Lieben«, Erzieher sind die »Bösen«. Denn Therapeuten geben (Zeit, Zuwendung ...), Erzieher fordern (Anpassung, Leistung ...). Therapeuten haben es leicht (Einzelarbeit, klar begrenzte Zeit pro Kind ...), Erzieher haben es schwer (das Kind ist nur eins unter acht, und alle acht haben sie die ganze Woche über). Kinder freuen sich auf ihre Therapiestunde und verlassen dafür gerne ihre Gruppe bzw. die Erzieher. Bei Erziehern entsteht leicht das Bild, dass der Therapeut das Kind verwöhnt, ihnen damit womöglich die Arbeit erschwert und dafür auch noch hoch bezahlt wird. Bei Therapeuten entsteht leicht das Bild, dass Erzieher zu wenig Verständnis für das Kind haben oder mit der Gruppe nicht zurechtkommen.
Aus diesem Dilemma gibt es einen beliebten Ausweg: Man verschiebt den Spaltungsmechanismus auf die nächste Ebene, und das heißt in den meisten Fällen, dass sich das pädagogische und therapeutische Personal einig ist über die unmöglichen Eltern des Kindes. So zieht man scheinbar an einem Strang, gerät aber unweigerlich und ohne es zu wollen in Gegnerschaft zum Kind. Denn Kinder, auch und gerade Heimkinder, sind in einem hohen Maße identifiziert mit ihren leiblichen Eltern – auch und gerade, wenn sie in Bezug auf diese mehr Wunschphantasien und Sehnsüchte als gute reale Erfahrungen haben. Werten wir seine Eltern ab, zwingen wir das Kind in die Position, seine Eltern uns gegenüber vertreten und verteidigen zu müssen. Dies läuft nicht offen und bewusst ab, sondern durch unbewusstes, oft genug feindseliges Agieren oder in Form von Misstrauen und Abkapselung.
Wegen dieser Spaltungen auf der Systemebene gehen sehr oft viel Energie und guter Wille auf allen Seiten verloren, die eigentlich dem Kind zugute kommen sollten. Die systemische Thematik wird in dem Kapitel zu den Bezugspersonen noch einmal aufgegriffen. Ich

glaube, dass man nur über das kollegiale Thematisieren der konkreten Spaltungsmechanismen aus diesem Teufelskreis herauskommen kann. Nur wenn wir verstehen, wie die Spaltungsmechanismen unserer Klienten und ihrer Familien auf uns überspringen und wir zu einem Teil der Spaltungsdynamik werden, haben wir eine Chance, das Auseinanderdividieren in Gut und Schlecht zumindest teilweise in den Griff zu bekommen.

5. Der therapeutische Aufbau von Grenzen

Zu diesem Thema gibt es erfreulicherweise schon sehr viel Literatur, die im Zuge der emanzipatorischen Bemühungen um die Mädchenerziehung, der therapeutischen Bemühungen um Sexualopfer und der Prävention entstanden ist. Ich verweise auf die einschlägige Donna-Vita-Literatur[115].

Menschen mit Trauma-Erfahrungen haben grundsätzlich ein Problem mit ihrer Fähigkeit sich abzugrenzen und sich der eigenen Körpergrenzen sicher zu sein bzw. sich in ihnen sicher und intakt zu fühlen. Denn durch die traumatischen Ereignisse wurde ein überwältigender sensorischer Input ausgelöst, der wiederum in den Wahrnehmungs-, Perzeptions- und Verarbeitungsmechanismen der Person instinktive Notfallreaktionen ausgelöst hat. Aufgrund deren (relativer) Erfolglosigkeit kommt es ab da zu einem permanenten Kampf um das kortikal-körperliche Erregungs- und Spannungsniveau und traumabedingte Veränderungen in der Gedächtnisaktivität. Damit hat ein äußeres Ereignis das innere Milieu der betroffenen Person komplett umgestülpt und somit ihr Empfinden von Abgegrenztheit nach außen und von innerer Intaktheit beschädigt. Besonders, wenn dieses äußere Ereignis an sich einen Übergriff auf oder gar in den Körper des betroffenen Menschen umfasste (zum Beispiel bei Misshandlungs- und Missbrauchsopfern), verstärkt sich das subjektive Erleben, dass persönliche Abgegrenztheit und Intaktheit zerstört wurden.

Das Recht auf Schutz, der Glaube an den in der eigenen Person liegenden Wert, die Zuversicht, sich in gewissen Maßen selbst wehren

[115] Donna Vita Verlag, Fachhandel, Kaiserstr. 139–141, 53113 Bonn

und schützen zu können ... all das wieder oder zum ersten Mal erleben zu können ist Ziel der Traumatherapie. Es kann maßgeblich dadurch unterstützt werden, dass man den betroffenen Menschen ein Gefühl dafür vermittelt, wo denn eigentlich die eigenen körperlichen und persönlichen Grenzen verlaufen. Neinsagenkönnen, Abweisen können, sich selbst und seine Körperoberfläche spüren können, den Sicherheitsabstand, den man zum Nächsten braucht, wahrnehmen lernen ... all dies lässt sich nach meiner Erfahrung gut durch konkrete Übungen unterstützen, von denen ich hier nur beispielhaft zwei erwähnen möchte.

»Nein-Sagen«

Ein Bilderbuch, wie z. B. das von Pro Familia »Mein Körper gehört mir«, ist ein netter und harmloser Anknüpfungspunkt, um sich in eine solche Szene hineinzuversetzen: Die Tante küsst immer so feucht, der Onkel will einem zu nah kommen, Struppi will einen immer im Gesicht schlecken etc. Wie kann man sich dagegen wehren, wie kann man in so einer Situation gucken, schreien, handeln, sprechen ... Dies alles lässt sich im Rollenspiel, mit viel Spaß auch mit Kamera und Video-Feedback prima ausprobieren.

Verteidigen und Erobern einer Insel

Einer bewohnt eine einsame Insel und will in Ruhe gelassen werden. Der andere will auch auf diese Insel und schippert auf einem Boot um sie herum. Welche Methoden zu Verteidigung oder Eroberung eingesetzt werden dürfen, wird zuvor ausgehandelt. Zum Beispiel ist es ein gewaltiger Unterschied, ob nur verbal oder auch körperlich gekämpft werden darf. Dieses Spiel wird mit anschließendem Rollenwechsel mehrfach wiederholt, sodass man beide Seiten kennen lernen und auch verschiedene Kampf-Methoden miteinander vergleichen kann. Wenn ich es mit jüngeren Kindern spiele, biete ich immer an, dass ich auf den Knien kämpfe, damit sie nicht so im Nachteil sind. Zudem geht es mir natürlich darum, dass alle auch das Erfolgserlebnis der Eroberung verspüren. Ich bringe also meinen eigenen Krafteinsatz als Verhandlungsmasse ins Spiel. Es ist nämlich ein riesiger Unterschied, ob das Kind eine basale emotionale Erfahrung (Erfolg haben bei Eroberung oder Verteidigung) machen möchte oder einen wirklichen Kräftevergleich sucht. Ich stelle mich niemals schwächer als ich bin, sondern dosiere meinen Krafteinsatz je nach Vereinbarung.

Beide Übungen haben den Vorteil, dass sie witzig sind und dass man sie im Prinzip mit Klein und Groß machen kann. Wenn ich sie die Teilnehmer meiner Fortbildungsgruppen durchführen lasse, ist es für mich immer wieder beeindruckend, beim Zuschauen zu erleben, wie viel Lebenslust und Energie sie freisetzen.

6. Bindung, Regression und therapeutische Beziehung

Wie ich im Abschnitt zu den Spaltungsmechanismen schon ausgeführt habe, sollten wir uns als Therapeuten davor hüten, uns selbst als zentrale Bezugsperson und Fixpunkt auf der Ebene der ersten Realität anzubieten. Wir sind es nicht!
Wir dürfen es allerhöchstens im Notfall vorübergehend sein, wenn wir feststellen müssen, dass es zur Zeit wirklich niemanden gibt, der für dieses Kind einsteht. In dieser Zeit besteht unsere therapeutische Arbeit ganz überwiegend im Stabilisieren des Kindes, nicht in der Bearbeitung traumatischer Erlebnisse. Vorrangig haben wir dafür Sorge zu tragen, dass das Kind in eine Lebensform überführt wird, die seinen vitalen leiblichen und seelischen Bedürfnissen gerecht wird. Insofern ist in dieser Phase eher eine sozialpädagogische denn eine psychotherapeutische Arbeit vom Therapeuten gefordert. Dies bedeutet im Umkehrschluss auch eine klare Begrenzung unserer Zuständigkeit: Da Psychotherapie so vieler Voraussetzungen bedarf, sollte man nicht jeden Auftrag annehmen.
Erst wenn wir wissen, welcher Erwachsene für dieses Kind zuständig ist und wir diesem auch genügend Vertrauen hinsichtlich der Sicherheit des Kindes entgegenbringen können, ist Traumatherapie sinnvoll. Bei früh und anhaltend traumatisierten Kindern ist Traumatherapie immer auch Bindungstherapie, denn im Allgemeinen stehen die Bindungskonflikte dieser Kinder im Vordergrund ihrer Befindlichkeit und ihres Verhaltens.

Besonders das Therapieende und das Ende einer jeden Therapiestunde sind Eckpunkte, an denen sich Bindungsstörungen und die Bedürftigkeit des Kindes manifestieren.
Wenn Kinder am Ende der Therapiestunde aufsässig werden oder plötzlich noch ganz viele dringende Einfälle haben oder von sich aus kurz vor dem Ende abbrechen, haben wir es mit einer Bindungsproblematik zu tun: Das Kind erwartet von uns (viel) mehr, als wir zu geben bereit sind. Es kann unseren professionellen Status nicht verstehen oder akzeptieren. Es leidet darunter, dass wir es wegschicken, dass wir es nicht mehr haben wollen.
Dieser sensible Punkt ist ein guter Anlass, mit dem Kind in einem ruhigen Moment über unseren Auftrag, unseren Beruf und dessen Grenzen zu sprechen. Dass wir es wegschicken liegt nicht daran, dass wir es nicht haben wollen, sondern daran, dass wir nicht seine Mama bzw. Papa sind. Und dass es bestimmt keine schöne Sache ist, weggeschickt zu werden. Die damit verbundenen Gefühle können auch mit einer Fremderzählung oder durch Einführung einer kommentierenden Figur (Handpuppe o. Ä.), die dem Kind sympathisch ist, ausgeführt werden. Trost und Hoffnung auf die nächste Stunde können oft erst wirksam werden, wenn wir die Härte anerkennen, die wir diesem Kind damit antun, dass wir es wegschicken und dies trotzdem guten Gewissens tun.
Ebenso sorgsam und offen müssen wir mit dem anvisierten Ende der Therapie umgehen. Ich halte nichts von unendlich langen Therapien, an deren Ende man sich längst gegenseitig überdrüssig oder man regelrecht zusammengewachsen ist. Die Therapie sollte zu Ende gehen, wenn es noch ein bisschen wehtut. Es darf nicht zu wehtun, aber ein bisschen ist wichtig, denn dadurch besteht die Chance, etwas ganz Fundamentales miteinander zu erleben: Trennung, Verlust und Abschied.
In manchen Kindertherapien wird man sich überwiegend auf der Ebene der »zweiten Realität« bewegt haben – aber auch hier fordert die »erste Realität« spätestens jetzt ihr Recht: Die gemeinsame Zeit geht zu Ende – »in echt«.
Indem dieser Trennungsprozess mit dem Kind bewusst erlebt und aktiv gestaltet wird, erlebt es, dass es diesem Verlust nicht passiv ausgeliefert ist, sondern auch hier einen Teil der Regie in der Hand hat. So lege ich das Therapieende weder meinerseits fest, noch entscheide ich es allein mit den Eltern bzw. Bezugspersonen, sondern stelle dem

Kind, sobald ich den Eindruck habe, dass wir den größten Teil der therapeutischen Arbeit geschafft haben, die Frage, wie lange es denn noch zu mir kommen möchte. Oftmals kommen dann ganz unrealistische Angaben, wie »noch drei Jahre« oder »bis ich aus der Schule komme«. In seltenen Fällen aber auch: »Na ja, noch zwei Mal.« Für den Realitätsbezug muss ich sorgen, dass nämlich die Krankenkasse für jede Stunde sehr viel Geld bezahlt und dass sie das nicht macht, damit wir eine lustige Stunde haben, sondern damit ich dem Kind und seiner Familie in bestimmten Dingen helfe. Die nächste Frage lautet dann präziser: »Was glaubst du denn, wie lange du mich noch brauchst?« Oder bei den Älteren: »Gibt es etwas, was du gerne noch mit mir zusammen lernen oder ändern möchtest?«

Bei denen, die ein überhastetes Ende vorschlagen, gebe ich eine Ich-Botschaft, um stellvertretend für das Kind oder den Jugendlichen das Gefühl der Bindung und des Verlustes auszudrücken: »Oh je, zwei Mal nur noch! Da merke ich, dass mir das zu wenig Zeit ist. Weißt du, ich brauche ja auch Zeit, um mich von dir zu verabschieden. Das ist ja auch traurig, dass wir uns dann nicht mehr sehen. Ich will das lieber nicht so im Hauruckverfahren machen. Was meinst denn du dazu? ...«

Es geht in diesem ersten Gespräch nicht um Festlegung, sondern um Annäherung an ein kritisches Thema, das zu gerne ausgeblendet oder im Hauruckverfahren durchgezogen wird. Der Abschied muss frühzeitig zwischen uns Thema werden, um einen allmählichen Prozess der Loslösung und Neuorientierung[116] zu ermöglichen. Nur so werden wir auch angemessen beurteilen können, ob das Kind wirklich schon zum Abschiednehmen in der Lage ist oder ob es z. B. nur aus Gründen der Bravheit oder der Coolness einem zügigen Ende zugestimmt hat.

Weiterhin ist mir wichtig, den Kindern, Jugendlichen und Bezugspersonen die klare Einladung auszusprechen, dass sie sich nach dem Ende der Therapie gerne wieder an mich wenden können, wenn sie das Gefühl haben, es wäre gut. Oft spreche ich auch einen Zeitraum ab, nach dem ich Kontakt haben möchte, um den weiteren Verlauf zu kontrollieren. An dieser Maßnahme ist nicht nur die Möglichkeit zur Nachsorge und zur Verlaufskontrolle begrüßenswert, sondern auch das Erleben von Kindern und Eltern, dass es sich hier nicht um einen

[116] ganz im Sinne von Hüther

endgültigen Abschied handeln muss. Bei diesem Abschied schlägt nicht das Schicksal brutal zu, sondern es ist eine gewollte Trennung, die vielleicht nur auf Zeit ist, die aber auf jeden Fall gemeinsam gestaltet und verarbeitet werden kann.
So wie das Ende wird auch der Anfang einer Stunde oder Therapie unter bindungsdiagnostischen Gesichtspunkten hoch illustrativ sein: Kinder, die mich ignorieren, mich nicht angucken können, mich beschimpfen, nicht ins Therapiezimmer gehen wollen, mich wegschicken wollen, die Mutter wegschicken, nicht alleine mit mir bleiben wollen ...
Interessanterweise ist die Beobachtung aus der Bindungsforschung mit Babys und Kleinkindern in gewisser Weise auch für den heranwachsenden Menschen zutreffend: Beginn und Ende eines Kontaktes sind besonders ergiebig für die Beobachtung von individuellen Bindungsmustern. Das, was im Wartezimmer passiert, ist in Bezug auf die Bindungsthematik ähnlich interessant wie das, was im Therapiezimmer passiert.
Ich möchte zu der Frage der therapeutischen Beziehung meine persönliche Entwicklung als Therapeutin skizzieren:
Im Laufe meiner Berufstätigkeit muss sich wohl die therapeutische Beziehung, die ich den Kindern anbiete, sehr geändert haben, denn der Charakter der Therapiestunden hat sich enorm gewandelt. Früher waren die fünfzig Minuten bei mir immer von sehr viel Aktivität und Action geprägt: Wir haben wie die Teufel gespielt, gekämpft, gemacht und getan. Die Phasen von Ruhe und Besinnung oder gemeinsamem Aushalten von Langeweile kamen recht kurz, und ausgesprochen regressives Spiel kam kaum vor. Ich hab mir das einerseits mit meinem Typ und meinen Vorlieben erklärt, andererseits aber auch damit, dass ich mit Heimkindern, also meist früh gestörten Kindern, arbeitete, für die Ruhe und Besinnlichkeit zu viel Bedrohung bedeuten. So scheiterte ich auch überwiegend mit meinem Versuch, mit den Kindern Entspannungsverfahren einzuüben.
Nun mag es an meinem zunehmenden Alter liegen, dass ich nicht mehr die unbegrenzte Power habe wie früher, oder an der (hoffentlich) zunehmenden Reife, die es nicht mehr nötig hat, sich als ständig fit, kompetent und stark zu präsentieren, sicherlich auch daran, dass ich jetzt nicht mehr in einer Institution, sondern in einer niedergelassenen Praxis arbeite. Dadurch sind die sozialen Netze der Kinder, mit denen ich jetzt arbeite, meist konstanter und zuverlässiger.

Aber ich glaube auch, dass sich etwas ganz Wesentliches in meiner therapeutischen Arbeit geändert hat, sodass jetzt deutlich mehr Ruhe in die therapeutische Arbeit und bei Jungs wie Mädchen lange Phasen des regressiven Spieles möglich geworden sind: Seit ich mit den Kindern auf die Suche nach dem symbolischen Erleben von Schutz und Geborgenheit gehe, ist der Anteil an Fürsorge und Zuwendung innerhalb der Therapiestunde deutlich gewachsen. Wenn man diesen »Dreh« erst einmal gefunden hat, dann stellt sich heraus, dass direkt verbunden mit den spontanen Aggressionsspielen Regressionsspiele sind: Notarzt und Sanitäter greifen bei Unfällen, Überfällen oder Kriegen ein; Trainer, Masseur und Coach sorgen sich um die erschöpften Kampfsportler; Tiermamas und -papas oder auch -pfleger verteidigen und pflegen ihren Nachwuchs, Tierärzte heilen ihn; Diener sind nicht nur die Fußabtreter, sondern sie können auch umsorgen …

Die andere, die bindungsnahe Seite des sozialen Miteinanders erhält so auch bei den tief bindungsverunsicherten Kindern Schrittchen für Schrittchen Einzug.

IX. Arbeit mit den Bezugspersonen

In den letzten drei Kapiteln sollen Themen angerissen werden, ohne die Traumatherapie mit Kindern zwar nicht durchführbar ist, die aber nicht mehr zum Hauptteil des vorliegenden Buches gehören, da es zwar um wichtige, aber überwiegend allgemeine Voraussetzungen der therapeutischen Arbeit geht.

Wenn man psychotherapeutisch mit Kindern arbeitet, hat man es im gleichen Atemzug mit familiären Systemen oder dessen Stellvertretern zu tun. In vielen Fällen von früh und anhaltend traumatisierten Kindern gehört zu den chronifizierten posttraumatischen Symptomen eine erhebliche Lernstörung oder ein fehlangepasstes Sozialverhalten, oft mit impulsgesteuertem, aggressivem Verhalten. In diesen Fällen ist die Kooperation auf die Schule oder Kindergarten auszuweiten, da während der therapeutischen Arbeit nicht mit einer schnellen Entschärfung der Problematik zu rechnen ist. Die Arbeit mit Kindern und selbst noch mit Jugendlichen kann nicht abgelöst von diesem System (bzw. Systemen) durchgeführt werden. Aufgrund dieser Erkenntnis ist eine breite Strömung innerhalb von Beratung und Psychotherapie entstanden, die das einzelne Kind primär als Teil seines Systems versteht und deswegen seine Problematik oder Symptomatik als Auswirkung von Dysfunktionen im System betrachtet. Diese familientherapeutische Betrachtungsweise ist in vielen Fällen äußerst hilfreich, weil sie den Fokus weg vom Einzelnen hin zum Ganzen verlagert und so oftmals die Ebene findet, auf der die Probleme eigentlich entstehen und sich immer wieder neu generieren. Insofern ist die Entwicklung in den Erziehungsberatungsstellen zu einer schwerpunktmäßig systemtherapeutischen Betrachtung eine sinnvolle Veränderung der letzten beiden Jahrzehnte.

Für die in diesem Buch vorgestellten Kinder und Jugendlichen und ihre Familien käme man aber mit einer familientherapeutischen Behandlung nicht sehr weit. Allerdings stellt die Unterstützung durch die Familie eine ungeheuer wichtige Ressource für das traumatisierte Kind dar, die sogar eine pathologische Entwicklung verhindern kann, wenn sie vom Augenblick des Trauma-Ereignisses an wirkt und wenn dem Kind zuvor ein ausgewogenes Verhältnis von Schutz, Bindung und Selbstständigkeit zur Verfügung gestellt worden ist. In der Praxis suchen Familien allerdings ganz überwiegend die psychologische Unterstützung erst Monate oder Jahre nach dem Trauma-Ereignis. In der Praxis hat oft nicht nur das einzelne Kind, sondern die ganze Familie unter diesem Ereignis und seinen Nachwirkungen gelitten, sodass selbst bei bewusstem Bemühen um das Kind dieses meist nicht seinen dringenden Bedürfnissen gerecht wird. Diese Umstände bewirken, dass sich spezifische posttraumatische Bewältigungs- und Vermeidungsmechanismen einstellen, um die durch die Trauma-Erfahrung ausgelösten kortikalen Übererregungs- und traumaspezifischen Gedächtnisprozesse in den Griff zu bekommen. Dadurch, dass durch das traumatische Erlebnis eine erhebliche Störungsquelle in das Kind hineingepflanzt wurde, lässt sich die Symptomatik nicht mehr primär systemisch verstehen. Selbst und gerade bei innerfamiliärer Traumatisierung kommen wir ohne traumapsychologische Perspektive nicht weiter.

Allerdings bleibt es eine für die Forschung spannende systemtherapeutische Fragestellung, was im Falle innerfamiliärer Täter-Opfer-Konstellationen familiendynamisch passiert, wie sich zum Beispiel die Rollen aufeinander einspielen.

Unglücklicherweise gibt es aber nun gerade innerhalb der systemischen Schulen viele Vertreter, die, wenn es sich um innerfamiliäre Übergriffe oder den Verdacht auf diese handelt, das Zusammenbringen von Täter und Opfern anstreben. Dadurch nehmen sie – sicherlich unbeabsichtigt und aufgrund mangelnden traumapsychologischen Wissens – ein erhebliches Risiko in Kauf, das Kind zu retraumatisieren, es in unsichtbare Bewältigungsstrategien des Dissoziierens und Täuschens hineinzuzwingen und damit zu konterkarieren, was aus traumapsychologischer Sicht entscheidend ist: Nämlich für die objektive Sicherheit und für das subjektive Sicherheitsgefühl des Kindes zu sorgen. Man denke bitte daran, dass die wegweisenden Kollegen in der Behandlung erwachsener Traumaopfer, wie *Luise Reddemann,* klipp und klar den Grundsatz aufstellen, dass Traumatherapie nur unter Trennung vom Täter durchgeführt werden darf!

Dennoch glaube ich, dass es ein interessantes und keineswegs vergebliches Projekt wäre, systemtherapeutische mit traumatherapeutischen Sichtweisen und Methoden zusammenzubringen, um nach einem gemeinsamen Konzept zu suchen.

1. Prinzipien für die Arbeit mit Bezugspersonen

An dieser Stelle skizziere ich aus ausschließlich kindertherapeutischer Sicht die Prinzipien, die sich aus der Traumatherapie für die Arbeit mit den Bezugspersonen ableiten. Die wichtigsten Aspekte sind schon in verschiedenen Zusammenhängen aufgetaucht:

Aufklärung
Die Bezugspersonen müssen über das Störungsbild, das bei ihrem Kind vorliegt, detailliert aufgeklärt werden. Fundierte Information führt oftmals schon zu einer erheblichen Entlastung in der Familie.

Vertrauensvolle Zusammenarbeit
Die vertrauensvolle Arbeit mit dem Kind geht nur in Verbindung mit einer vertrauensvollen Zusammenarbeit mit den Bezugspersonen.

Zusammenarbeit mit Schule und Kindergarten
Wenn es in Kindergarten oder Schule zu größeren Problemen kommt, muss der Kontakt zu den dortigen Pädagogen hergestellt werden. Ihre Akzeptanz und Unterstützung des Kindes und seiner Therapie ist von entscheidender Bedeutung. Zugleich kann es sehr wichtig sein, dass wir mit diesen Personen verhaltensregulierende Maßnahmen absprechen, wie zum Beispiel Rückmelde- oder Verstärkerprogramme, die das Kind in der Gemeinschaft tragbar machen und nicht der therapeutischen Entwicklung entgegenstehen. Wenn das Kind erlebt, dass alle »an einem Strang ziehen«, findet es sich selbst auch besser zurecht.

Dosierte Konfrontation
Wenn sich herausstellt, dass die Bezugsperson, die mir das Kind gebracht hat, einen schädigenden Einfluss auf das Kind hat, muss ich dies relativ bald thematisieren. Thematisieren heißt in unserem Zusammenhang primär, Bemerkungen, Hinweise oder Beobachtungen aufgreifen und nachfragen. Oder allgemein kritische Situationen ansprechen und nach den konkreten Erfahrungen in der Familie fragen. Zuerst geht es immer um genaue Schilderungen. In diesen Fällen kann es sehr sinnvoll sein, sowohl Kind als auch Erwachsene gemeinsam

zum Gespräch da zu haben. Dies setzt allerdings schon eine erhebliche Ichstärke des Kindes voraus. Wenn diese gegeben ist, können sich konkrete innerfamiliäre Situationen wunderbar erhellen. Ansonsten muss man sich die Konfrontation des Kindes mit dem Erwachsenen gut überlegen, denn der Therapeut nimmt in dieser eine Position ein, die beiden Seiten zugetan ist, und kann das Kind dadurch nur noch bedingt stützen. Dies ist eine konfliktträchtige Situation, die in einem Team besser zu lösen wäre.
Wenn das Kind sich diese Konfrontation nicht zutraut, ist es oft so, dass es sich wünscht, dass ich seine Nöte mit seinen Bezugspersonen alleine thematisiere. Wenn dies der Fall ist, spreche ich sehr genau mit ihm ab, was ich dann sagen soll, denn bei jedem Wort handelt es sich um eine Preisgabe.
Natürlich wäre es vorstellbar, dass auch der Erwachsene einem solchen Gespräch nicht gewachsen ist. Dies könnte z. B. dann der Fall sein, wenn ein verheimlichtes Suchtverhalten oder suizidale Tendenzen der Bezugsperson zur Sprache kommen sollen. Allerdings habe ich es bisher noch nicht erlebt, dass es zu unvereinbaren Darstellungen der beiden Seiten oder zwischenmenschlichen Eskalationen gekommen wäre.
Erst nach der konkreten Darstellung geht es im Gespräch darum, wie die Beteiligten ihr eigenes Verhalten und das des anderen einschätzen.
Schließlich frage ich nach, was sie sich wünschen würden und was sie selbst dazu beitragen könnten.

Vernetzung der Helfer

Wenn sich herausstellt, dass das System einen negativen Einfluss auf das Kind hat, der sich meiner Einflussnahme entzieht, muss ich als Therapeutin sehr schnell ein Hilfsnetz für die Familie aufbauen. Dazu können gehören: Eigentherapie für die Bezugspersonen, mit deren Therapeuten Kontakt herstellen, familiäre Ressourcen außerhalb der Kernfamilie mobilisieren, Kontakt zum Allgemeinen Sozialen Dienst bzw. Jugendamt aufnehmen, ambulante Erziehungshilfe einleiten, Trennung vom Kind thematisieren etc. Dies alles, so schwer es ist, ist niemals gegen die Beteiligten gerichtet, z. B. um sie zu bestrafen oder bloßzustellen, sondern allein aus der Sorge für das Kind. Diese weitgehenden Maßnahmen sind im Allgemeinen bei anhaltenden, Generationen überspannenden »Traumakarrieren« vonnöten, immer aber auch bei suizidalen Tendenzen, psychotischen und affektiven Störungen oder Suchtkarrieren der Hauptbezugsperson. Diese haben einen so nachhaltig schädigenden Einfluss auf das Kind, dass eine isolierte Kinderpsychotherapie immer erfolglos bleiben muss bzw. eine Aufrechterhaltung der inakzeptablen Situation bewirkt wird.

Aufklärung der Kinder über ihre Eltern

Vor diesem Hintergrund habe ich mich seit einigen Jahren dazu entschlossen, mit Kindern auch die Störungen ihrer Eltern detailliert zu besprechen. Wenn sich z. B. bei der Mutter dissoziatives Verhalten herausgestellt hat, bitte ich sie um ihr Einverständnis, dieses Phänomen und seine Bedeutung mit ihrem Kind besprechen zu dürfen. Wenn sich herausgestellt hat, dass der Vater depressiv ist, so bespreche ich mit den Kindern die Logik dieser Erkrankung. Wenn ein Kind suchtkranke Eltern hat, so bespreche ich mit ihm die Dynamik der Sucht.

Es geht niemals darum, dass das Kind Mitleid mit seinen Eltern haben soll, sondern ganz im Gegenteil: Es geht darum, das Kind zu entlasten.

Ein Beispiel: Wenn der Vater seinem Kind immer wieder verspricht, nie wieder zu trinken, es aber doch immer wieder tut, dann liegt das nicht daran, dass er sein Kind nicht wirklich liebt, sondern daran, dass in seinem Kopf eine andere Macht sitzt, die ihm ständig einflüstert »Trink, trink, trink – dann geht es dir viel besser!«, die ihn zu den Alkoholregalen schiebt. Er muss jederzeit mit dieser Suchtmacht im Kopf kämpfen, um ihr nicht nachzugeben. Und das geht oft schief. Das liegt dann aber nicht an seinem Kind, sondern daran, dass seine Kraft gegen die Suchtmacht nicht ausgereicht hat. Und die kann ihm auch niemand geben, nicht das Kind und nicht die Frau. Nur er selbst kann daran etwas ändern. Aber nicht durch den Entschluss, nichts mehr zu trinken – damit gewinnt er nicht die Kraft, die er gegen die Suchtmacht braucht. Sondern nur, indem er sich zu seiner Sucht bekennt und einsieht, dass er dringend Hilfe von Fachleuten und erfahrenen Leidensgenossen braucht, die es geschafft haben. Usw. usf.

Das Ziel ist es, die Zuständigkeiten klar zu machen und die Verantwortung vom Kind zu nehmen.

Man rechne bitte nicht damit, dass man sich als Therapeut mit dieser Aufklärung beim Kind unbedingt beliebt macht. Obwohl ich sehr

oft meine Erläuterungen als Hypothese anbiete oder als Fremderzählung, können Kinder diese Darstellung als Affront wahrnehmen, der ihre Loyalitäten verletzt. Letztlich habe ist es aber immer als ganz entscheidenden Schritt zur seelischen Genesung der Kinder wahrgenommen, dass sie ein neues, ein realistisches Erklärungsmodell zur Verfügung gestellt bekommen von dem, was ihnen alltäglich widerfährt. Letztlich ist es ja auch einfach, das Verhalten von depressiven, psychotischen, suchterkrankten, gespaltenen etc. Menschen konkret zu beschreiben und vorherzusagen, weil es so festgefahren, prägnant und unflexibel ist.
Wenn diese Gespräche im Einverständnis mit dem betroffenen Erwachsenen geschehen, sind sie sehr erfolgreich. Zumindest die Unterstützung einer wichtigen, nicht betroffenen Bezugsperson ist wichtig für dieses Gespräch.

Respekt
Generell gilt für die Arbeit mit den Bezugspersonen, dass die Beobachtungen, Beschreibungen und Vermutungen der kontaktherstellenden Bezugspersonen ernst genommen werden müssen, auch wenn sie mir nicht ins Konzept passen. Allmählich werden ihre eigenen Anteile an der Problematik des Kindes in die Gespräche mit einbezogen. Dies geschieht auf der Basis von Respekt und dem Wunsch, die Situation der Familie verstehen zu wollen, um allen Beteiligten und insbesondere dem Kind weiterhelfen zu können.

2. Ist die Therapeutin die bessere Mutter?

Wer von uns Therapeutinnen glaubt, dass die Frage nach der besseren Mutter in ihrer psychotherapeutischen Tätigkeit keine große Rolle spielt, irrt sich gewaltig. Selbst männliche Kollegen können sich nicht ganz aus diesem Spannungsgefüge herausnehmen, denn sie stehen automatisch in Konkurrenz zu den diversen Vaterfiguren und eventuell auch zur Mutter.
Wer sich selbst als Mutter um ein schwieriges Kleinkind gekümmert hat, wird phasenweise heftige aversive Affekte gegen das eigene Kind gespürt haben. Diese bleiben nicht aus, wenn wir uns dem eigenen

Kind gegenüber in seinem endlosen Gebrüll und Gequengel hilflos erleben.
Diese Erfahrung macht demütig!
Wer dieses am eigenen Leib erlebt hat, dem fällt es leichter, Eltern, die an der Erziehung scheitern, verständnisvoll gegenüberzutreten. Denn die Eltern, mit denen wir es zu tun haben, schleppen ja oft einen vollen Rucksack mit zusätzlichen Belastungsfaktoren mit sich herum: Allein erziehend, ohne Unterstützungssystem, wirtschaftlich und sozial bedroht, geringe Bildung, Immigrationshintergrund … Allein schon diese faktischen Stressmomente verstärken das subjektive Gefühl von Hilflosigkeit durch objektive Überforderung. Wenn wir uns in die Situation dieser Familien einmal hineinversetzen würden, dann würde uns wahrscheinlich schnell klar sein, dass wir mit ihnen keinesfalls tauschen wollen.
Hinzu kommen die bedeutenden Defizite im Bindungs- und Schutzverhalten der Eltern, die sie sich ja zumeist nicht freiwillig zugelegt haben, sondern aufgrund biografischer Erfahrungen in ihrer eigenen Kindheit leidvoll eingeprägt bekamen. Diese letzten Faktoren bestimmen die zuweilen verheerenden emotionalen Verhältnisse in den wohlsituierten Familien, die ebenfalls unter denen sind, die unsere Hilfe aufsuchen.
Und machen wir uns nichts vor: Die Kinder und Jugendlichen, die zu uns in Therapie gebracht werden, hätten wir, so wie sie am Anfang beieinander sind, in den meisten Fällen gar nicht gerne bei uns zu Hause am Tisch sitzen. Sie sind tatsächlich oft schwierig – oftmals viel schwieriger, als es uns die Eltern darstellen! Es mit ihnen auszuhalten, ist eine Leistung, die gewürdigt werden sollte – auch wenn die Eltern selbst einen erheblichen Anteil an der Problematik haben. Heißt das, dass ich mich mit den Eltern gegen ihr Kind verbünde, um mich nicht mit dem Kind gegen seine Eltern zu verbünden?
Keineswegs!
Es heißt aber, dass ich, auch wenn ich primär eindeutig für meinen jungen Patienten da bin, niemals vergessen darf, die Situation auch aus dem Blickwinkel seiner Bezugspersonen zu betrachten. Dies bewirkt eine Spannung in mir, aber sie resultiert aus Gegensätzen, die fruchtbar gemacht werden können. Es ist kein Antagonismus. »Mother-Cheating« und »Parents-Blaming« sind für uns keine Option! Dieser Grundsatz gilt sogar in dem extremen Fall, dass das Kind vor seinen leiblichen Eltern geschützt werden muss. Selbst wenn die

Eltern ihr Kind so ungebrochen seelisch und/oder körperlich misshandeln, dass wir eine totale Trennung von Kind und Eltern befürworten, dürfen wir die leiblichen Eltern nicht abwerten – auch nicht für uns ganz im Privaten! So klar es werden muss, dass Mutter oder Vater das Kind nie hätten so behandeln dürfen, so spürbar muss für das Kind sein, dass ich bei aller grundsätzlichen Kritik seine Eltern respektiere – zumindest dafür, dass sie ihm das Leben geschenkt haben. Wenn wir das nicht schaffen, dann agieren wir den Spaltungsmechanismus, der doch therapeutisch bearbeitet gehört!

3. Ein Modell für die Familienarbeit bei stationär aufgenommenen Kindern in der Jugendhilfe

In der ambulanten Praxis ist dieser Grundsatz wesentlich leichter zu verfolgen als in stationären oder teilstationären Einrichtungen. Leibliche Eltern, die ihre Kinder zur ambulanten Therapie anmelden, haben nach meiner Erfahrung heutzutage fast immer ein Vorwissen und auch Bereitschaft, über die eigenen Anteile nachzudenken. Je professioneller das Kind aber betreut wird, desto schwieriger ist es, diese persönliche Seite in der Interaktion mit dem Kind mit den (professionellen) Bezugspersonen zu erarbeiten. Meines Erachtens zeigt sich dies schon bei Pflegeeltern, aber erst recht in stationärer oder teilstationärer Betreuung.

Die Probleme der begleitenden Arbeit mit professionellen Bezugspersonen sind in dem Überlappen der unterschiedlichsten Beziehungsebenen begründet:

Zum einen begegnen sich Profis (Pädagogen und Therapeuten) untereinander, sodass leicht eine Konkurrenzsituation aufkommen kann. Zum anderen muss sich ein Profi im Rahmen seiner Berufstätigkeit persönlich offenbaren. Dies wird wohl sonst kaum von Berufstätigen verlangt.

Wenn dies nun innerhalb einer Institution passieren soll – d. h. der behandelnde Psychologe ist in der Institution angestellt und hat beratende Funktion für das Team –, so kommt zusätzlich der Hierarchieaspekt ins Spiel. Selbst wenn der Psychologe »nur« im Stab ist und nicht in der »Linie«, kommt ihm automatisch eine institutionelle Kontroll- und Machtfunktion zu. D. h., je weiter sich ein Erzieher öffnet, desto mehr liefert er sich der Institution aus. Das bedeutet keineswegs, dass ich die Arbeit von angestellten Psychologen bzw. Therapeuten grundsätzlich für bedenklich halte. Ganz im Gegenteil finde ich aufgrund meiner Heimerfahrungen, dass da sehr viele Chancen liegen, die ich als ambulante Therapeutin in der Zusammenarbeit mit der Institution nicht mehr habe. Ich ziehe aus der faktischen Überlappung vielfältigster Ebenen innerhalb einer Institution lediglich die Schlussfolgerung, dass dort dringend genaue Arbeitsplatz- und Funktionsbeschreibungen vonnöten sind, um eine faire und für alle Seiten transparente Kooperation zu ermöglichen. Zu der emotionalen Seite des Konfliktes zwischen Kind, Erzieher und Therapeut in einer Institution habe ich mich schon früher (s. S. 234 f.) im Zusammenhang mit Spaltungsmechanismen auf der Systemebene ausführlich geäußert.

In Bezug auf die Arbeit mit den leiblichen Bezugspersonen des Kindes im stationären Setting halte ich im Fall schwerer Vernachlässigung oder Grenzüberschreitungen, die zur Fremdplatzierung führten, ein Modell der Arbeitsteilung für unumgehbar: Je katastrophaler Eltern ihre Verantwortung gegenüber ihrem Kind vernachlässigen oder ihre Vormachtstellung ausgenutzt haben, desto klarer muss die Arbeit mit ihnen von der Arbeit mit dem Kind personell getrennt werden. Ein Kind, das aus diesen Gründen stationär in eine Einrichtung der Jugendhilfe aufgenommen wurde, lebt tagtäglich mit seinen Betreuern. Sie müssen oftmals erleben, wie diese Eltern ihre Kinder instrumentalisieren (z. B. indem sie zur Erfüllung elterlicher Bedürfnisse herangezogen werden), manipulieren (z. B. indem sie mit Geschenken und Versprechungen gebunden und indem sie gegen das Heim aufgehetzt werden) oder sogar während der Wochenendbeurlaubung verängstigen. Sie erleben, wie die Eltern Zusagen brechen und durch neue Versprechungen ersetzen, wobei die stärkste Verwirrung von der Ankündigung ausgeht, das Kind bald aus dem Heim »herauszuholen«. Die Betreuer beginnen automatisch und zu Recht, sich mit dem Kind, seinen Interessen und seinem Recht auf Leben zu verbünden. Wenn diese Pädagogen die Elternarbeit erledigen sollen, kann das nicht gut gehen! Für diese Familien muss eine strikte Arbeitsteilung her, mittels der die Kontakte und vor allem die inhaltliche Auseinandersetzung mit den Eltern durch eine andere Fachkraft wahrgenommen werden. Die Psychotherapie des Kindes muss wiederum in anderen Händen liegen. Alle drei Fachgruppen arbeiten außerhalb der Grenzen ihrer Schweigepflicht zusammen, sind sich ihrer unterschiedlichen Perspektiven bewusst und bemühen sich dadurch, den Spaltungsprozessen, die durch Eltern und Kinder aufgrund ihrer Störung zwangsläufig in die pädagogische Arbeit hineingetragen werden, entgegenzuwirken:

Die *Vernetzung der arbeitsteilig arbeitenden Fachgruppen* ist die Basis, auf der die Spaltungsmechanismen aufgefangen werden können.

Das folgende Zitat einer Patientin soll illustrieren, dass der Spaltungsprozess auch genau andersherum funktionieren kann – so wie man es gar nicht erwartet. Es stammt von einer jungen Frau, bevor sie begann, ihre Kindheit, die zum größten Teil einer Amnesie unterlag, allmählich wieder zu erinnern. Von der Amnesie nicht betroffen war folgende Begebenheit:

»Als ich zehn war, kam ich mit meinen Geschwistern ins Heim. Zuerst war ich froh, nicht mehr zu Hause sein zu müssen. Die Erzieher waren ziemlich nett zu uns. Aber nach einiger Zeit kam uns unsere Mutter besuchen. Sie setzte sich mit der Erzieherin in die Küche, und wir durften nicht zuhören, was die beiden beredeten. Aber ab da war es vorbei. Ich galt bei den Erziehern nichts mehr. Ich fühlte deutlich, wie sie mir misstrauten und mich ab da für alle Schwierigkeiten in der Gruppe verantwortlich machten. Ich bin mir hundertprozentig sicher, dass meine Mutter ihnen eingeredet hat, dass ich durch und durch gemein und verlogen bin. Meine Mutter konnte fremde Menschen immer total überzeugen. Ab da war das Heim für mich die Hölle.«

Selbst wenn dieses Erlebnis von der jungen Frau fehlattribuiert wurde – es könnte z. B. sein, dass das Gespräch in der Küche ganz andere Inhalte hatte, das Kind aber aufgrund der vermuteten Diskreditierung begann, sich misstrauisch und aversiv gegen die Betreuer zu verhalten –, ist es deutlich, wie der Spaltungsmechanismus zu wirken begann, als die Mutter direkten Einfluss auf die Betreuer ihrer Kinder nahm.

Sollte die junge Frau es richtig wahrgenommen haben, dann könnte man vielleicht denken, dass sich die Betreuer ungewöhnlich unfachlich verhalten haben. Dazu kann ich nur sagen: Sicherlich unfachlich, aber entziehen Sie sich einmal dem Einfluss eines Menschen, der den Spaltungsmechanismus lebt! Da habe ich schon viele Fachleute straucheln sehen. Und zwar einfach deswegen, weil auch wir Fachleute – wie alle Menschen – primär auf die nonverbal-affektive Beziehungsebene reagieren. Wenn auf dieser Ebene Vertrauenswürdigkeit, Echtheit und Betroffenheit ausgestrahlt wird, dann reagieren wir genau darauf. Die Darstellungen, die uns auf der Inhaltsebene übermittelt werden, werden dann oftmals völlig unkritisch übernommen und regelrecht geglaubt. Dagegen wird das, was auf der Ebene des Faktischen gegen diesen Menschen spricht, ignoriert, umgedeutet oder verharmlost. Und dies geschieht alles, weil er so mitreißend, sympathisch und überzeugend wirkt.

Ich möchte abschließend das arbeitsteilige Modell der Einrichtung vorstellen, in der ich zehn Jahre gearbeitet habe. Meine Beschreibung bezieht sich auf den aktuellen Stand, also nicht auf den Stand während meiner Tätigkeit dort[117].

Es handelt sich um einen großen Dachverband der Jugendhilfe, der unterschiedliche Einrichtungen umfasst: Jede Einrichtung hat zusätzlich zu den pädagogischen Wohngruppen und deren Erzieherteams und zu der Leitung psychologische Fachkräfte für Diagnostik, Beratung und Therapie und je einen Sozialpädagogen mit familientherapeutischer Ausbildung für die Beratung und Begleitung der Eltern.

Die Arbeit mit den Eltern ist inzwischen grundsätzlich an diese Fachkräfte delegiert. Sie haben die Aufgabe, alle Informationen und Einschätzungen bezüglich des Kindes zu bündeln und für die Eltern einheitlich zu interpretieren. Sie fangen die aversiven oder symbiotischen Beziehungsangebote seitens der Eltern auf und bearbeiten sie mit ihnen, anstatt dass diese an die Erzieher weitergereicht werden. Dadurch entfällt weitgehend die manipulative Dynamik in den pädagogischen Alltag hinein. Die in jedem Fall mitschwingende Frage nach der besseren Mutter kann also bei einer eher neutralen Person bearbeitet und zumindest gemildert werden, was im Falle einer Funktionsüberschneidung der Arbeit mit dem Kind und der Arbeit mit den Eltern nicht machbar wäre.

---

[117] Ich danke den im Martin-Luther-Haus arbeitenden Sozialpädagogen Renate Körber und Rainer Kühnlein dafür, dass sie mir die Arbeitsweise ihrer Abteilungen konzeptionell erläutert haben.

Der Nachteil dieses Modells ist, dass Erzieher und insbesondere Sozialpädagogen im Erziehungsdienst eventuell in dieser Funktionsentflechtung keine Entlastung und Unterstützung sehen können, sondern sich in ihren Kompetenzen beschnitten fühlen. Diese Konkurrenzsituation zwischen den verschiedenen Fachgruppen ist zwar nicht leicht aufzulösen, aber durch fachliche Argumentation, gegenseitigen Respekt und praktische Erfahrung kann dies gelingen.
Ein weiterer Nachteil ist, dass die Erzieher die Kinder natürlich besser kennen und so von Seiten der Eltern und Erzieher ein verständlicher Wunsch nach direktem Austausch besteht, der mit diesem Modell nicht so spontan befriedigt werden kann. Es können sich aber die Erzieher und Eltern unter Federführung des »Familienarbeiters« zusammensetzen und sich unter seiner Moderation austauschen.
Das beschriebene arbeitsteilige Modell ist bei sehr kleinen Einrichtungen und Pflegefamilien nicht durchführbar. Dies ist bedauerlich, denn ich habe schon genau aus den beschriebenen Gründen hervorragende pädagogische Arbeit in Kleinstheimen und Pflegefamilien scheitern sehen. Andererseits habe ich in diesen Einrichtungen sehr positive Verläufe gesehen, wenn die leiblichen Eltern keine aktive Rolle mehr im Leben des Kindes gespielt haben. Die Regelung mancher kleinen Einrichtung, die Elternarbeit bei der Leitung anzusiedeln, birgt ebenfalls erhebliches Konfliktpotenzial, denn erstens verträgt sich die Leitungsfunktion nicht mit der Compliance für die Eltern und zweitens wirkt die Leitung selbstverständlich erheblich auf den pädagogischen Prozess ein und trägt so die Derivate des Spaltungsprozesses in den Alltag der Gruppe.
Die interessanteste und sehr lesenswerte Veröffentlichung zur Pädagogik im stationären Setting mit traumatisierten Kindern stammt von *Wilma Weiß*[118]. Dieses von mir beschriebene Modell einer klaren Arbeitsteilung steht allerdings in deutlichem Gegensatz zu dem von *Wilma Weiß* geforderten Umgang mit Traumata in den Einrichtungen der Erziehungshilfen. Sie hält es für notwendig, eine Bearbeitung der traumatischen Erfahrungen in die Alltags- und Gruppenpädagogik aufzunehmen, sodass Pädagogen zusätzlich zu ihren Funktionen des Betreuens, Erziehens, Beschützens und Begleitens eine heilende Funktion übertragen bekommen: Der Sinn der Trennung von den Eltern durch Aufnahme in das Heim könne von den Kindern »nur

[118] Wilma Weiß (2003), Philipp sucht sein Ich

dann erfasst werden, wenn für die Mädchen und Jungen die Möglichkeit besteht, von ihrer Welt zu berichten … Die Gewalterfahrungen dürfen, ja sie sollen von den PädagogInnen angesprochen werden.«[119]
Da die Auffassung der Autorin von Traumatherapie darin besteht, dass Kinder dort die »traumatischen Ereignisse mit allen Empfindungen« wahrnähmen – eine Auffassung, die ich strikt ablehne, da es für Kinder nur schädlich ist, wieder in die Opferrolle gebracht zu werden –, grenzt sie davon die pädagogische Bearbeitung von Traumata als eine kognitive Arbeit, z. B. in Form der Biografiearbeit, ab: »Eine Aufgabe der Pädagogik ist es, die Mädchen und Jungen bei einer kognitiven Neuordnung ihrer Lebensgeschichte zu unterstützen. Die Gefühle und das damalige Erleben werden nicht zum eigentlichen Gegenstand der pädagogischen Bearbeitung.«[120]
Dieses Konzept pädagogischen Arbeitens halte ich für riskant, weil es eine Überfrachtung darstellt, weil es den Konkurrenzkonflikt zwischen den »bösen« Eltern und den »guten« Erziehern nährt und damit den Loyalitätskonflikt in den Kindern verschärft. Die Dynamik der Spaltungsmechanismen halte ich für die entscheidende Kraft in und um diese Kinder herum, und mit dieser Dynamik müssen wir aktiv arbeiten. *Weiß* scheint davon auszugehen, dass, wenn es nur gelingt, die Kinder fest genug an eine exklusive Betreuungsperson im Heim zu binden, sie dann die eigenen Eltern loslassen könnten. »Das Heim gilt dann als akzeptable Alternative, wenn sie eine exklusive Beziehung … aufbauen konnten.«[121] Dies halte ich nur für den Fall für richtig, in dem die leiblichen Eltern nicht mehr an dem Kind ziehen oder sich aus anderen Gründen die Bindungen sehr gelockert haben. Dies ist eher selten der Fall. Leider äußert sich *Weiß* kaum über diese Dimension der Heimpädagogik. Die richtige Feststellung, dass eine intensive Bindung nicht unbedingt eine gute Bindung ist[122], reicht da nicht hin. Auch für die Erzieher stellt sich die Kardinalfrage: »Sind wir die besseren Eltern?«

---

[119] ebd., S. 73. Allerdings zeigt sich bei den, leider nur raren, konkreten Beispielen für dieses Ansprechen, dass Weiß offensichtlich an eine auch in meinen Augen notwendige Äußerung denkt wie: »Das gibt es öfter, die Erwachsenen haben Schuld, obwohl sich die Kinder schuldig fühlen.«, wenn die Kinder von sich aus über sexuelle Gewalt sprechen (S. 107).

[120] ebd., S. 75 f.

[121] ebd., S. 85

[122] ebda S. 43

4. Kulturabhängige Beziehungsaufnahme

Diesen Aspekt halte ich einerseits für die größte Herausforderung an die Psychotherapie der Zukunft, andererseits stehe ich ihm am hilflosesten gegenüber: Je fremder uns der kulturelle Hintergrund ist, desto fremder sind uns die Mechanismen in diesem System, seine Werte und Ziele. Da diese Dinge nicht explizit formuliert werden, sondern implizit tradiert, gelingt es auch nur teilweise, sich über sie verbal zu verständigen. Unser Geschäft wird zusätzlich dadurch erschwert, dass der kulturelle Unterschied von der hilfesuchenden Familie zuweilen offensiv negiert oder zumindest unwillig thematisiert wird – vielleicht aus der Angst heraus abgelehnt oder als nicht dazugehörig identifiziert zu werden. Je fremder uns das System ist und bleibt, desto weniger gelingt uns die Perspektivenübernahme, desto weniger können sich die Hilfesuchenden verstanden fühlen, desto weniger können wir unser Verhalten auf diese Familien einstellen.
Eine türkische Kollegin in einer Fortbildungsgruppe berichtete uns: »Ich arbeite vorwiegend mit türkischen Familien. Das funktioniert völlig anders, als ihr euch das vorstellt. Ein türkischer Familienvater will klare Anweisungen von mir hören, an die er sich halten kann. Wenn ich das vermeide, tauge ich nichts für ihn. Ich untersage ihm zum Beispiel klipp und klar, sein Kind zu schlagen. Wenn er sich nicht daran hält, drohe ich ihm an, es dem Jugendamt zu melden. Nur so funktioniert es.« Ein Blick in die Runde der fünfzehn anwesenden Kolleginnen und Kollegen illustrierte deutliche Betroffenheit und Ratlosigkeit: Sollen wir uns etwa türkischen Familien genauso gegenüber verhalten? Nein, danke!
Andererseits erlebe ich es am eigenen Leib, welchen Unterschied die Autorität ausmacht, die mir als Diplom-Psychologin und Psychotherapeutin in der Beratungsarbeit zugeschrieben wird: Während ich es aus meiner Heimzeit kenne, dass ich mit den pädagogischen Bezugspersonen der Kinder jede Empfehlung psychologisch ableiten und begründen musste und dennoch immer nur unter Vorbehalt angehört wurde, scheiterte ich bei den familiären Bezugspersonen dieser Kinder eher an einer ganz anderen Differenz: Mir fiel es schwer, mich in deren Alltagssituation hineinzudenken, und ihnen fiel es aufgrund geringer psychosozialer Ressourcen schwer, meine Empfehlungen, die sie vielleicht an sich für richtig hielten, umzusetzen. Ganz anders

verhält es sich mit dem Betreuerteam aus Laien im bosnischen Kinderheim Dom Duga: Dort scheint eine völlige Offenheit bis Autoritätsgläubigkeit mir gegenüber zu bestehen. Das, was ich sage, wird eins zu eins umgesetzt. Es wird schlicht und einfach vorausgesetzt, dass das stimmt, was ich sage, und es bestehen die persönlichen Kompetenzen, meine Empfehlungen in der Praxis zu überprüfen. Manches davon hat sich sicherlich nicht bewährt und wurde dann fallen gelassen, aber das änderte nichts an der Einstellung des Teams zu mir. Und obwohl ich ihnen ganz wesentliche Züge ihrer Arbeit nicht vermitteln konnte, vor allem die Pikler-Pädagogik, die sie in Ungarn lernten, und sie von mir dadurch faktisch unabhängig geworden sind, hat auch dieses nicht so viel an ihrer Einstellung zu mir geändert: Ich bin weiterhin eine geschätzte Autorität.

Auf dem Boden dieses Autoritätsvorsprungs lässt sich angenehm arbeiten, aber er lässt sich natürlich auch leicht missbrauchen. Vor allem scheint mir aber auch dieses Verhältnis nicht typisch für unsere hiesige Beratungssituation mit ausländischen Familien zu sein. Ich habe den Eindruck, dass sich in dieser Situation der Erwartungsdruck bezüglich konkreter Anweisungen im Allgemeinen mit dem starken Vorbehalt kombiniert, dass ich ja sowieso nichts von ihrem Leben wisse.

Obwohl ich also der Überzeugung bin, dass die Integration der zuwandernden Familien von allergrößter Bedeutung ist und wir als Kinder- und Jugendlichenpsychotherapeuten dabei eine wichtige Rolle spielen sollten, stehe ich doch in der Frage, wie dies zu bewerkstelligen wäre, mit recht leeren Händen da.

5. Bezugspersonen in der Therapie

In meiner Arbeit kann es passieren, dass einzelne Bezugspersonen für die Therapie selbst eine tragende Rolle von mir übertragen bekommen. Im normalen Setting ist es ja so, dass die eigentlich spieltherapeutische Arbeit erst beginnt, wenn die Bezugsperson nicht (mehr) im Therapieraum anwesend ist, denn erst dann kann das Kind die Vielzahl seiner aversiven, aggressiven und oftmals unerwünschten Affekte, Impulse und Phantasien zur Darstellung bringen. Bei manchen Kindern und Jugendlichen ist es aber so, dass die für die Arbeit benötigte therapeutische Beziehung sich nicht ohne die Anwesenheit der Bezugsperson einstellen kann. Regelmäßig ist dies bei kleinen Kindern der Fall, sodass ich bei diesen im Allgemeinen die Bezugsperson so lange mit im Raum lasse, bis das Kind merkt, dass diese mir vertraut, und bis es mich als eine Art Übergangsobjekt akzeptieren kann. Bei kleinen Kindern, die von vorneherein auf die Anwesenheit der Bezugsperson im Therapiezimmer verzichten wollen, ist das ein Hinweis auf eine schwere Beziehungsstörung, die der Behandlung bedarf. Ein Beispiel dafür ist die Behandlung der kleinen Petra (s. Kapitel I und VII).

Aber auch bei viel älteren Kindern kann es zuweilen passieren, dass sich partout keine therapeutische Beziehung herstellen lässt, ohne dass die zentrale Bezugsperson direkt in die Therapie einbezogen wird. Beispielhaft sei das an dem Fall einer Jugendlichen dargestellt.

Fallbeispiel Jaqueline (14 Jahre):

> Das Mädchen lebte seit seiner Kleinkinderzeit zusammen mit der Mutter und getrennt vom leiblichen Vater, der zu ihr nur alle paar Jahre einmal Kontakt aufnahm. Mit neun Jahren war sie während eines längeren Besuches von ihm mehrfach missbraucht und vergewaltigt worden. Erst drei Jahre später vertraute sie sich einer Lehrerin an. Auffällige Symptome entwickelten sich aber erst mit 13 Jahren: Plötzlich konnte das Mädchen abends nicht mehr das Haus verlassen, hatte im Dunkeln Angst, zog sich von allen Menschen zurück und begann sich selbst zu verletzen. Ihre schulischen Leistungen ließen dramatisch nach, sodass sie die Schule verlassen musste. Auslöser dieser Krise schien zu sein, dass bekannt wurde, ihr Vater habe auch noch ein anderes Mädchen im Verwandtenkreis missbraucht.
>
> Jaqueline begegnete mir wie allen anderen Menschen voller Misstrauen und Ressentiments. Drei Monate lang saß sie wie versteinert bei mir im Zimmer, ohne dass ich irgendeinen Zugang zu ihr fand. Sie machte mir ganz klar, dass es nur einen Menschen gab, von dem sie Hilfe erwartete, und das sei ihre Mutter. Ihre Mutter tauchte auch in allen Zusammenhängen auf, die zu dem Thema Sicherheit von ihr hergestellt wurden: bei der Reise zum sicheren Ort oder bei der Assoziationsarbeit zum Thema Schutzengel. Die völlige Überfrachtung der Mutter-Imago und Überforderung der realen Mutter standen im krassen Gegensatz zu der Realerfahrung des Kindes, das von seiner Mutter – wenn auch unwissentlich – gerade nicht beschützt worden war. Als aber Jaquelines Zu-

stand sich noch weiter verschlechtert hatte, sodass es zu parasuizidalen Handlungen kam, entschied ich mich, die Mutter in unsere Stunden mit einzuladen. Erst dadurch kam Jaqueline aus ihrer Erstarrung heraus. Sie blieb zwar vorerst weiterhin völlig passiv und ließ uns reden und handeln, schaltete sich aber zuweilen ganz unvermutet in unsere Interaktionen ein. So bat ich sie in der dritten gemeinsamen Stunde, sich einen solchen Platz im Raum zu suchen und zu gestalten, mit dem sie sich wohl fühlen könne. Sie postierte die Sitzpolster für sich und ihre Mutter mit dem Rücken zueinander, so dass sie die Mutter im Rücken spüren konnte und selbst den Blick an die Wand hatte. Ich sollte der Mutter gegenübersitzen, sodass sie meinem Blick entzogen war. Aus dieser hochgradig geschützten, weil von mir abgeschotteten Position heraus unterbrach sie plötzlich unser Gespräch, als ich die Mutter nach schweren Verlusten und Verlustängsten der Tochter fragte. Als der Mutter zu dieser Frage nichts einfiel, rief Jaqueline: »Na klar, Mama, du weißt doch, wie Meike gestorben ist!« Es stellte sich heraus, dass eine ganze Familie aus ihrem engen Freundeskreis durch einen Unfall von jetzt auf gleich ausradiert worden war. Dies war die erste spontane und echte Äußerung der Jugendlichen.
Nachdem der weitere Verlauf dennoch zäh und unbefriedigend blieb, entschied ich mich, die Affekte der Mutter dem Vater gegenüber in Jaquelines Anwesenheit im Therapiezimmer Gestalt annehmen zu lassen. Obwohl dies eine kritische Situation war, in der Jaqueline zusammengekauert an der Wand hockte und voller Abwehr zu sein schien, brachten die Installationen und Affektdarstellungen der Mutter gegen den Vater letztlich den therapeutischen Durchbruch. Die Mutter zeigte uns, wie sie den Vater am liebsten anschreien, schlagen und treten würde, wie sie ihn am liebsten fesseln und schadlos machen wollte. Und merkwürdigerweise begann Jaqueline ab dieser Stunde ein neues Leben außerhalb der Therapie: Sie wurde wieder lebhaft und fröhlicher, nahm alte Hobbys wieder auf und traute sich wieder mehr zu. Die Mutter führte diesen Wandel ganz eindeutig auf ihr Ausagieren in der Therapiestunde zurück, was ich auch für wahrscheinlich halte. Allerdings muss ich sagen, dass ich mir bis zur letzten Sekunde dieser Stunde höchst unsicher war, ob wir Jaqueline nicht nur noch mehr in Angst und Schrecken versetzt hatten. Aber immerhin brauchte Jaqueline ab dieser Stunde nicht mehr die Begleitung der Mutter bei mir.
Außerdem tauchte plötzlich der eigentliche Auslöser für Jaquelines Krise auf. Das Mädchen konnte sich nun daran erinnern, dass sie den Vater nach Jahren der Abwesenheit kurz zuvor wieder gesehen hatte: Als sie allein zu Hause war, fuhr ihr Vater vor, betrat den Garten und kam zur Tür. Er klingelte und schaute durch die verglaste Haustür in die Wohnung hinein, hinter der Jaqueline mucksmäuschenstill und zu Tode erschrocken verharrte. Er ging weg und kam nicht mehr zurück

– aber Jaquelines letztes Gefühl für Geborgenheit war in tausend Scherben zersprungen.
Ich möchte mein Vorgehen im Fall Jaquelines nicht als unbedingt vorbildhaft empfehlen, sondern damit nur demonstrieren, dass es selbst in der Therapie von Jugendlichen Fälle geben kann, die ohne die unmittelbare Einbeziehung der eigentlichen Vertrauensperson keinen Schritt vorankämen.

Abschließend möchte ich in Bezug auf die Bezugspersonen unserer Therapiekinder festhalten:
Ohne ihre Verlässlichkeit in der Fürsorge um das Kind und ihr Vertrauen in uns ist unsere therapeutische Arbeit gar nichts! Ohne sie geht es nicht!

IX. Wir, die TherapeutInnen

1. Eigene Betroffenheit

Die Lebenserfahrung erweist es, dass Trauma-Ereignisse sogar in unserer relativ wohl behüteten Zeit und Gegend nicht gar so selten sind. D. h., dass vermutlich die Mehrheit derjenigen, die diese Zeilen lesen, in irgendeiner Weise in ihrem Leben einmal davon betroffen war. Eigene traumatische Erfahrungen machen keineswegs unfähig, mit den Trauma-Erfahrungen und -Folgen anderer zu arbeiten, aber sie prägen unser Leben, unsere Wahrnehmungsverarbeitung und unsere Arbeit. Entscheidend ist die Frage, ob wir unsere Trauma-Erfahrung integrieren konnten. Wenn ja, dann ist auch unsere therapeutische Kompetenz ganz entscheidend vorangekommen. Wenn nein, dann sollten wir besser die Finger von der Arbeit mit ähnlichen Trauma-Erfahrungen, wie sie uns widerfahren sind, lassen, denn die eigenen Gefühle und Erinnerungen, die wir zu vermeiden suchen, werden permanent durch die Arbeit aktiviert. Als Gegenreaktion werden wir unsere Gefühle und Erinnerungen verdrängen müssen, sodass unser Blick auf die Trauma-Erfahrung und -Folgen unserer Klienten verstellt und verformt wird. Anstatt mit unserem Gegenüber zu arbeiten, kämpfen wir mit uns selbst und merken es noch nicht einmal.

Wer zum Beispiel selbst als Kind traumatische Erfahrungen mit einer Krankenhausbehandlung gemacht hat, ohne diese verarbeitet zu haben, wird nie offen sein für einen kindlichen Patienten mit schockierenden Erfahrungen im Krankenhaus. Vielleicht konnte er die eigene Todesangst, die Erfahrung unendlichen Verlassenseins und die Wut auf die Eltern, die ihn »verraten« haben, nach der Gesundung und wieder Eingewöhnung zu Hause gut wegpacken. Vielleicht hat er Jahrzehnte gar nicht mehr daran gedacht. Aber nun werden diese Mechanismen der Vermeidung und Verdrängung, die ja immer noch aktiv sind, massiv gestört. Je mehr er sich auf das Kind einlassen will, desto mehr Druck wird auf die Verdrängungs- und Vermeidungsmechanismen ausgeübt. Entweder sie verstärken sich, sodass er auch seine kindlichen Patienten nicht mehr in seiner Not wahrnehmen kann, oder sie werden brüchig, sodass er ihn nur noch durch die

Brille seiner eigenen, unverarbeiteten Lebenserfahrung wahrnehmen kann. Vorstellbar ist es aber auch, dass die Verdrängungsmechanismen im Extremfall in sich zusammenbrechen, sodass es zu einem emotionalen Durchbruch im Kontakt mit dem Kind kommen kann, der für beide unter Umständen retraumatisierend wird. Natürlich steckt in einer solchen, manchmal ja auch unvorhergesehenen Begegnung mit der eigenen Biografie die Chance, sich selbst besser kennen zu lernen. Es ist aber eindeutig vorzuziehen, diese Arbeit in gründlicher Selbsterfahrung als Teil der Therapieausbildung und unter Umständen in einer Eigentherapie vorwegzunehmen – aus Verantwortung für unsere Patienten und für uns selbst.

2. Eigenes Geschlecht

Bei Gewalttaten und sexuellen Übergriffen gibt es eine eindeutige Geschlechterverteilung zwischen Opfer und Täter. Dadurch kann es leicht zu falschen Zuschreibungen (»Männer sind Schweine!«, »Männer sind aggressiv – wir Frauen sind die besseren Menschen«) und naiven Identifizierungen kommen.

Egal, ob es sich um eine weibliche Therapeutin oder einen männlichen Therapeuten handelt: Unsere geschlechtliche Identität ist durch solche therapeutischen Anlässe immer mit angesprochen und sollte in kollegialer Supervision bearbeitet werden. Eine Opferidentifikation auf Seiten des Therapeuten oder der Therapeutin bedeutet immer, die eigenen Täterseiten abzuspalten. Empörung gegen den Täter und Solidarisierung mit dem Opfer sind verständlich und akzeptabel – aber sie tragen nicht ganz so weit.

Obgleich ich mich nicht scheue, gegenüber den Betroffenen mit den Metaphern des Guten und des Bösen zu arbeiten, mit ihnen Spaltungsprozesse zwischen Gut und Böse darzustellen etc., ist es mir persönlich überaus wichtig, mich nicht von diesen Spaltungsprozessen und entsprechenden Zuschreibungen vereinnahmen zu lassen. Verteufelungen und Idealisierungen sind grundsätzlich Hemmschuhe für den therapeutischen Prozess. In Bezug auf die Geschlechterfrage wirken sie sich fatal aus! Das Ziel der Therapie ist ja nicht im Stadium der bewussten Spaltung erreicht, sondern erst im darauf folgenden Stadium der Abgrenzungs- und Integrationsfähigkeit[123].

Ich möchte an dieser Stelle auch noch einmal eine der wesentlichen Grundannahmen dieses Buches benennen:

Aggression ist eine der entscheidenden Lebenskräfte!

Es kommt allein darauf an, ob wir Aggression konstruktiv oder destruktiv nutzen. Wir Therapeutinnen und Therapeuten brauchen unsere aggressive Lebenskraft, um den Mut und die Kraft, ja Unverfrorenheit zu haben, in bedrohliche Prozesse einzugreifen, uns womöglich zu blamieren, zu isolieren und auf jeden Fall unbeliebt zu machen: bei den Eltern, bei den Erziehern, bei den Ämtern, bei Gerichten – ja, und auch zuweilen bei unseren Patienten. Denn machen wir uns eines klar: Mit Verständnis und Aufmerksamkeit alleine ist diese Arbeit, um die es in diesem Buch geht, nicht getan. So brauchen wir zum Beispiel für die Durchführung der Strukturierten Trauma-Intervention nicht nur das Handwerkszeug, sondern zusätzlich den Mut zur Konfrontation, die Bereitschaft, wehzutun, und die Fähigkeit, unsere eigenen Ängste und Hemmungen vor Beginn dieser Arbeit zu überwinden.

Noch viel mehr brauchen wir aber unsere aggressiven Kräfte, um in die Mechanismen großer und mächtiger gesellschaftlicher Institutionen und Prozesse einzugreifen, um dort mutig für die Schutzbedürftigkeit unserer Patienten zu kämpfen.

Bestimmte geschlechtliche Konstellationen halte ich in der therapeutischen Arbeit für äußerst ungünstig: Von einem männlichen Täter sexuell missbrauchte Kinder sollten nicht von einem männlichen Therapeuten behandelt werden. Sollte die Therapeutin in einem Team arbeiten, ist eine spätere Überweisung an einen männlichen Kollegen zumindest für die missbrauchten Jungen allerdings sinnvoll.

Ich habe nur eine Kollegin kennen gelernt, die mit Tätern gearbeitet hat. Und ich muss sagen, sie hat gelitten wie ein Hund! Ich persönlich möchte sagen, dass ich diese Arbeit nur in sehr geringer Dosierung zumutbar finde für eine Frau. Ich kann es mir unmöglich als Vollzeitjob vorstellen, mich alltäglich zur Projektionsfläche sadistischer

[123] Damit unterscheidet sich meine Zielbestimmung eindeutig von dem Ziel der Versöhnung. Mit Tätern, die ihre Taten leugnen – und dies ist ja fast immer bei sexuellem Missbrauch der Fall –, ist Versöhnung meiner Meinung nach gar nicht möglich, denn diese ist essentiell davon abhängig, dass der, der schuldig geworden ist, dies zugibt, seine Abwehrstrategien aufgibt und um Verzeihung bittet.

und sexueller Phantasien voller Frauenhass zu machen, Bedrohungsgefühle und womöglich reale Bedrohungssituationen erleben und direkt in die Abgründe dieser Welt und der menschlichen Seele blicken zu müssen.
Das kann nur kaputtmachen.

Wie so oft finden sich in diesem Kontext fast ausschließlich Anmerkungen aus der Perspektive der Therapeutin – die männliche Perspektive kommt zu kurz. Ich denke, dass gender mainstreaming nicht nur eine Anstrengung der Frauen sein sollte. Gerade in unserem frauendominierten Beruf wäre es hilfreich, wenn die männlichen Kollegen sich zu den geschlechtlichen Aspekten ihrer Berufstätigkeit selbst äußern würden.

3. Wir sind uns selbst die Nächsten

Für uns als Vertreter der helfenden Berufe ist es von vorrangiger Bedeutung, dass wir uns selbst achten und pflegen, dass wir gut mit uns selbst umgehen.
Wenn wir beruflich mit Trauma-Erfahrungen arbeiten wollen, werden wir selbst immer mal wieder in Zustände starker Anspannung und Erregung kommen. Dann müssen wir uns unbedingt das gönnen und organisieren, was wir unseren jungen Patienten nahe bringen: die Übererregung als Angriffs- oder Fluchthandlung motorisch abreagieren, zum Beispiel durch Rennen, Radeln, Kampfsport etc. Wir müssen den Stress aus uns herausbekommen! Und wir müssen uns gezielt Gutes gönnen. Dies ist ganz entscheidend für unsere langfristige Arbeitsfähigkeit.
Außerdem dürfen wir uns nicht überlasten, d. h., dass wir uns davor hüten sollten, nur mit schwer traumatisierten Menschen zu arbeiten. Generell gilt für Psychotherapie, dass man in diesem Beruf nicht so viel arbeiten sollte. Weniger ist eindeutig mehr, auch wenn das dem Geldbeutel Leid tut. Dafür dankt es uns unsere Gesundheit. Darüber hinaus kommt es in der Arbeit mit schwer traumatisierten Kindern und Jugendlichen auf einen sinnvollen Mix mit anderen Fallkonstellationen an – sonst ist Überforderung vorprogrammiert.

4. Fortbildung, Supervision, Fachlichkeit

Alles, was in diesem Buch steht, kann und darf nur von ausgebildeten und berufserfahrenen Psychotherapeuten umgesetzt werden. Dies meint zusätzlich zu den vom Gesetz geforderten Ausbildungswegen zur Approbation eine traumapsychologische und -therapeutische Qualifikation. Nur dann kann verantwortlich entschieden werden, ob zum Beispiel die STI durchgeführt werden darf. Niemand sollte auf die Idee kommen, weil hier das Manual zu finden ist, dass damit die Erlaubnis zur Durchführung der STI ausgesprochen ist. Die STI ist kein harmloses Handwerkszeug, sie ist gewissermaßen ein »psychochirurgisches« Instrumentarium, das nur von einer ausgebildeten und verantwortlichen Hand benutzt werden darf.
Dass die traumabezogene Spieltherapie nur von ausgebildeten und berufserfahrenen Spieltherapeuten verstanden und umgesetzt werden kann, liegt sicherlich auf der Hand und bedarf keiner weiteren Begründung. Jeder, der einfach nur gerne mit Kindern spielt und diese Wege beschreiten würde, würde schnell in Teufels Küche kommen. Grundsätzlich gilt für traumatherapeutisch arbeitende Kolleginnen und Kollegen, dass Supervision oder Intervision durch erfahrene Traumatherapeuten eine große Hilfe und am Beginn des traumatherapeutischen Arbeitens unerlässlich ist.

Wer sich in den in diesem Buch vorgestellten Verfahren und Ansätzen fortbilden möchte, kann sich an folgende Adresse wenden:

www.dorothea-weinberg.de

Anhang

Die Reise zum sicheren Ort

Text zur Entspannung:

»Beseitige alles, was dich drücken oder stören könnte,
z. B. fest sitzende Gürtel oder Schuhe.« *1-mal ruhig atmen*

»Mach es dir gemütlich.« *1-mal*

»Wenn du magst, kannst du die Augen schließen.« *1-mal*

»Spüre, wie dein Körper auf der Unterlage liegt.« *2-mal*

»An welchen Stellen gibt dein Körper sein Gewicht
an die Unterlage ab?« *2-mal*

»Wie liegen deine Füße und Unterschenkel auf?« *1-mal*

»Achte darauf, wie du dein Gewicht an Gesäß und
Rücken spürst.« *2-mal*

»Wie liegen deine Arme und Hände auf?« *2-mal*

»Spüre deine Schultern und deinen Kopf.
Du kannst sie leicht bewegen, wenn es dir hilft,
Schultern und Nacken zu entspannen.« *2-mal*

»Achte auf deine Atmung, wie die Luft in deinen Körper
hineinströmt – und hinausströmt.
Es geht ganz von alleine.« *2-mal*

»Stell dir vor, du stehst an einem Strand.
Du spürst deine Füße im Sand.« *1-mal*
Du schaust hinaus auf das Meer.

»Du beobachtest, wie die Wellen kommen und gehen.« *1-mal*

»Hinter dir erstreckt sich eine Landschaft.« *1-mal*

»Du drehst dich allmählich um und schaust sie an.
Und wie sieht diese Landschaft aus?« – *1-mal*

»Ist sie flach oder bergig – grün oder trocken ...« *2-mal*

»Du gehst in die Landschaft hinein.« *1-mal*

»Du findest deinen eigenen Weg.« *1-mal*

»Und wie sieht dieser Weg aus? – Ist er schmal oder breit – steinig oder vielleicht asphaltiert?« *2-mal*

»Allmählich ändert sich die Landschaft.
Und du näherst dich einem Ort, an dem du dich ganz sicher fühlen kannst.« *1-mal*

»Es ist ein Ort, der nur dir allein gehört – an dem du frei von Gedanken und Sorgen bist.« *2-mal*

»Und wie sieht dieser Ort aus?« *1-mal*

»Schau ihn dir genau an.« *1-mal*

»Du kannst dich dort niederlassen und es dir gemütlich machen.« *1-mal*

»Und achte darauf, ob du hier vielleicht etwas riechen kannst.« *1-mal*

»Und wie fühlt sich die Luft an?« *2-mal*

»An diesem Ort gibt es einen Helfer,
dem du all deine Sorgen überlassen kannst,
und der dich vor allen Gefahren beschützen wird.« *1-mal*

»Und wie sieht dieser Helfer aus?« *2-mal*

»Allmählich wird es Zeit zurückzukehren.« *1-mal*

»Du verabschiedest dich von deinem Sicheren Ort
Und von deinem Helfer.« *2-mal*

»Du verlässt deinen Sicheren Ort.
Aber nach einigen Schritten drehst du dich noch einmal um
und betrachtest deinen ganz persönlichen Ort.« *1-mal*

»Du weißt, wenn dich einmal Sorgen quälen,
dann kannst du sie dort deinem Helfer übergeben.« *1-mal*

»An diesem Ort bist du frei von Gedanken und Sorgen.« *2-mal*

»Jetzt ist es Zeit zurückzukehren.« *1-mal*

»Du gehst den Weg entlang.« *1-mal*

»Und allmählich kommst du zum Strand zurück.« *2-mal*

»Du spürst deine Füße im Sand und schaust
aufs Meer hinaus.« *1-mal*

In sachlicherem Ton und etwas lauter: »Du spürst,
wie dein Atem kommt und geht.«

»Du merkst, wie du dich in diesem Raum befindest.«

In ganz alltäglicher Sprechweise, auch etwas schneller und nachdrücklicher:

»Du beginnst jetzt, tiefer ein- und auszuatmen.
Strecke dich,
spanne die Muskeln deiner Arme und Beine an.« *1-mal*

»Balle jetzt kräftig die Fäuste zusammen –
und dann strecke die Finger.« *2-mal*

»Wenn du soweit bist, öffne die Augen und
richte dich langsam auf.« *2-mal*

»Du bist jetzt wieder ganz wach und munter.«

Literatur

Dieses Verzeichnis ist kein Kompendium all der lesenswerten Veröffentlichungen zum Thema Trauma und Traumatherapie. Es ist lediglich eine Liste der Texte, die konkret in meine Arbeit eingeflossen sind und auch in diesem Buch zitiert werden.

Aichhorn, A. (1972). Erziehungsberatung und Erziehungshilfe. Reinbek, Rowohlt

Aichinger, A., Holl, W. (1997). Psychodrama. Gruppentherapie mit Kindern. Mainz, Matthias-Grünewald-Verlag

Ainsworth, M. D. S., Witting, B. (1969). Attachment and the exploratory behavior of one-year-olds in a strange situation. In: Foss, B. M. (Hrsg.). Determinants of Infant Behavior. New York (Basic Books). S. 113–136

Appel-Ramb, C. (2002). Zur psychodynamisch-imaginativen Traumatherapie mit Kindern und Jugendlichen. In: Reddemann, L. (2002). S. 177–202

Bremner, J. et al. (1997). Magnetic resonance imaging-based measurement of hippocampal volume in post-traumatic stress disorder related to childhood physical und sexual abuse – preliminary report. Biological Psychiatry, 41, 23–32

Brisch, K.-H. (1999). Bindungsstörungen. Von der Bindungstheorie zur Therapie. Stuttgart, Klett-Cotta

Brisch, K. H., Hellbrügge, Th. (Hrsg.) (2003): Bindung und Trauma. Stuttgart, Klett-Cotta

Butollo, W., Hagl, M., Krüsemann, M. (1999): Kreativität und Destruktion posttraumatischer Bewältigung. Stuttgart, Pfeiffer bei Klett-Cotta

DeBellis, M. et al. (1999). Developmental traumatology Part I: Biological stress systems. Biological Psychiatry, 45, 1259–1270

Deegener, G. (1995). Sexueller Missbrauch: Die Täter. Weinheim, Beltz

Döpfner, M. (2003). Wie wirksam ist Kinder- und Jugendlichenpsychotherapie? In: Psychotherapeutenjournal 4/2003, S. 258 ff.

Dörsch, M., Aliochin, K. (1997). Gegen Sexuellen Missbrauch. Das Handbuch zur Verdachtsklärung und Intervention. Nürnberg, Wildwasser/ Selbstverlag

Dornes, M. (1997): Der kompetente Säugling. Die präverbale Entwicklung des Menschen. Frankfurt a. M., Fischer

Endres, M., Biermann, G. (Hrsg.) (1998). Traumatisierung in Kindheit und Jugend. München, Reinhardt

Fegert, J. M. (Hrsg.) (2001). Begutachtung sexuell missbrauchter Kinder. Neuwied, Luchterhand

Freud, A. (1927): Einführung in die Technik der Kinderanalyse. In: Die Schriften der Anna Freud, Bd. I. München, Kindler

Dies. (1984): Das Ich und die Abwehrmechanismen. Frankfurt a. M., Fischer

Gil, E. (1991). Die heilende Kraft des Spiels. Spieltherapie mit missbrauchten Kindern. Mainz, Matthias-Grünewald-Verlag

Greuel, I. et al. (1998). Glaubhaftigkeit der Zeugenaussage. Weinheim, Beltz

Grossmann, K. (2003). Emmy Werner: Engagement für ein Lebenswerk zum Verständnis menschlicher Entwicklung über den Lebenslauf. In: Brisch, Hellbrügge (2003). S. 15–33

Heinerth, K. (2000). Von der Akuten zur Posttraumatischen Belastungsreaktion: Eine stresstheoretische Grundlegung zum Verständnis und zur klientenzentrierten Intervention. München, Psychologische Arbeiten und Berichte (PAB) der Ludwigs-Maximilian-Universität

Heiliger, A. (2000). Täterstrategien und Prävention. München, Frauenoffensive

Herman, J. L. (1993). Die Narben der Gewalt. Traumatische Erfahrungen verstehen und überwinden. München, Kindler

Huber, M. (2003). Wege der Traumabehandlung. Paderborn, Junfermann

Hüther, G. (1999). Biologie der Angst. Wie aus Streß Gefühle werden. Göttingen, Vandenhoeck und Ruprecht

Ders. (2002). Die Folgen traumatischer Kindheitserfahrungen für die weitere Hirnentwicklung. www.agsp.de

Ders. (2003). Die Auswirkungen traumatischer Erfahrungen im Kindesalter auf die Hirnentwicklung. In: Brisch, Hellbrügge (2003). S. 94–104

Kanfer, F. H., Reinecker, H., Schmelzer, D. (1991). Selbstmanagement-Therapie. Berlin, Springer

Kircher, T. et al. (2004). Funktionell Bildgebung am Beispiel der Schizophrenie. In: Deutsches Ärzteblatt/PP/7, S. 321–325

Klein, M. (1927): Frühstadien des Ödipuskomplexes. Frühe Schriften 1928–1945, Frankfurt a. M., Fischer

Dies. (1972). Das Seelenleben des Kleinkindes und andere Beiträge zur Psychoanalyse. Reinbek, Rowohlt

Köhnken, G. (2001). Methodik der Glaubwürdigkeitsbegutachtung. In: Fegert, J. (Hrsg.). S. 29–51

Kuntzag, Lars (1998). Traumatisierte Vorschulkinder: Diagnostische Grundlagen und Methoden. Paderborn, Junfermann

Landolt, M.A. (2004). Psychotraumatologie des Kindesalters. Göttingen, Hogrefe

Main, M., Salomon, J., Procedures for identifying as Disorganized/Disoriented during the Ainsworth Strange Situation. In: Greenberg et al. (Hg). Attachment in the Preschool Years. The University of Chicago Press 1990

Laucht, M. (2003). Vulnerabilität und Resilienz in der Entwicklung von Kindern. In: Brisch, Hellbrügge (2003). S. 53–71

Levine, P. Frederick, A. (1998). Trauma-Heilung. Das Erwachen des Tigers. Essen, Synthesis

Lorenz, Konrad (1983). Das sogenannte Böse. Zur Naturgeschichte der Aggression. München, dtv

Luria, A. R. , Judowitsch, F. A. (1982). Funktion der Sprache in der geistigen Entwick lung des Kindes. Frankfurt a.M.

Ders. (1992). Das Gehirn in Aktion. Reinbek, Rowohlt

Papousek, M., Wollwerth de Chuquisengo (2003). Auswirkungen mütterlicher Traumatisierungen auf die Kommunikation und Beziehung in der frühen Kindheit. In: Brisch, Hellbrügge (2003)

Perrin, S., Smith, P., Yule, W. (2000): The Assessment and Treatment of Post-Traumatic Stress Disorder in Children and Adolescents. Institute of Psychiatry, London. Journal of Child Psychology and Psychiatry, Vol 41, 277–289

Peters, U. H. (1984): Anna Freud. Ein Leben für das Kind. Frankfurt a. M., Fischer

Pikler, E. (1997). Laßt mir Zeit. München, Pflaum

Pynoos, R. S., Eth, S. (1986). Witness to violence: the child interview. In: Journal of the American Academy of Child and Adolescent Psychiatry; 25, 306–319

Reddemann, L. (2002) Imagination als heilsame Kraft. Stuttgart, Pfeiffer bei Klett-Cotta

Scheeringa, M., C. H. Zeannah, M. J. Drell, J. A. Larrieu (1995): Two approaches to the diagnosis of posttraumatic stress disorder in infancy and early childhood. Journal of the American Academy of Child and Adolescent Psychiatry, 34, 191–200.

Spangler, G., Zimmermann, P. (Hrsg.) (1995). Die Bindungstheorie. Grundlagen, Forschung und Anwendung. Stuttgart, Klett-Cotta

Stein, M. et al. (1997). Hippocampal, in women victimized by childhood sexual abuse. Psycholgical Medicine, 27, 951–959

Steller, M., Volbert, R. (Hrsg.) (1997). Psychologie im Strafverfahren. Ein Handbuch. Huber, Bern

Steller, M. (2000). Forensicher Aussagepsychologie als angewandte Entwicklungs- und Kognitionspsychologie – Kritik suggestiver Aufdeckungsarbeit am Beispiel einer kindlichen Zeugin aus den Wormser Massenprozessen. In: Praxis der Rechtspsychologie, Sonderheft 1, DPV Bonn

Steller, M., Köhnken, G. (1989). Statement analysis. Credibility assessment of children's testimonies in sexual abuse cases. In: Raskin, D. C. (Hrsg.). Psychological methods in criminal investigation and evidence. Springer, New York, S. 217–245.

Streeck-Fischer, A. (Hrsg.) (1999). Adoleszenz und Trauma. Vandenhoeck & Ruprecht, Göttingen.

Streeck-Fischer, A., et. al. (2000). Gezeichnet für das Leben? Stationäre Psychotherapie von misshandelten und missbrauchten Kindern. In: Streek-Fischer, Sachsse, Oetzkan (2000)

Streeck-Fischer, A., Sachsse, U., Oezkan, I. (2000). Körper, Seele, Trauma. Vandenkoeck & Ruprecht, Göttingen

Teicher, M. et al. (1993). Early childhood abuse and limbic system ratings in adult psychiatric outpatients. Journal of Neuropsychiatry and Clinical Neurosciences, 5, 301–306

Volbert, R. (1997). Suggestibilität kindlicher Zeugen. In: Steller, Volbert, Psychologie im Strafverfahren. Ein Handbuch (1997)

Volbert, R., Steller, M. (1998). Aussagefähigkeit von Kindern. Entwicklungspsychologische Aspekte der forensischen Aussagepsychologie. In: Kröber und Dahle (Hrsg.). Sexualstraftaten und Gewaltdelinquenz, S. 235–257, Kriminalistik-Verlag, Heidelberg

Weinberg, D. (2000). Psychotherapie mit traumatisierten Kindern. In: Report Psychologie, 7/2000, S. 437–449

Dies. (2002). Psychotherapie mit früh und chronisch traumatisierten Kindern. In: Psychotherapeuten Forum, 4/2004, S. 9–17

Weinberger, S. (2001). Kindern spielend helfen. Eine personzentrierte Lern- und Praxisanleitung. Beltz, Weinheim

Dies. (2004). Der Therapeut mit der Pappnase. In: Psychotherapeuten Forum 4/04, S. 5–12

Weiß, W. (2004). Philipp sucht sein Ich. Zum pädagogischen Umgang mit Traumata in den Erziehungshilfen. Juventa, Weinheim